重订古今名医临证金鉴

腹泻便秘卷

单书健◎编著

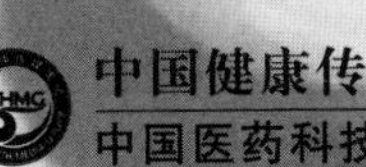

中国健康传媒集团
中国医药科技出版社

内容提要

古今名医之临床实践经验，乃中医学术精华之最重要部分。本书选取了古今名医对腹泻、便秘的临床经验、医案、医论之精华，旨在为临床中医诊治腹泻、便秘提供借鉴。全书内容丰富，资料翔实，具有极高的临床应用价值和文献参考价值，以帮助读者开阔视野，增进学识。

图书在版编目（CIP）数据

重订古今名医临证金鉴．腹泻便秘卷 / 单书健编著．— 北京：中国医药科技出版社，2017.8

ISBN 978-7-5067-9232-5

Ⅰ．①重…　Ⅱ．①单…　Ⅲ．①腹泻－中医临床－经验－中国 ②便秘－中医临床－经验－中国　Ⅳ．① R249.1

中国版本图书馆 CIP 数据核字（2017）第 073760 号

美术编辑　陈君杞

版式设计　也　在

出版　**中国健康传媒集团** | 中国医药科技出版社

地址　北京市海淀区文慧园北路甲 22 号

邮编　100082

电话　发行：010－62227427　邮购：010－62236938

网址　www.cmstp.com

规格　710 × 1000 mm $^{1}/_{16}$

印张　27

字数　301 千字

版次　2017 年 8 月第 1 版

印次　2023 年 3 月第 2 次印刷

印刷　三河市百盛印装有限公司

经销　全国各地新华书店

书号　ISBN 978-7-5067-9232-5

定价　54.00 元

获取新书信息、投稿、为图书纠错，请扫码联系我们。

困惑与抉择

——代前言

单书健

从1979年当编辑起，我就开始并一直在思考中医学术该如何发展？总是处于被证明、被廓清、被拷问的中医学，在现代科学如此昌明的境遇下，还能不能独立发展？该以什么形态发展？

一、科学主义——中医西化百年之困

（一）浑沌之死

百年中医的历史，就是一部中医西化的历史……

百年来西医快速崛起，中医快速萎缩，临床范围窄化，临床阵地缩小，信仰人群迁移，有真才实学、经验丰富的中医寥若晨星……

科研指导思想的偏差。全部采用西医的思路、方法、评价标准。科研成果大部分脱离了中医药学的最基本特点，以药为主，医药背离，皮之不存，毛将焉附？

中医教育亦不尽人意。学生无法建立起中医的思维方式，不能掌握中医学的精髓，不能用中医的思维方式去认识疾病，这是中医教育亟待解决的问题。中医学术后继乏人，绝非危言耸听，而是严酷的现实。

傅景华先生认为，科学主义首先将科学等同于绝对真理，把近代以来形成的科学体系奉为不可动摇的真理，那么一切理论与实践都要

符合“科学”，并必须接受“科学”的验证。一个明显错误的观念，却变成不可抗衡的共识。事实上，这种认识一旦确立，中医已是死路一条。再用笼罩在现代科学光环之下的西医来检验中医则是顺理成章。“用现代科学方法研究中医，实现中医现代化”的方针应运而生，并通过行政手段，使之成为中医事业发展的惟一途径。中医走上了科学化、现代化、实证化、实验化、分析化、还原化、客观化、标准化、规范化、定量化的艰巨而漫长的征程，中医被验证、被曲解、被改造、被消化的命运已经注定。在“现代化”的迷途上，历尽艰辛而长途跋涉，费尽心机地寻找中医概念范畴和理论的“物质基础”与“科学内涵”，最高奢望不过是为了求人承认自己也有符合西医的“科学”成分。努力去其与西医学不相容的“糟粕”，取其西医学能够接受的“精华”，直至完全化入西医，以彻底消亡而告终。

中国科学院自然科学史研究所研究员宋正海先生认为科学是人类社会结构中的一个基本要素。从古至今，任何民族和国家，均存在科学这个要素，所不同的只是体系有类型不同、水平有高低之分。并非如科学主义者所认为的，只有西方体系的近代科学才算是“科学”。[1]

近代科学为西方科学体系所独霸，它的科学观、方法论所形成的科学主义，无限度发展，逐渐在全球形成强势文化，取得了话语权，致使各国民族的科学和文化越来越被扼杀乃至被完全取代。近百年来以科学主义评价中医科学性、以西医规范中医，正促使中医走上一条消亡之路。要真正振兴中医，首先要彻底批判科学主义，让中医先从束缚中走出来。

《庄子·应帝王》中浑沌之死十分深刻，发人深省……

南海之帝为倏，北海之帝为忽，中央之帝为浑沌。倏与忽时相与遇于浑沌之地，浑沌待之甚善。倏与忽谋报浑沌之德，曰：“人皆有七

[1] 宋正海．要振兴中医首先要彻底批判科学主义．中国中医药报社．哲眼看中医．北京科学技术出版社，2005，71-78.

窍以视听食息，此独无有，尝试凿之。”日凿一窍，七日浑沌死。

《经典释文》：“倏忽取神速之名，浑沌以合和为貌。”成玄英疏：“夫运四肢以滞境，凿七窍以染尘，乖浑沌之至淳，顺有无之取舍，是以不终天年，中途夭折。”“浑沌”象征本真的生命世界，他的一切原本如此，自然而然，无假安排，无须人为地给定它以任何秩序条理。道的根源性在于浑沌。在浩渺的时空中按人的模式去凿破天然，以分析去破毁混融，在自然主义的宇宙观看来，乃是对道的整体性和生命的整体性的斫丧。把自己的价值观强加给中医学，加给多样性的生命世界，中医西化无疑是重演“浑沌”的悲剧！

（二）中医是不为狭义科学见容的复杂性科学

2015年10月5日，中国科学家屠呦呦凭发现青蒿素的治疟作用而获得2015年诺贝尔生理学与医学奖，这是中国科学家获得的第一个科学类诺贝尔奖。2011年，屠呦呦获得拉斯克奖（Lasker Award）时曾表示，青蒿素的发现，是团队共同努力的成果，这也是中医走向世界的荣誉。

围绕屠呦呦的获奖，关于中医科学性的争论再次喧嚣一时。然而不管如何争议，中医跨越几千年历史为中华民族乃至全世界的生存做出了不可磨灭的贡献。

朱清时院士认为中医药是科学，是复杂性科学。只是当前流行的狭义的“科学”还不接受。

发源于西方的现代主流科学总是把复杂事物分解为基本组成单元来研究（即以还原论为基础）；以中医为代表的中国传统科学总是把复杂事物看作整体来研究，他们认为，若把事件简化成最基本的单元，就要把许多重要信息都去除掉，如单元之间的连接和组合方式等等，这样做就把复杂事物变样了。

朱清时院士指出，解剖学发现不了经络和气，气实际上是大量细胞和器官相互配合和集体组装形成的一种态势。这种态势正如战争中兵家的部署，士兵组织好了，战斗力就会大增，这种增量就是气。或者像放在山顶上蓄势待下的石头。总之，是一个复杂系统各个部分之间的关系、组装方式决定了它能产生巨大的作用。

英国《自然》杂志主编坎贝尔博士就世界科技发展趋势发表看法说：目前对生命科学的研究仍然局限在局部细节上，尚没有从整个生命系统角度去研究，未来对生命科学的研究应当上升到一个整体的、系统的高度，因为生命是一个整体。

著有《东方科学文化的复兴》的姜岩博士曾著文指出：混沌理论推动了复杂科学的诞生。而复杂科学的问世彻底动摇了还原论——能用还原论近似描述的仅仅是我们世界的很小的一部分。哥德尔不完备性定理断言，不仅仅是数学的全部，甚至任何一个系统，都不可能用类似哥德尔使用的能算术化的数学和逻辑公理系统加以概括。哥德尔的结果是对内涵公理化一个致命的打击。

著名生物学家、生命科学哲学家迈尔强调科学的多元性。他认为，由于近代物理学的进步，“仿佛世界上并没有活生生的有机世界。因此，必须建立一种新的哲学，这种哲学主要的任务是摆脱物理主义的影响”。他指出生物学中还原是徒劳的、没有意义的……生物学领域重要的不是本质而是个体。

诺贝尔奖获得者、杰出现代科学家普利高津说过：“物理学正处于结束现实世界简单性信念的阶段，人们应当在各个单元的相互作用中了解整体，要了解在相当长的时间内，在宏观的尺度上组成整体的小单元怎样表现出一致的运动。”而这些观念与中医的学术思想更为接近。美国物理学家卡普拉把现代物理学与中国传统思想作了对比，认为两者在许多地方极其一致。哈肯提出“协同学和中国古代思想在整体性观念上有深刻的联系”，他创立协同学是受到中医等东方思维的启发。以中国古代整体论思想为基础的中医将大大促进医学和科学的发展。

（三）哲学家的洞见

曾深入研究过中医的哲学家刘长林先生指出，当前困扰中医学的不是中医药学术本身，而是哲学。一些流行的认识论观念必须突破、更新，这样才能树立正确的科学观，破除对西方和现代科学的迷信，正确理解中医学的科学价值，划清中医与西医的界限，此乃发展中医学的关键。

刘先生认为：科学多元的客观依据是宇宙的无限性，宇宙和任一具体事物都具有无限多的方面和层面……任何认识方法都是对世界的一种选择，都是主客体的一种特殊的耦合关系。你的方法选择认识这一方面，就不能同时认识那一方面；你建立的耦合关系进入这一层面，就不能同时进入那一层面，因为世界是由各种对立互补的方面、层面所组成的。这就形成了不同的认识方法，而认识方法的不同，导致了认识的结果也就不同，所获规律的形态也不一样，从而形成不同的科学模型，但却都是对这一事物的正确认识。于是形成形态各异的科学体系，这就是科学的多元性。[1]

恩格斯说：一切存在的基本形式是空间和时间。孟庆云先生认为，《内经》的思想主旨是从时间结构的不同内容阐发有机论人体观，提出了关于阴阳始终、藏象经络、四时气化、诊法治则等学说中时间要素的生命特征，具有独特的科学价值。

刘先生指出：西方科学体系以空间为主。空间性实，其特性在于广延和并列。空间可以分割，可以占有。空间关系的特点是相互排斥，突显差别。对空间的深入认识以分解为条件。在空间中，人与物

[1] 刘长林．关于中国象科学的思考——兼谈中医学的认识论实质．杭州师范大学学报（社会科学版），2009，31（2）：4-11.

是不平等的，人居主位，对物持征服和主宰的态度。因此，主体与客体采取对立的形式……以空间为本位，就会着重研究事物的有形实体和物质构成，这与主客对立的认识方式是统一的。认识空间性质主要靠分析、抽象和有控制条件的实验。抽象的前提是在思维中将对象定格、与周围环境分割开，然后找出具有本质意义的共性。在控制的条件下做实验研究，是在有限的空间范围内（如实验室），在实际中将对象与周围环境分割开，然后寻找被分离出来的不同要素之间的规律性联系。

刘先生还认为：东方科学体系以时间为主。时间性虚，其特性在于持续和变异。时间不能分割，不能占有，只能共享。在时间里，人与人、人与万物是平等、共进的关系。主体与客体采取相融的方式……从时间的角度认识事物，着眼在自然的原本的整体，表现为现象和自然的流行。向宇宙彻底开放的状态，在“因”“顺”对象的自然存在和流行中，寻找其本质和规律。用老子的话说，就是“道法自然”，这是总的原则。

“现象联系的本质是‘气’，气是万物自然生化的根源。现象层面的规律体现为气的运动，通过气来实现。中医学研究的是现象层面的规律，在认识过程中，严格保持人和万物的自然整体状态，坚持整体决定和产生部分，部分受整体统摄，因而要从整体看部分，而不是从部分看整体。西医学研究的是现象背后的实体层面，把对象看作是合成的整体，因而认为部分决定整体，整体可以用部分来说明，故主要采取还原论的方法。”

“现象表达的是事物的波动性，是各种功能、信息的联系。现象论强调的是事物的运动变易，即时间方面。庄子说：‘与物委蛇，而同其波。’(《庄子·庚桑楚》)‘同其波’，就是因顺现象的自然流变，去发现并遵循其时间规律。所以中医学研究的是整体。而西医学以实体为支撑事物存在的本质，将生命活动归结为静态的物质形体元素，故西医学研究的是‘粒子’的整体。”

“中医学认为：‘器者，生化之宇。’（《素问·六微旨大论篇》）而生化之道，以气为本。‘气始而生化，气散而有形，气布而蕃育，气终而象变，其致一也。’（《素问·五常政大论篇》）可见，中医学以无形的人体为主要对象，着意关注的是气化，把人看作是气的整体。而西医学则以有形的人体为对象，研究器官、细胞和分子对生命的意义，把人看作是实体的整体。”

刘先生进而指出：时间与空间是共存关系，不是因果关系。人无论依靠何种手段都不可能将时空两个方面同时准确测定，也不可能从其中的一个方面过渡到另一方面。量子力学的不确定性原理告诉我们，微观粒子的波动特性的关系也是这样。它们既相互补充，又相互排斥。

部分决定整体和整体决定部分，这两个反向的关系和过程同时存在。但是，观测前者时就看不清后者，观测后者时又看不清前者，所以我们只能肯定二者必定相互衔接，畅然联通，但却永远不能弄清其如何衔接，如何联通。这是认识的盲区，是认识不可逾越的局限。要承认这类盲区的存在，因为世界上有些不可分割的事物只是共存关系，而没有因果联系。

刘先生从哲学的高度对中西医把握客观事物认识论原理，燃犀烛微，深刻剖析，充满了哲学家的洞见，觉闻清钟，发人深省。

李约瑟曾经指出：中西医结合在技术层面是可以探讨的，理论层面是不可能的。刘长林先生也认为：人的自然整体（中医）与合成的整体（西医），这两个层面之间尽管没有因果联系，但却有某种程度的概率性的对应关系。寻求这种对应关系，有利于临床。我们永远做不到将两者真正沟通，就是说，无论用中医研究西医，还是用西医研究中医，永远不可能从一方走到另一方。

早在20世纪80年代，傅景华先生就形成了中医过程论思想。傅先生认为：中医不仅包括对有形世界的认识，而且具有对自然和生命本源以及发生演化过程的认识。中医的认识领域主要在生命过程与枢机，而不仅是人体结构与功能，中医是“天地人和通、神气形和通”的大道。傅先生认为中医五脏属于五行序列，分别代表五类最基本的生命活动方式。《素问·灵兰秘典论篇》喻以君主、相傅、将军、仓廪、作强之官，形象地反映出五类生命运动方式的特征。在生命信息的运行机制中，心、肺、肝、脾、肾恰似驱动、传递、反馈、演化、发生机制一样，立足于生命的动态过程，而非实体器官。针对实体层面探求中医脏腑经络实质已走入死胡同，傅景华先生以“中医过程论”诠释中医实质，空谷足音，振聋发聩，惜了无唱和。笔者曾多次和傅景华讨论，好像那时他并不知道怀特海的过程哲学，只是基于对《周易》等典籍中过程思想的理解，能提出如此深刻的见解，笔者十分敬佩他深邃的洞见。十几年后，怀特海的过程哲学已在中国传播，渐至大行其道了。

怀特海明确地说过，他的过程哲学与东方思想更加接近！而不是更接近于西方哲学。杨富斌教授指出，怀特海过程哲学的“生成”和“过程”思想，与中国哲学关于生成和变易的思想相接近。

怀特海的有机体概念，通常是指无限“绵延”（持续）的宇宙运动过程的某一点上包含了与其他点上的事物的相互关系，因而获得自身的具体现实规定性的事物。意在取代以牛顿物理学绝对时空观为基础的机械唯物论宇宙观中的“物质”或“实在”观，即宇宙观问题。在他看来，传统的机械论宇宙观中所说的“物质”或“实在”实际上都是处于过程之中的存在物或实有（entity），都是与其他存在物相互作用、相互影响、相互依赖的，并在此过程中获得自身的规定性，不是单纯的、永恒的、具有绝对意义的东西，而是具有过程性、可变性和相对性的复杂有机体；认识过程中的主体和客体也是同一运动（认识）过程中彼此相关、相互渗透和相互依赖的两个有机体，因而并没有完全自主、自足的“主体”，也没有绝对不受主体影响的、具有绝对意义的客体，因此对于主体与客体的关系，也应当从二者的相互作用、相互影响和相互渗透及其与周围的关系等方面来考察。而中国古代哲学追求超现象的本质、超感觉的概念、超个体性的普遍性（同一性）为哲学的最高任务。在中国哲学家看来，天地人相通，自然与社会相通，阴阳相通相合。《黄帝内经》通过揭示自然变化对人体生理的影响，自然变化与疾病、自然环境与治疗的关系，认为“人与天地相参也，与日月相应也。”（《灵枢·岁露论》）怀特海的有机体思想与中国哲学的天人合一确有相通之处。

（四）医学不是纯粹的科学

除了极少数的哲学家、科学家认为中医是科学，而中医不是科学几乎成为世人之共识。但医学哲学家同样拷问：西医学是科学吗？

西医学之父威廉姆·奥斯勒说，“医疗行为是植根于科学的一种艺术”，进而他解释道，“如果人和人都一样，那医学或许能成为一门科学，而不是艺术。”

1981年6月密苏里大学哲学系的罗纳尔德·穆森在《医学与哲学》（The Journal of Medicine and Philosophy）发表了25页的长文“为什么医学不可能是一门科学”，医学圈里为之哗然，因为文章发表在暑月，因此常常被称为“暑月暴动”。依照穆森的观点，“医学是科学”缺乏有说服力的论证；从历史和哲学上可以论证医学“不是”“不应该是”也“不可能是”（单一的、纯粹的）科学。在愿景、职业价值、终极关怀、职业目的与职业精神上，医学与科学之间是有冲突的；医学一旦成为科学，就会必然遮蔽偏离医学的职业愿景、价值、终极关怀、目的与精神。科学的基本目的是获得新知，以便理解这个世界和这个世界中的事物，医学的目的是通过预防或治疗疾病来增进人们的健康；科学的标准是获得真理，医学的标准是获得健康和疗效；科学的价值旨向为有知、有理（客观、实验、实证、还原）、有用、有利（效益最大化）；医学的价值旨向为有用、有理、有德、有情、有根、有灵，寻求科学性、人文性、社会性的统一。针对人的医学诉求和服务，科学存在严重的“缺损配置”。

穆森的结论是：尽管医学（知识）大部分是科学的，但它并不是、也不可能成为一门科学。

范瑞平先生指出，不能完全按照当代科学性与科学化的指标、方法与价值来衡量医学，裁判中西医之争，在当代科学万能和科学至上的意识形态中，技术乌托邦的期盼遮蔽了医学的独立价值，穆森的文章力矫时弊。

医学的原本是人学，这是众所周知的事实，其性质必须遵循人的属性而定。穆森和拥护者所做的，其实是站在我们所处的时代——医学有离科技更近、离人性更远，离具体更近、离整体更远的趋势——发出的“重拾医学人性”的呼吁。

我们还用为中医是不是科学而捶胸顿足地大声疾呼吗？

二、理论－实践脱节与“文字之医”

理论－实践脱节，即书本上的知识（包括教科书知识），并不能完全指导临床实践，这是中医学术发展未能解决的首要问题。形成理论－实践脱节的因素比较复杂，笔者认为欲分析解决这一问题，必须研究中医学术发展的历史，尤其是正确剖析文人治医对中医学术的影响。

迨医巫分野后，随着文人治医的不断增多，中医人员的素质不断提高，因为大量儒医的出现，极大地提高了医生的基础文化水平。文人治医，繁荣了中医学，增进了学术争鸣，促进了学术发展。通医文人增加，对医学发展的直接作用是形成了以整理编次医学文献为主的学派。由于儒家济世利天下的人生观，促使各阶层高度重视医籍的校勘整理、编撰刊行，使之广为流传。

文人治医对中医学术的消极影响约有以下诸端：

（一）尊经崇古阻碍了中医学的创新发展

两汉后，在儒生墨客中逐渐形成以研究经学、弘扬经书和从经探讨古代圣贤思想规范的风气，后人称之为“经学风气”。

儒家“信而好古”“述而不作”一直成为医学写作的指导思想，这种牢固的趋同心理，削磨、遏制了医家的进取和创新。尊经泥古带给医坛的是万马齐喑，见解深邃的医家亦不敢自标新见，极大地禁锢了人们的思想，导致了医学新思想的难以产生及产生后易受抑压，也导致了人们沿用陈旧的形式来容纳与之并不相称的新内容，从而限制了新内容的进一步发展，极大地延缓了中医学的发展。

（二）侈谈玄理，无谓争辩

一些医学家受理学方法影响，以思辨为主要方法，过分强调理性作用，心外无物，盲目夸大了尽心明性在医学研究中的地位，对医学事实进行随意的演绎推理，以至于在各家学说中掺杂了大量的主观臆测、似是而非的内容（宋代以前文献尚重实效，宋代以后则多矜夸偏颇、侈谈玄理、思辨攻讦之作）。

无谓争辩中的医家，所运用的思辨玄学的方法，使某些医学概念外延无限拓宽，无限循环，反而使内涵减少和贫乏，事实上思辨只是把人引入凝固的空洞理论之中。这种理论似乎能解释一切，实际上却一切都解释不清。它以自然哲学的普遍性和涵容性左右逢源，一切临床经验都可以成为它的诠注和衍化，阻碍和束缚了人们对问题继续深入的研究。理论僵化，学术惰于创新，通过思辨玄学方法构建的某些理论，不但没有激起后来医家的创新心理，反而把人们拉离临床实践的土壤。命门之争，玄而又玄，六味、八味何以包治百病？

（三）无病呻吟，附庸风雅的因袭之作

“立言”的观念在文人中根深蒂固，一些稍涉医籍的文人，也常附庸风雅，编撰方书，有的仅是零星经验，有的只是道听途说，因袭之作，俯拾皆是。

（四）重文献，轻实践

受经学的影响，中医学的研究方法大抵停留在医书的重新修订、编次、整理、汇纂，呈现出“滚雪球”的势态。文献虽多，而少科学含量。从传统意义上看，尚有可取之处，但在时间上付出的代价是沉重的，因为这样的思想延缓了中医学的发展。

伤寒系统，有人统计注释《伤寒》不下千余家，主要是编次、注释，但大都停留在理论上的发挥和争鸣，甚或在如何恢复仲景全书原貌等问题上大做文章，进而争论诋毁不休，站在临床角度上深入研究者太少了。马继兴先生对《伤寒论》版本的研究，证明“重订错简”几百年形成的流派竟属子虚乌有。

整个中医研究体系中重经典文献，轻临床实践是十分明显的。

一些医家先儒而后医，或弃仕途而业医，他们系统研究中医时多已年逾不惑，还要从事著述，真正从事临床的时间并不多，其著作之实践价值仍需推敲。

苏东坡曾荐圣散子方。某年大疫，苏轼用圣散子方而获效，逾时永嘉又逢大疫，又告知民众用圣散子方，而贻误病情者甚伙。陈无择《三因方》云：此药实治寒疫，因东坡作序，天下通行。辛未年，永嘉瘟疫，被害者不可胜数。盖当东坡时寒疫流行，其药偶中而便谓与三建散同类。一切不问，似太不近人情。夫寒疫亦自能发狂，盖阴能发燥，阳能发厥，物极则反，理之常然，不可不知。今录以备寒疫治疗用者，宜审究寒温二疫，无使偏奏也。

《冷庐医话》记载了苏东坡孟浪服药自误：士大夫不知医，遇疾每为庸工所误。又有喜谈医事，孟浪服药以自误。如苏文忠公事可惋叹焉……

文人治医，其写作素养，在其学问成就上起到举足轻重的作用。而不是其在临床上有多少真知灼见。在中医学发展史上占有重要地位的医学著作并非都是经验丰富的临床大家所为。

《温病条辨》全面总结了叶天士的卫气营血理论，成为温病学术发展的里程碑，至今仍有人奉为必读之经典著作。其实吴鞠通著《温病条辨》时，从事临床只有六年，还不能说是经验宏富的临床家。《温病条辨》确系演绎《临证指南》之作，对其纰谬，前哲今贤之驳辨批评，多为灼见。研究吴鞠通学术思想，必须研究其晚年之作《医医病书》及其晚年医案。因《温病条辨》成书于1798年，吴氏40岁，而《医医病书》成于道光辛卯（1831）年，吴氏时已73岁。仔细研究即可发现风格为之大变，如倡三元气候不同医要随时变化，斥用药轻描淡写，倡治温重用石膏，从主张扶正祛邪，到主张祛除邪气，从重养阴到重扶阳……

《证治准绳》全书总结了明代以前中医临床成就，临床医生多奉为圭臬，至今仍有十分重要的学术价值。但是王肯堂并不是职业医生、临床家。肯堂少因母病而读岐黄家言，曾起其妹于垂死，并为邻里治病。后为其父严戒，乃不复究。万历十七年进士，选翰林院庶吉士，三年后受翰林院检讨，后引疾归。家居十四年，僻居读书。丙午补南行人司副，迁南膳部郎，壬子转福建参政……独好著书，于经传多所发明，凡阴阳五行、历象……术数，无不造其精微。著《尚书要旨》《论语义府》《律例笺释》《郁冈斋笔尘》，雅工书法，又为藏书大家。曾辑《郁冈斋帖》数十卷，手自钩拓，为一时刻石冠。

林珮琴之《类证治裁》于叶天士内科心法多有总结，实为内科之集大成者，为不可不读之书，但林氏在自序中讲得清清楚楚：本不业医。

目尽数千年，学识渊博，两次应诏入京的徐灵胎，亦非以医为业，如《洄溪医案》多次提及：非行道之人。

王三尊曾提出“文字之医”的概念（《医权初编》上卷论石室秘录第二十八）：

夫《石室秘录》一书，乃从《医贯》中化出。观其专于补肾、补脾、疏肝，即《医贯》之好用地黄汤、补中益气汤、枳术丸、逍遥散之意也。彼则补脾肾而不杂，此又好脾肾兼补者也……此乃读书多而临证少，所谓文字之医是也。惟恐世人不信，枉以神道设教。吾惧其十中必杀人之二三也。何则？病之虚者，虽十中七八，而实者岂无二三，彼只有补无泻，虚者自可取效，实者即可立毙……医贵切中病情，最忌迂远牵扯。凡病毕竟直取者多，隔治者少，彼皆用隔治而弃直取，是以伐卫致楚为奇策，而仗义执言为无谋也……何舍近而求远，尚奇而弃正哉。予业医之初，亦执补正则邪去之理，与隔治玄妙之法，每多不应。后改为直治病本，但使无虚虚实实之误，标本缓急之差，则效如桴鼓矣……是书论理甚微，辨症辨脉则甚疏，是又不及《医贯》矣……终为纸上谈兵。

“文字之医”实际的临床实践比较少，偶而幸中，不足为凭。某些疾病属于自限性疾病，即使不治疗也会向愈康复。偶然取效，即以偏概全，实不足为法。

“文字之医”为数不少，他们的著作影响并左右着中医学术。

笔者认为理论与实践脱节，正是文人治医对中医学术负性影响的集中体现。

必须指出，古代医学文献临床实用价值的研究是十分艰巨的工作。笔者虽引用王三尊之论，却认为《石室秘录》《辨证录》诸书，独到之处颇多，同样对非以医为业的医家，如王肯堂、徐灵胎、林珮琴等之著作，亦推崇备至，以为不可不读。

三、辨病下的辨证论治

笔者师从洪哲明先生临诊时，先生已近八旬。尝见其恒用某方治某一病，而非分型辨治。小儿腹泻概以“治中散”（理中丸方以苍术易白术）治之，其效甚捷；产后缺乳概用双解散送服马钱子；疝气每用《金匮》蜘蛛散。辨病还是辨证？

中医是先辨病再辨证，即辨证居于第二层次。《伤寒论》“辨太阳病脉证并治”“辨阳明病脉症论治”……已甚明了。后世注家妄以己意，曲加发挥，才演绎出林林总总的“六经辨证”，已背离仲师原旨。

1985年，有一次拜谒张琪先生，以中医是辨病下的辨证论治为题就教，张老十分高兴地给我讲了一个多小时：同为中焦湿热，淋病、黄疸、湿温有何不同，先生毫分缕析，剀切详明。张老十分肯定中医是辨病下的辨证论治。

徐灵胎《兰台轨范》序：欲治病者，必先识病之名，能识病名，而后求其病之由生，知其所由生，又当辨其生之因各不同，而病状所由异，然后考其治之之法。一病必有主方，一方必有主药。或病名同而病因异，或病因同而病症异，则又各有主方，各有主药，千变万化之中，实有一定不移之法。

中医临床流派以经典杂病派为主流，张石顽、徐灵胎、尤在泾为其代表人物，《张氏医通》为其代表作。张石顽倡“一病有一病之祖方”，显系以辨病为纲领。细读《金匮要略》，自可发现仲景是努力建立辨病体系的，一如《伤寒论》。

外感热病中温病学派，临证每抓住疫疠之气外犯，热毒鸱盛这一基本病因病机，以祛邪为不易大法，一治到底，同样是以辨病为主导的。

《伤寒论》是由“三阴三阳”辨“病”与“八纲”辨“证”的两级构成诊断的。如“太阳病，桂枝证”(34条)、“太阳病……表证仍在”(128条)。首先是通过辨病，从整体上获得对该病的病性、病势、病位、发展变化规律以及转归预后等方面的全面了解，从而把握贯穿该病过程的始终，并明确其发生、发展的基本矛盾，然后才有可能对各个发展阶段和不同条件(如治疗、宿疾等)影响下所表现出来的症候现象做出正确的分析和估价，得出符合该阶段病理变化性质(即该阶段的主要矛盾)的“证”诊断，从而防止和克服单纯辨证的盲目性。只有首先明确“少阴病”的诊断，了解贯穿于少阴病整个发展过程中的主要矛盾是“心肾功能低下，水火阴阳俱不足”，才有可能在其“得之两三日”仅仅出现口燥咽干的情况下判断为“邪热亢盛，真阴被灼”，果断地用大承气汤急下存阴。正确的辨证分析，必须以明确的“病”诊断为前提，没有这个前提就难以对证候的表现意义做出应有的估价，势必影响辨证的准确性。

辨“病”诊断的意义在于揭示不同疾病的本质，掌握各病总体矛盾的特殊性；辨“证”诊断的意义在于认识每一疾病在不同阶段、不同条件下矛盾的个性和各病在一定时期内的共性矛盾，做到因时、因地、因人制宜。首先，辨病是准确诊断的基础和前提；结合辨证，则是对疾病认识的深入和补充。二者相辅相成，缺一不可。

“六经辨证”的说法之所以是错误的，就在于把仲景当时已经区分出的六个不同外感病种，看成了一种病的六个阶段，即所谓的太阳病是表证阶段，阳明病是里证阶段，少阳病是半表半里阶段等。这种认识混淆和抹杀了“病”与“证”概念区别，既与原文事实相违背，又与临床实际不相符合。按照这种说法去解释原文，就难免捉襟见肘，矛盾百出。“六经辨证”说认为太阳病即是表证，全不顾太阳病还有蓄血、蓄水的里证；认为阳明病是里证，却无视阳明病还有麻黄汤证和桂枝汤证。既为阳明病下了“里证”定义，却又有“阳明病兼表证”之说。试问阳明病既为里证，何以又能兼表证，则阳明病为里证之说又何以成立？

张正昭先生指出：“六经辨证”说无端地给三阴三阳的名称加上一个“经”字，无形中把“三阴三阳”这六个抽象概念所包括的诸多含义变成了单一的经络含义，使人误认为“三阴三阳”病就是六条经络之病，违背了《伤寒论》以“三阴三阳”病名的原义。可见，把“三阴三阳”病说成“六经病”固属不妥，而称其为“六经证”就更是错误的了。

李心机先生鉴于《伤寒论》研究史上“注不破经，疏不破注”的顽固“误读传统”，就鲜明地指出“让伤寒论自己诠释自己”。

四、亚健康不是“未病”是“已病”

近年来，较多的中医学者把亚健康与中医治未病、欲病等同起来，亚健康不是中医的未病，机械的对应、简单的比附，不仅仅犯了逻辑上的错误，于全面继承中医学术精华并发扬光大十分不利。

（一）中医“未病”不能等同于亚健康

《素问·四气调神大论篇》：“圣人不治已病，治未病，不治已乱，治未乱，此之谓也。夫病已成而后药之，乱已成而后治之，譬犹渴而穿井，斗而铸锥，不亦晚乎。”体现了治未病是中医对摄生保健的指导思想，强壮身体，防于未病之先。

“未病”是个体尚未患病，应注意未病先防。中医的“未病”和“已病”，是相对概念，健康属于未病，疾病属于已病。

《难经·七十七难》：“上工治未病，中工治已病者，何谓也？然所谓治未病者，见肝之病，则知肝当传之与脾，故先实其脾气，无令得受肝之邪，故曰治未病焉。”此时，未病是以已病之脏腑为前提，以已病脏腑之转变趋向为依据，务先安未受邪之地。

《灵枢·官能》中有“正邪之中人也微，先见于色，不知于其身。”指出病邪初袭机体，首先见体表某部位颜色的变化，而身体并未感到任何不适，然机体的气血阴阳已出现失衡，仅表现一些细微病前征象的状态便为未病状态。由健康到出现机体症状，发生疾病，并非是卒然出现的，而是逐渐形成，由量变到质变的过程。

《灵枢·顺逆》也指出，“上工刺其未生者也；其次，刺其未盛者也……上工治未病，不治已病，此之谓也”。

《素问·八正神明论篇》：“上工救其萌芽，必先见三部九候之气，尽调不败而救之，故曰上工。下工救其已成，救其已败。”显示早期诊断，把握时机，早期治疗，既病防变之意。

唐孙思邈的《千金方》中有“古之医者，上医治未病之病，中医治欲病之病，下医治已病之病”的论述，明确地将疾病分为“未病”“欲病”“已病”三个层次。未病指机体已有或无病理信息，未有任何临床表现的状态或不能明确诊断的一种状态，是病象未充分显露的隐潜阶段。

中医的治未病是一种原则和指导思想，既包涵未病先防的养生防病、预防保健思想，也包涵既病防变、早期治疗、控制病情的临床治疗原则。

亚健康无论如何都是有明显身体不适而又不能符合（西医的）某种疾病诊断标准的状态，把未病和亚健康等同起来，是毫无道理的。

（二）亚健康是中医的已病

作为“中间状态”的亚健康，应包括三条：首先，没有生物学意义上的疾病（尚未发现躯体构造方面的异常）及明确的精神心理障碍（属“疾病”）；其次，它涉及躯体上的不适（如虚弱、疲劳等非特异性的，尚无可明确躯体异常、却偏离健康的症状或体验，但还够不上西医的“疾病”）；再次，还可涉及精神心理上的不适（够不上精神医学诊断上的“障碍”)，以及社会生存上的适应不良。以亚健康状态常见的头痛、头晕、失眠等为例，均已构成中医“病”的诊断。多数亚健康个体，其体内的病机已启动，已经出现了阴阳偏盛偏衰，或气血亏损，或气血瘀滞，或有某些病理性产物积聚等病机变化。

“亚健康状态”指机体正气不足或邪气侵犯时机体已具备疾病的一些病理条件或过程，已有一些或部分病症（证）存在，但是未具备西医学疾病的诊断标准。我们不能采取把中医的“病”的概念与西医“疾病”的概念等同起来的思考和研究方式。

笔者认为全部中医的“病”只要还不具备西医学疾病诊断的证据，均属亚健康范畴。

中医生存和发展有一最关键的因素，就是临床范围日益窄化，中医文化基础日渐式微，信仰人群的迁移，观念的转变，后继乏人。很多研究都表明，人群中健康状态占10%，疾病状态占15%，75%属于亚健康状态。西医还没有明确的方法和药物治疗亚健康。中医学在亚健康状态方面的潜在优势，不仅可拓展中医学术新的生存空间，而且必将促进整个世界医学的进化与发展，从而为全人类的健康做出新的贡献。

闫希军先生所著《大健康观》中提出了大健康医学模式。在大健康医学模式中，中医被赋予十分重要的地位，而拥有了更加广阔的空间。中医理论与系统生物学及大数据方法契合，并将与系统生物学和生态医学等领域取得的成果相互交通，水乳交融，这是未来西方医学和中医学发展必然的走向。

五、正本清源，重建中医范式

范式是某一科学共同体在某一专业或学科中所具有的共同信念，这种信念规定了它们的共同的基本观点、基本理论和基本方法，为它们提供了共同的理论模式和解决问题的框架，从而成为该学科的一种共同的传统，并为该学科的发展规定了共同的方向。

库恩认为“范式”是成熟科学的标志，由于“范式”的存在，科学家们一方面可以在特定领域里进行更有效率的研究，从而使他们的研究更加深入；而另一方面，“范式”也意味着该领域里“更严格的规定”，“如果有谁不肯或不能同它协调起来，就会陷于孤立，或者依附到别的集团那里去”。因此，同一范式内部，研究者拥有相同的世界观、研究方法、理论、仪器和交流方法，但在不同“范式”之间却是不可通约的。不同“范式”下的研究者对同一领域的看法就像是两个世界那样完全不同。这也是造成“一条定律对一组科学家甚至不能说明，而对另一组科学家有时好像直观那样显而易见”的原因。

李致重等学者从具体研究对象、研究方法及基础理论等方面论述了中西医范式的不可通约性。而且，中、西医关系的特殊之处还在于，它们不只是同一领域的两个不同“学派”，更是基于两种完全不同的文化而发展起来的，这也使得二者之间的不可通约性表现得尤其明显和强烈。正是由于这种不可通约性导致了中西医之争。屈于特定历史条件下“科学主义”的强势地位，中医最终被迫部分接受了西医“范式”。“范式丢失”是近现代中医举步维艰、发展停滞、甚至后退的根本原因。

任何一门科学的重大发展，都表现在基本概念的更新和范式的变革上……变革范式，是现时代中医理论发展的必经之路。

如何正本清源，重建范式？

正本清源是中医范式或重建的基础，这是一项十分艰巨浩大的工程。正本首先是建立传统范式。必须从经典著作入手，梳理还原，删汰芜杂，尽呈精华。

（一）解释学·语言能力与重建

东汉许慎在《说文解字·叙》中说：“盖文字者，经艺之本，王政之始，前人所以垂后，后人所以识古。故曰：本立而道生。”给予中国古典解释学以崇高的地位。

解释学把生命哲学、现象学、存在主义分析哲学、语言哲学、心理学、符号学等理论融合在一起，强调语言的本体论地位，认为我们所能认识的世界只能是语言的世界，人与世界的关系的本质是语言的关系，不仅把解释当作人文科学的方法论基础，而且是哲学的普遍方法。

狭义解释学特指现代西方哲学领域中的解释学理论，它经过狄尔泰、海德格尔、伽达默尔、利科、哈贝马斯等思想巨匠在理论上的构建和推动，形成了哲学释义学；广义解释学则不限于西方哲学领域，一切关于文本的说明、注解、解读、校勘、训诂、修订、引申及阐释的工作都属于解释活动，都要依靠相应的解释方法和解释理论来完成，因而都可以称作解释学。中医书籍中只有少部分是经典原著，而其余大部分都属于关于经典原著的解释性著作。

从当代解释学观点看，任何现代理论或现代文化都发轫于传统，传统文化的生命力则在于不断的解释和再解释之中。传统文化和现代文化并不是对立的，而是统一的，确切地说，是对立统一。人类文化是一条河流，它从传统走来，向未来走去，亦如黑格尔所说，离开其源头愈远，它就膨胀得愈大。

拉法格相信：《老子》在其产生之初，在它的著者与当时的读者之间存在着一种共识，这种共识便是《老子》的初始意义，《老子》著者传达的是它，当时的读者从中读懂的也是它。那么，这种共识又是从何而来的呢？拉法格认为：处于同一时代同一环境中的人可能会在词义的联想、语言结构的使用、社会问题的关注上具有共同之处，所以他们之间能够彼此理解。拉法格采用语言学家乔姆斯基的“语言能力”一词来指代这种基于共有的语言与社会背景的理解能力。在他看来，这种“语言能力”是历史解释学的关键，是发现历史文本原始意义的途径。他建议读者利用多种传统方法增强自己理解《老子》的语言能力，如古汉语字词含义的研究、历史事件与古代社会结构的分析，其他古代思想家思想的讨论等。也就是说，旨在发现《老子》原始意义的现代读者应尽可能地将自己置于《老子》所处的时代，将当时的社会背景、语言现象等历史的事物内化为自己的“语言能力”。

历史的解释者的任务是利用历史的证据重新将《道德经》与它产生的背景联结起来，在该背景下对其进行分析研究。解释者首先必须去掉成见，不可以将我们现代的思想强加于古人，或用现代思想批判古人。

历史解释学方法是中医经典著作、传统理论研究的基本方法。其要旨在于忠实细密地根据经典话语资料和现代方法对原典重新解读。旧有的词语和概念通过词语组合方式和语境组件方式的特殊安排，突显出原典文本固有的基本意义结构。通过意义结构分析，探询其原始涵义、历史作用和现代意义。

（二）解构与重建

理解分析就是“解构”，而“解构”旨在重建，使新的理论概念或理论结构因此建立。自然科学家就是依循这一程序不断地改弦更张，发展其理论系统的……解构和重建与科恩所说的“范式变革”有所类同。何裕民先生认为：对原有理论概念或规则的重新理解和分析，对传统中医理论体系进行解构和重建，是现阶段中医理论发展的切实可行的最佳选择。

事实的确认和概念的重建是重建的途径与环节。

严肃的科学研究应以经验事实为基础，而不仅仅是古书古人的描述，古人的认识充其量只是帮助人们寻找经验事实，并在研究中给予一定的启示。

概念的重建与事实的确认可以说是互为因果的两大环节。梳理每个名词术语的历史演变和沿革情况、分析它们眼下使用情况及混乱原因，这两者有助于旧术语的解构；组织专家集体研讨以期相对清晰、合理地约定每一概念（名词术语）的特征和实质。

阴阳五行学说对传统中医理论之建构，具有决定性的作用。它们作为主导性观念和认识方法渗入中医学，有的又与具体的学术内容融合成一体，衍生出众多层次低得多的理论概念。藏象、经络、气血津液等可视作中医理论体系的第二层次，第三层次的是众多较为具体的概念或术语，其大多与病因病机、治法及“证”相关联。最低层次的是一些带有经验陈述性质的论述。形成这些概念，司外揣内、援物比类等起着主要作用，不少是从表象信息直接跳跃到理论概念的，许多概念与实体并不存在明确的对应关系，其内涵和外延有时也颇难作出清晰的界定。

一些学者主张：与学术内容融合在一起的阴阳五行术语，应通过概念的清晰化、实体化和可经验化而清理出去。亦即使哲学的阴阳五行与具体（中医）的科学理论分离……愚意以为不可，以其广泛渗透而不可剥离，阴阳五行已成为不可或缺的纲领框架，当以中医学理视之，而不仅仅视为居于指导地位的古典哲学思想。

（三）方法

正本清源，重建范式，必须有良好的方法。我们反对科学主义，但我们崇尚科学精神，我们必须学习运用科学方法，尤其是科学思维方法，科学观察方法，科学实证方法（不仅仅是实验室方法）。

“医林改错，越改越错”,《医林改错》中提出的“心无血，脉藏气”之说，显然是错误的。为什么导致错误的结论？主要是他不知道，观察是有其一定条件，一定范围的。离开原来的条件、时间、地点，观察结果会有很大差异。运用观察结论做超出原条件、原范围的外推时，必须十分审慎。他所观察的都是尸体，由于动脉弹力大，把血驱入静脉系统。这是尸体的条件，不可外推到活着的人体。对观察结果进行理解和处理时，必须注意其条件性、相对性和可变性。

在广泛占有资料的基础上，还必须要有正确的思维方法。对于马王堆汉墓出土的缣帛及竹木简医书成书年代的推定和对该批资料的运用，我国的有关专家认为："如果从《黄帝内经》成书于战国时期来推定，那么两部灸经的成书年代至少可以上溯到春秋战国之际甚至更早。"而日本山田庆儿先生认为，这种"推论的方法是错误的。不管我们最后会达到什么样的结论，我都不应该根据所谓《黄帝内经》是战国时期的著作这个还没有确证的假定，去推断帛书医书的成书年代，而必须相反地从关于后者已经确证了的事实出发，来推断前者成书的过程和年代"。山田庆儿先生基于"借助马王堆医书之光，可以逐渐看清中国医学的起源及其形成过程"。

吴坤安认为：喻嘉言、吴又可、张景岳辈，治疫可谓论切治详，发前人所未发。但景岳宜于汗，又可宜于下，嘉言又宜于芳香逐秽，三子皆名家，其治法之所以悬绝若此，以其所治之疫各有不同。景岳所论之疫，即六淫之邪，非时之气，其感同于伤寒，故每以伤寒并提，而以汗为主，欲尽汗法之妙，景岳书精切无遗。又可所论之疫，是热淫之气，从口鼻吸入，伏于募原，募原为半表半里之界，其邪非汗所能达，故有不可强汗、峻汗之戒；附胃最近，入里尤速，故有急下、屡下之法。欲究疫邪传变之情，惟又可之论最为详尽，然又可所论之疫，即四时之常疫，即俗名时气症也。若嘉言所论之疫，乃由于兵荒之后，因病致病，病气、尸气混合天地不正之气，更兼春夏温热暑湿之邪交结互蒸，人在气交中，无隙可避，由是沿门阖境，传染无休，而为两间之大疫，其秽恶之气，都从口鼻吸入，直行中道，流布三焦，非表非里，汗之不解，下之仍留，故以芳香逐秽为主，而以解毒兼之。是三子之治，各合其宜，不得执此而议彼。

学术研究中，所设置的讨论的问题必须同一，必须是一个总体，这是比较研究的基本原则。执此而议彼，古代医家多有此弊，六经辨证与卫气营血辨证、三焦辨证之争论，概源于方法之偏颇。

六、提高疗效是中医学术发展的关键

中医药学历数千年而不衰，并不断发展，主要依靠历代医学家临床经验的积累、整理提高。历代名医辈出，多得自家传师授。《周礼》有“医不三世，不服其药”，可见在很早人们即已重视了老中医经验。

以文献形式保留在中医典籍之中的中医学术精华仅仅是中医学术精华的一部分。为什么这样说？这是因为中医学术精华更为宝贵的部分是以经验的形式保留在老中医手中的。这是必须予以充分肯定、高度重视的问题。临床家，尤其是临床经验丰富、疗效卓著者，每每忙于诊务，无暇著述，其临床宝贵经验，留下来甚少。叶天士是临床大家,《外感温热篇》乃于舟中口述，弟子记录整理而成。《临证指南医案》，亦弟子侍诊笔录而成，真正是叶天士自己写的东西又有什么？

老中医经验，或禀家学，或承师传，通过几代人，或十几代或数百年的长期临床实践，反复验证，不断发展补充，这种经验比一般书本中所记述的知识要宝贵得多。老中医经验是中医学术精华的重要组成部分，舍全面继承，无法提高疗效。

书中的知识要通过自己的实践，不断摸索不断体会，有了一些感受，才能真正为自己所利用。真正达到积累一些经验，不消说对某些疾病能形成一些真知灼见，就是能准确地把握一些疾病的转归，亦属相当困难，没有十年二十年的长期摸索，是不可能的。很显然，通过看书把老中医经验学到手，等于间接地积累了经验，很快增加了几十年的临床功力，这是中青年医生提高临床能力的必由之路。全面提高中医队伍的临床水平，必将对中医学术发展产生极大的推动作用。

老中医经验中不乏个人的真知灼见，尤其是独具特色的理论见解、自成体系的治疗规律都将为中医理论体系的发展提供重要的素材。尤其是传统的临床理论并不能完全满足临床需要时，理论与临床脱节时，老中医的自成规律的独特经验理论价值更大。

在强大的西医学冲击下，中医仍然能在某些领域卓然自立，是因为其临床实效，西医学尚不能取而代之。这是中医学赖以存在的基础，中医学的发展亦系之于此。无论如何，提高临床疗效都是中医学术发展的战略起点和关键所在。

中医以其疗效，被全世界越来越多的人认可，仅在英国就有3000多家中医诊所（这已是多年前的数字）。在美国有超过30%的人群，崇尚包括中医在内的替代医学自然疗法。在医学界也认为有一些疾病，西医学是束手无策的，应从中医学中寻求解决的办法。美国医学会在1997年出版的通用医疗程序编码中特别增加两个针灸专用编码，对没有解剖结构，没有物质基础的中医针灸学予以承认；在2015年实施的“国际疾病分类”ICD-11，辟专章将中医纳入其中。我们应客观地对待百年中医西化历史，襟怀大度地包容对中医的批评，矜平躁释，心态平和，目标清晰，化压力为动力，寓继承于创新，与时俱进。展望未来，我们对中医事业发展充满了信心。

单书健

2016年12月

序

十年前出版之《当代名医临证精华》丛书，由于素材搜罗之宏富，编辑剪裁之精当，一经问世，即纸贵洛阳，一版再版，被医林同仁赞为当代中医临床学最切实用、最为新颖之百科全书。一卷在手，得益匪浅，如名师之亲炙，若醍醐之灌顶，沁人心脾，开慧迪智，予人以钥，深入堂奥，提高辨治之水平，顿获解难之捷径，乃近世不可多得之巨著，振兴中医之辉煌乐章也，厥功伟矣，令人颂赞！

名老中医之实践经验，乃中医学术精华之最重要部分，系砺炼卓识，心传秘诀，可谓珍贵至极。今杏林耆宿贤达，破除“传子不传女，传内不传外”之旧规，以仁者之心，和盘托出；又经书健同志广为征集，精心编选，画龙点睛，引人入胜。熟谙某一专辑，即可成为某病专家，此绝非虚夸。愚在各地讲学，曾多次向同道推荐，读者咸谓得益极大。

由于本丛书问世迨已十载，近年来各地之新经验、新创获，如雨后春笋，需加补充；而各省市名老中医珍贵之实践经验，未能整理入编者，亦复不少，更应广搜博采，而有重订《当代名医临证精华》之议，以期进一步充实提高，为振兴中医学术，继承当代临床大家之实践经验，提高中青年中医辨治之水平，促进新一代名医更多涌现，发展中医学术，作出卓越贡献。

与书健同志神交多年，常有鱼雁往还，愚对其长期埋首发掘整理老中医学术经验，采撷精华，指点迷津，详析底蕴，精心编辑，一心为振兴中医事业而勤奋笔耕，其淡泊之心志，崇高之精神，实令人钦佩。所写《继承老中医经验是中医学术发展的关键》一文，可谓切中时弊，力挽狂澜，为抢救老中医经验而呼吁，为振兴中医事业而献策，愚完全赞同，愿有识之士，共襄盛举。

顷接书健来函，出版社嘱加古代医家经验，颜曰：古今名医临证金鉴。愚以为熔冶古今，荟为一帙，览一编于某病即无遗蕴，学术发展之脉络了然于胸，如此巨构，实令人兴奋不已。

书健为人谦诚，善读书，且有悟性，编辑工作之余，能选择系之于中医学术如何发展之研究方向，足证其识见与功力，治学已臻成熟，远非浅尝浮躁者可比。欣慰之余，聊弁数语以为序。

八二叟朱良春谨识

时在一九九八年夏月

凡　例

1. 明清之季中医临床体系方臻于成熟，故古代文献之选辑，以明清文献为主。

2. 文献来源及整理者，均列入文后。未列整理者，多为老先生自撰。或所寄资料未列，或转抄遗漏，间亦有之，于兹恳请见谅。

3. 古代文献，间有体例欠明晰者，则略作条理，少数文献乃原著之删节摘录，皆着眼实用，意在避免重复，简而有要。

4. 古代文献中计量单位，悉遵古制，当代医家文献则改为法定计量单位。一书两制，实有所因。药名多遵原貌，不予划一。

5. 曾请一些老先生对文章进行修改或重新整理素材，使主旨鲜明，识邃意新；或理纷治乱，重新组构，俾叶剪花明，云净月出。

6. 各文章之题目多为编纂者所拟，或对仗不工，或平仄欠谐，或失雅训，或难概全貌，实为避免文题重复，勉强而为之，敬请读者鉴谅。

7. 凡入药成分涉及国家禁猎和保护动物的（如犀角、虎骨等），为保持方剂原貌，原则上不改。但在临床运用时，应使用相关的替代品。

8. 因涉及中医辨证论治，故对于普通读者而言，请务必在医生的指导下使用，切不可盲目选方，自行使用。

目　录

腹泻卷

便秘卷

腹泻卷

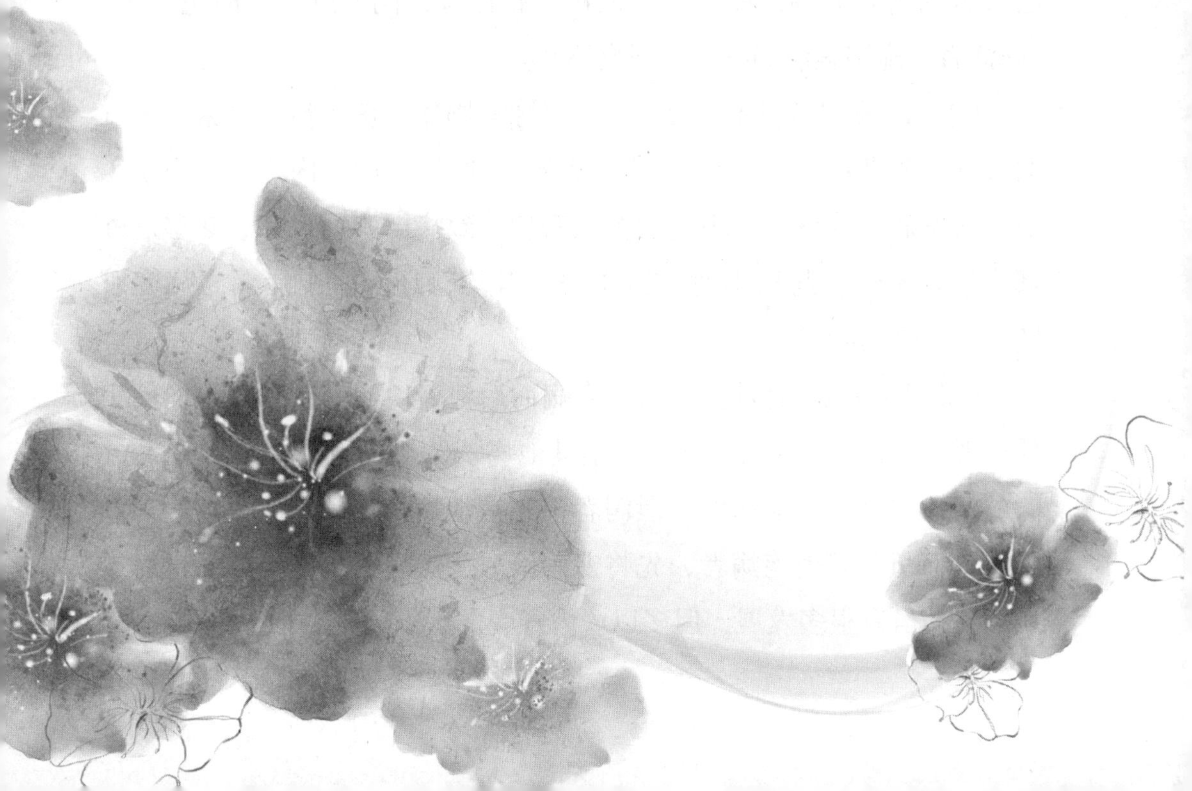

述　要

《内经》于腹泻论述甚详。《素问·生气通天论》说："因于露风，乃生寒热。是以春伤于风，邪气留连，乃为洞泄。"《素问·至真要大论》谓："诸呕吐酸，暴注下迫，皆属于热。"认为热邪致泻具有病情急、倾注直下的特点。

《素问·太阴阳明论》有"湿胜则濡泄"突出湿邪在泄泻发病中的重要意义；《素问·举痛论》还指出："怒则气逆，甚则呕血及飧泄。"已认识到情志失调，亦可产生泄泻。指出《素问·脏气法时论》说："脾病者，虚则腹满肠鸣，飧泄食不化。"

《素问·脉要精微论》亦说："胃脉实则胀，虚则泄。"《素问·宣明五气论》谓："五气所病，小肠大肠为泄。"说明《内经》已揭示了泄泻的发病与脾胃、大小肠的关系密切。致病因素如风寒、热湿之外邪，饮食不节，起居不时，情志失调等均已述及。于泄泻之病变脏腑，《内经》亦有论述。

《素问·标本病传论》载："先病而后泄者，治其本。先泄而后生他病者，治其本，必且调之，乃治其他病。"阐明了泄泻与其他病合并时的治疗原则，如他病而并泄泻者，先治他病，病去则泄泻自止。如因泄泻而引起其他疾病者，先将泄泻治愈，然后据病施治。后世对本病的认识虽有很多发展，但多以《内经》的观点为基本指导思想。

《难经·五十七难》具体描述了“五泄”的症状，但五泄之中实际包有泄泻和痢疾两病，如胃泄、脾泄、大肠泄属泄泻之列。而“大瘕泄”“小肠泄”，似属痢疾的范畴。

《金匮要略·呕吐哕下利病脉证并治》篇的“下利”，含有泄泻和痢疾两病，而对泄泻论述，概括为实热与虚寒两大类型。如：“下利三部皆平，按之心下坚者，急下之，宜大承气汤”及“下利谵语者，有燥屎也，小承气汤主之”等皆属实热泄泻的脉证和治法。因实热之邪壅滞于中，虽有泄泻的症状存在，但其热邪耗津伤液，故急当下之。《金匮要略》的这种辨证思路，为后世运用“通因通用”之法，提供了理论依据。又如：“气利，诃黎勒散主之。”所谓“气利”，即下利滑脱，大便随矢气而出，本条言简意赅，论证了虚寒性泄泻滑脱的治法。再如：“下利清谷，不可攻其表，汗出必胀满。”本条亦属虚寒之泄泻，病属里虚，纵有表邪，亦当先里后表，里气充实则表邪易解，倘先解表，以致中阳益虚，失其运化，故“必腹胀”。由此可见，仲景对本病的辨证论治，实乃丝丝入扣，法度严谨。

张子和《儒门事亲·金匮十全五泄法后论》载：“天之气一也，一之用为风火燥湿寒暑。故湿之气，一之一也。相乘而为五变，其化在天为雨，在地为泥，在人为脾，甚则为泄。”以天人合一的观念分析了湿邪在泄泻发病中的作用。

朱丹溪《丹溪心法·泄》认为泄泻有“湿、火、气虚、痰积、食积”之不同，并分别立法遣方，论证确切具体。又在《平治会萃·泄》中提出：“故凡泄泻之药，多用淡渗之剂利之。”这一方法，多为后世所接受。

明代《古今医统大全·泄泻》谓：“完谷不化，其因有四：曰气虚、曰胃寒、曰胃火、曰胃风。夫气虚胃寒，固不能传化矣。火者，火性急速，传化失常，即邪热不杀谷也。至于胃风者，肝风传脾，脾受其气，不能传化，名为飧泄，乃五泄之一也。”本论对完谷不化分析透彻，说明其对病机认识之深刻。

《景岳全书·杂证谟·泄泻》指出：“凡泄泻之病，多由水谷不分，故以利水为上策。”且分别列出了利水的方剂。在此基础上，进一步强调：“水谷分，则泻自止，故曰治泻不利小水，非其治也。”提出治泄可采用分利之法。

景岳主张：水谷不分，以利水为上策。“水谷分，则泻自止，故曰治泻不利小水，非其治也。”利小便以实大便，乃治腹泻之大法。

李中梓《医宗必读·泄泻》在总结前人治泄经验的基础上，提出了治泄九法：“一曰淡渗……一曰升提……”李氏之论，不但总结了治泄泻的法则，而且较精辟地分析了每种法则的应用范围及其理论根据。确为治泻“必读”之论。

于毒火致泻，余师愚所论最为明晰。《疫疹一得·疫病篇》指出：“毒火注入大肠，有下恶垢者，有利清水者，有倾肠直注者，有完谷不化者，……考其证，身必大热，气必粗壮，小溲必短，唇必焦紫，大渴喜饮，腹痛不已，四肢时而厥逆，宜因其势而清利之。”阐发了毒火致泻的临床表现，以及病情之急重与治疗法则。

于肾泄（五更泄）林珮琴《类证治裁·泄泻》论述详尽，在景岳之上。“肾中真阳虚而泄泻者，每于五更时，或天将明时，即洞泻数次。此由丹田不暖，所以尾闾不固，或先肠鸣，或脐下痛，或经月不止，或暂愈复作，此为肾泄。盖肾为胃关，二便开闭，皆肾脏所主，今肾阳衰，则阴寒盛，故于五更后，阳气未复，即洞泄难忍。”在治疗上主张：“若欲阳生于阴，肾气充固，宜八味丸去丹皮，加补骨脂、菟丝子、五味子，用山药糊丸为妙。”

雷少逸《时病论》“卷之三”以“飧泄”“洞泄”“寒泻”“火泻”“暑泻”“湿泻”“痰泻”“食泻”立论。每论阐明经义，参以已见，说理透彻，持论平正。对泄泻的辨证论治有较重要的临床价值。

卷中所述之腹泻多为久泻，与中医之临床现状相符。

久泻之治，一些临床家体验，不可胶执于久病多虚，而应审识有无余邪。

刘树农先生，每用祛风利湿、化瘀逐邪，以通为大法，且每寒温并用，温脏通腑，斡旋升降。

杜雨茂、王少华诸先生皆主张先行通腑，药慎兜涩。衣震寰先生以峻逐留饮为久泻秘钥，每用半夏甘遂汤，且体会必须同用甘草，如舍甘草则疗效不著。经方家洪哲明先生重痰瘀留滞，每用控涎丹、下瘀血汤、备急丸等荡涤；著名临床家严苍山先生亦每用三物备急，峻逐寒积，以愈久泻。

陈继明先生每用温润奇阳，条达肝木。

丁光迪先生体验：晨泄绵绵，不尽命火衰微，每多风木郁于脾土，法取东垣，细致入微，加减进退，灵活自如，臻于化境。

钟新渊先生体验热非邪实，泄非湿聚，每用缓中存津，甘润甘凉，独具慧眼；唐佐良先生之敛养脾阴，以疗久泻；李翼农先生之于液伤，阴阳两伤泄泻，洵为砺炼有得之言。

胡翘武先生，临证每重固肾泄浊、攻补兼施，主张整体调治，治肺心肝肾以愈泻，切勿株守扶土一法；任继学先生于久泻不愈，亦每从肝、肺求之；王祖雄先生每重疏肝之法；一代名医瞿文楼，从肺以治久泻，均别有见地。

戴元礼

泄泻从湿，治有多法

戴元礼（1324~1405），名思恭，元代医家

泄泻者，水泻所为也。由湿本土，土乃脾胃之气也。得此证者，或因于内伤，或感于外邪，皆能动乎脾湿。脾病则升举之气下陷，湿变注并出大肠之道，以胃与大肠同乎阳明一经也。云湿可成泄，垂教治湿大意而言。后世方论泥云：治湿不利小便，非其治也。故凡泄泻之药，多用淡渗之剂利之。下久不止，不分所得之因，遽以为寒，而用紧涩热药兜之。夫泄有五：飧泄者，水谷不化而完出，湿兼风也；溏泄者，所下汁积黏垢，湿兼热也；鹜泄者，所下澄澈清冷，小便清白，湿兼寒也；濡泄者，体重软弱，泄下多水，湿自甚也；滑泄者，久下不能禁固，湿胜气脱也。

若此有寒热虚实之不同，举治不可执一而言。谨书数法于后，夫泄有宜汗解者，经言春伤于风，夏必飧泄，又云久风为飧泄，若《保命集》云用苍术、麻黄、防风之属是也；有宜下而保安者，若长沙言，下痢脉滑而数者，有宿食也，当下之，下利已瘥，至其时复发者，此为下未尽，更下之安，悉用大承气加减之剂；有宜化而得安者，《格致余论》夏月患泄，百方不效，视之，久病而神亦瘁，小便少而赤，脉滑而颇弦，膈闷食减，因悟此久积所为，积湿成痰留于肺中，为大肠之不固也，清其源则流自清，以茱萸等作汤，温服一碗许，探喉中，

一吐痰半升，如利减半，次早晨吐半升而利止；有以补养而愈者，若《脾胃论》言脉弦、气弱、自汗、四肢发热、大便泄泻，从黄芪建中汤；有宜调和脾湿而得止者，若洁古言曰，四肢懒倦、小便不利、大便走泄、沉困、饮食减少，以白术、芍药、茯苓加减治之；有宜升举而安者，若《试效方》言胃中湿，脾弱不能运行，食下则为泄，助甲胆风胜以克之，以升阳之药羌活、独活、升麻、防风、炙甘草之属；有宜燥湿而后除者，若《脾胃论》言上湿有余，脉缓、怠惰嗜卧、四肢不收、大便泄泻，从平胃散；有宜寒凉而愈者，若长沙言协热自利者，黄芩汤主之，举其湿热之相宜者；若长沙言下利脉迟紧痛未欲止，当温之，下利心痛，急当救里，下利清白水液澄澈，可与理中四逆辈；究其利小便之相宜者，河间言湿胜则濡泄，小便不利者，可与五苓散、益元散分导之；以其收敛之相宜者，东垣言寒滑气泄不固，制诃子散涩之。以上诸法，各有所主，宜独利小便而湿动也，岂独病因寒，必待龙骨、石脂紧重燥毒之属涩之？治者又当审择其说，一途取利，约而不博，可乎？

（《推求师意》）

虞抟

泄泻方治正传

虞抟（1438~1517），字天民，明代医家

《内经》曰：湿胜则濡泄。又曰：春伤于风，夏必飧泄。又曰：暴注下迫，皆属于热。又曰：诸病水液，澄澈清冷，皆属于寒。叔和云：湿多成五泄。是故知风寒湿热皆能令人泄泻，但湿热良多而风寒差少耳。《原病式》曰：泻白为寒，青黄赤黑为热也。大抵泻利，小便清白不涩为寒，赤涩为热。又大便完谷不化而色不变，吐利不腥秽，水液澄澈清冷，小便清白不涩，身冷不渴，脉迟细而微者，皆寒证也。凡谷肉消化者，无问色及他证，便断为热。夫寒泄而谷消化者，未之有也。或火性急速，转化失常，完谷不化而为飧泄者，亦有之矣。仲景曰：邪热不杀谷。然热得湿，则为飧泄也。噫！寒热二证，冰炭相反，治之者差之毫厘、谬以千里者也，医者可不谨乎。

脉法

《内经》曰：脉细，皮寒，少气，泄利前后，饮食不入，是为五虚，死。其浆粥入胃，泄注止，则虚者活。《脉经》曰：泄注，脉缓时小结者生，浮大数者死。又洞泄食不化，不得留，下脓血，脉微小流连者生，劲急者死。

《脉诀》云：下利微小则为生，脉大浮洪无瘥日。

方法

丹溪曰：泄属湿，属气虚，有火，有痰，有食积者。

戴氏曰：凡泻水，腹不痛者，湿也。饮食入胃不住，完谷不化者，气虚也。腹痛泻水肠鸣，痛一阵泻一阵者，火也。或泻或不泻，或多或少者，痰也。腹痛甚而泻，泻后痛减者，食积也。

燥湿，四苓散加苍术，倍白术。甚者，二术炒为末，米饮调服。

气虚，用人参、白术、芍药。

火宜伐火利小水，四苓散加滑石、黄芩、栀子、木通。

痰宜伐痰，海石、青黛、黄芩、神曲为丸服，或用吐以提其清气食积，宜消导疏涤之，神曲、大黄、枳实之类。

水泻，用苍术、厚朴、陈皮、炒曲、茯苓、猪苓、泽泻、地榆、甘草，冬加干姜，等份煎服。

泄泻水多者，必用五苓散。

夏月水泻，桂苓甘露饮。

治泄泻诸药，多作丸子效。

脾胃不和泄泻者，胃苓汤。五苓合平胃散是也。世俗例用涩药治泻，若病久而虚者或可。若初得者，必变他证，为祸不小殊不知泻多因于湿，分利小水，为上策也。（以上丹溪方法凡十二条）

清六丸　治泄泻。

六一散一料

加红曲五钱。上为细末，汤浸蒸饼为丸服。

温六丸　治泄泻，或兼呕吐者。

六一散加干姜，或生姜汁亦可，蒸饼丸服。

姜曲丸　治食积泻。

陈曲　茴香各五钱　生姜一两

上为细末，蒸饼丸服。

止泻方

肉豆蔻五钱　白滑石春冬一两二钱五分，夏二两五钱，秋二两

上为细末，姜汁调神曲作糊，为丸服。

脾泄丸

白术　神曲　芍药并炒，各等份

冬加肉豆蔻，去芍药，为细末，神曲糊为丸服。（以上皆丹溪方）

茯苓汤（东垣）治因伤冷饮水，泄泻注下，一夜十余次，变作白痢，或变赤白相杂，腹中疠痛，食减热燥，四肢沉困无力。

生黄芩一钱五分　当归二钱　肉桂　炙甘草各二分半　猪苓　茯苓各三分　泽泻五分　芍药七分半　苍术　生甘草　升麻　柴胡各一钱

上细切作一服，水二盏，煎至一盏，稍热服。

黄芪补胃汤（东垣）治一日大便三四次，溏而不多，有时作泄，肠中鸣，小便黄。

黄芪　柴胡　当归身　益智　橘红各一钱五分　升麻二钱　炙甘草五分　红花少许

上细切，作一服，水二盏，煎至一盏，稍热，食前服。

升阳除湿汤（东垣）自下而上者，引而去之。

苍术一钱　柴胡　羌活　防风　升麻　神曲　泽泻　猪苓各五分　炙甘草　陈皮　麦蘖面各三分

上细切，作一服，水二盏，煎至一盏，去渣空心服。如胃寒肠鸣，加益智仁、半夏各五分，生姜三片，大枣一枚同煎。非肠鸣勿用。

治痛泄要方（刘草窗）

白术炒，二两　白芍药炒，二两　陈皮炒，一两五钱　防风一两

上细切，分作八服，水煎或丸服。久泻，加升麻六钱。

白术芍药汤（机要）治太阴脾经受湿，水泄注下，体重微满，困

弱无力，不欲饮食，水谷不化，宜此和之。身重暴下，是大势来，亦宜和也。

白术　白芍药各四钱　甘草二钱

上细切，作一服，水二盏，煎至一盏，温服。

茯苓汤（机要）治湿泻，又治食积、湿热作泻。

白术　茯苓各五钱

上细切，作一服，水煎，食前服。一方有芍药，三味各等份，名白术散，为末，米饮调下。

苍术芍药汤　治证如前。

苍术五钱　芍药二钱五分　黄芩一钱五分　淡桂五分

上细切，作一服，水二盏，煎至一盏，温服。

防风芍药汤（机要）治飧泄身热，脉弦，腰痛微汗。

防风　芍药　黄芩各二钱

上细切，作一服，水煎，空心服。

苍术防风汤（机要）治泄泻，脉弦，头痛。

苍术二钱　防风一钱　白术四钱　麻黄一钱

上细切，作一服，加生姜五片，水二盏，煎至一盏，食前服。

神术散（良方）治春伤于风，夏必飧泄之证。

苍术一钱五分　藁本　川芎各六分　羌活四分　甘草炙，三分　细辛二分

上细切，作一服，加生姜三片，水二盏，煎至一盏，去渣温服。如欲汗，加葱白三茎。

丹溪活套云：泄泻注下如水，用生料五苓散，加苍术、车前子，倍白术，为末，米汤调服。湿热甚、下泄如热汤者，本方去桂加滑石、黄芩、栀子、木通之类。如腹中疠痛，下泄清冷，喜热手荡熨，口不燥渴，乃寒泄也。本方倍桂，加肉豆蔻。有气，加木香。病甚

者，更加丁香、附子。作丸服。如久泄，谷道不合，或脱肛，此元气下陷及大肠不行收令而然。用白术、芍药、神曲、陈皮、肉豆蔻、诃子肉、五倍子、乌梅为丸，以四君子汤加防风、升麻，煎汤送下。如食积，时常腹痛，泻积先以木香槟榔丸或东垣枳实导滞丸推逐之，而后以四苓加厚朴、苍术、神曲、麦芽之类，作丸服之，以安胃气。如泻水腹不痛者，属气虚，宜四君子汤倍白术，加黄芪、升麻、柴胡、防风之类，补以提之而愈。

祖传方 治暴泄注下用。

车前子微炒，一两

上一味，研为细末，清米饮调服。

又方 治腹痛泄泻用。

艾叶一握 车前子叶阴干，一提

上先将二叶细切，用水二盏，煎至一盏，去渣入姜汁，再煎一沸，稍热服，立愈。

医案

一人 泄泻，日夜无度，诸药不效。偶得一方，用针沙、地龙、猪苓三味，共为细末，生葱捣汁，调方寸匕，贴脐上，小便长而泻止。

一人 吐泻三日，垂死嘱咐后事。予为灸天枢、气海三穴，立止。

（《医学正传》）

王肯堂

泄泻证治论要

王肯堂（1549~1613），字宇泰，明代医家

泄泻之病，水谷或化或不化，但大便泄水，并无努责后重者是也。脉细、皮寒、少气、泻利、不食，为五虚死。泄泻而犯五虚，中土已竭，危候也。参附汤尤不能挽，必加七味白术汤，可以追其既失之脾阳，而固其元气，试之效捷（用人参、附子之类救之，亦有得生者）。脉缓时小结，或微下留连者，皆可治；浮大洪数，或紧或弦急，皆难治。

脉数疾为热，沉细为寒，虚豁为气脱，涩实为积滞，弦而迟者为气泄，心脉止者为惊泄。

湿则泻水腹不痛。风则米谷不化而完出。火则腹痛泻水肠鸣，痛一阵泻一阵。痰则或泻或不泻，或多或少。食则腹痛，甚而泻，泻后痛减。肾虚则五更时便泻，常时则否。寒则腹中冷痛，洞下清水，腹内雷鸣，米饮不化。

湿者燥之，虚者补之，热者清之，寒者温之，有痰者行痰，有积者消积，气陷则升之，气脱则涩之。

主方：白术（炒）二钱（燥湿补脾），白茯苓（去粗皮）一钱五分（分水），白芍一钱五分（止腹痛，又能补脾而伐肝），陈皮（去白）一钱（行气），炙甘草五分（和中）。

如的系伤湿者，去白术以苍术代之，盖白主收敛，不若苍能发散也。仍加羌活一钱（风能胜湿），猪苓、泽泻各五分（治湿不利小便非其治也）。

脾虚者加人参一钱（补脾气之要药），木香、砂仁各五分（脾虚则气不运，故以药之辛温行气而温中，以腐水谷也）。仍服戊癸丸。或将前方加莲肉五钱、陈糯米一合炒熟，俱为末，加白砂糖，每朝空腹以白汤调服，其功尤捷。

肾虚者加破故纸一钱五分（益肾气），肉豆蔻一钱（止虚泄），二药气味相合，能使脾肾之气交相通而化水谷。仍多服戊癸丸。

热泻，粪色赤黄，弹响作痛，肛门焦痛，粪出谷道如汤之热，烦渴，小便不利，宜以赤茯苓代白茯苓用为君。盖赤火色，取其相入也。热既并入于大肠而作泻，今欲引归前阴，以分其势，故用为君，仍加猪苓、泽泻渗利之药各五分以佐之，又加茵陈、山栀仁各五分，（二味俱苦寒，俱能解邪热而利小便），兼进如金丸。

痰泻加半夏曲一钱五分（行痰），用陈皮、白茯苓各二钱（治痰以行气为先，而茯苓能利水行津液故也）。虚者加人参一钱，盖痰气多由脾虚不能运化也，用竹沥、姜汁一盏，加入服之。如体实能食者，不若加元明粉一钱，就其势从大便去之，却服收涩之剂。

食积泻多，噫气如败卵臭，宜去白芍药，加枳实、木香（另磨）各一钱（俱理气之药），砂仁五分。仍看所伤之物而用药，如伤肉食者加山楂，伤米食者加神曲，伤面食者加萝卜子，伤酒者加干葛各一钱，伤蟹者加丁香五分，仍进保和丸。

酒积每晨起必泻，本方内加人参、干葛各一钱，白豆蔻仁、吴茱萸各五分。

寒湿加人参一钱，熟附子、干姜各五分（阳气不足则寒，故用人参补气，姜附已寒）。不能食者进八味丸。原是寒泻，因泻而寒燥引饮，转饮转泻者，去白芍，加干姜、黄连、人参各一钱（干姜治初得之寒，黄连解新增之热，寒何由动？热泻久而虚，故有虚热也，须用人参补之）。此理中汤加黄连也，名连理汤，多有奇效。有一等盛暑又复内伤生冷，乃热泻暑泻诸药不效者，疑似之间，尤宜用此。

风泻，完谷不化，丹溪以为脾虚。前已列脾虚一条，若用补脾药不效，便当治风。《素问》云："久风入中为飧泄。"又云："春伤于风，夏生飧泄。"而《史记·仓公传》，又名之为回风，足知完谷不化，乃风证也（完谷不化，乃回风之候，连理汤必佐羌、防以升之，关窍通而伏风自去），宜本方内以苍术代白术，加羌活、防风各一钱（辛温通关窍而去风），升麻、柴胡各加五分（又经云："清气在下则生飧泄。"故以二药助甘辛之味，引清气而上升）。仍绝不与食一二日，泄当自止。

暑月泄泻，与热泻同，仍宜服六和汤（方见暑门），并啖浸冷西瓜数片。

又有一种气泻肠鸣，气走胸膈，痞闷腹急，而痛泻则腹下宽，须臾又急，气塞而不通者，此由中脘停滞，气不流转，水谷不分所致，宜于本方内以苍术代白术，去白芍（以其酸收故去之），加姜制厚朴（散结气）、大腹皮（主气攻心腹）各一钱，白蔻仁五分（辛温能下气理中），仍磨入木香汁服之（木香治腹中气不转运，又火煨之能实大肠）。

如小便不利，加猪苓、泽泻各五分，并调进车前子散。如口渴引饮，加人参、麦冬各一钱（二药何为能生津而止渴？盖脾气上升于肺，肺气下降，乃生津液，而二药能补脾肺故也），升麻五分（引清气上朝于口），乌梅肉五个（酸能止渴）。如久泻气脱，加人参一钱，罂粟、诃子皮（二药俱酸涩，故能敛脱气而止泻）、肉豆蔻各一钱，木香（煨另磨）、砂仁各五分（肉蔻止泄之要药，涩以固脱；煨木香实大肠；砂仁理气）。泻久气必下陷，须用升举之药，加升麻、柴胡各一钱，羌活、防风各五分（风药能鼓舞元气上升）。

有久泻不止及泻已愈，而隔年及后期复泻者，有积故也，宜本方内加三棱（醋煮）、蓬术（醋煮焙干，二药消积）各一钱，木香、砂仁各五分（理气），兼进保和丸。

凡大便泄，服理中汤，小便不利大便反泄，不知气化之过，本肺不传化，以纯热之药治之，是以转泄，少服则不泻，多服则愈热，所以不分。若以陈皮、青皮之类治之，则可。经曰："膀胱者，津液之府，气化则能出矣。"

《儒门事亲》云，昔闻山东杨先生者，治府主洞泄不已，杨初未对病人，与众人谈日月星辰缠度，及风云雷雨之变，自辰至未，而病者听之而忘其圊。杨尝曰："治洞泄不已之人，先问其所好之事（良医治法，变通化裁，出奇制胜而愈其病，非拘执药饵一法，其用心智慧，非庸工所可揣度），好棋者与之棋，好乐者与之笙笛不辍。"按兹法匪直可以治泄，即七情虚劳之类亦宜然。是故枚生《七发》，楚太子闻吴客之辩，涩然汗出，霍然病已，虽是寓言，实有此理也。第晓日月风云之变者，世已难其人，而况可求之庸医中乎？可叹！可叹！

《白云集》云，黄子厚者，江西人也，精医术。邻郡一寓忿病泄泻弥年，礼致，子厚诊疗浃旬莫效。子厚云，予未得其说，求归一月，读《易》至乾卦"天行健"，朱子有曰："天之运旋不息，故阁得地在中间，如人弄碗，只运动不住，故空中不坠，少有息则坠矣。"因悟向者富翁之病，乃气不能举，为下脱也。又时持水滴吸水，初以大指按滴上窍，则水满筒，放其按，则水下溜无余。乃豁然悟曰，吾可以治翁证矣，即治装往。翁家惊喜，至即为治艾，灸百会穴，未三四十壮，泄泻止矣。

（《肯堂医论》）

缪希雍

泄泻证治体会

缪希雍（1546~1627），字仲淳，明代医家

天地之间，动静云为者，无非气也。人身之内，转运升降者，亦气也。天地之气不和，则山川为之崩竭；人身之气不调，则肠胃失其转输。外则风寒暑湿之交侵，内则饮食劳倦之不节，肠胃因之而变，此泄泻之由也。致疾之端匪一，治疗之法自殊。经云：春伤于风，夏生飧泄。春者木令，风为木气，其伤人也，必土脏受之。又风为阳邪，其性急速，故其泄必完谷不化，洞注而有声，风之化也，古之所谓洞风是也。宜先以风药发散升举之；次用参、芪、白术、茯苓、大枣、甘草、肉桂等药，以制肝实脾。芍药、甘草乃始终必用之剂。伤暑作泻，必暴注、大孔作痛，火性急速，失于传送也；口多渴，小便多赤或不利，身多发热；泻后则无气以动，热伤气也。清暑，用十味香薷饮、清暑益气汤；内虚之人，中气不足，用六和汤；不止，用黄连理中汤，或加桂苓甘露饮。肾泄者，《难经》所谓“大瘕泄”也。好色而加之饮食不节者多能致此。其泄多于五更或天明，上午溏而弗甚，累年弗瘳，服补脾胃药多不应，此其候也。夫脾胃受纳水谷，必借肾间真阳之气熏蒸鼓动，然后能腐熟而消化之。肾脏一虚，阳火不应。此火乃先天之真气，丹溪所谓人非此火不能有生者也。治宜益火之原，当以四神丸加人参、沉香，甚者加熟附、茴香、川椒。

又有醉饱行房，肾气虚乏，湿热乘之，下流客肾，久泻不止。治宜升阳除湿，次用八味丸加山药、茯苓，地黄减半。

肾司二便，久泻不止，下多亡阴，当求责肾，破故纸、肉豆蔻、茴香、五味子之属不可废也。白术、陈皮，虽云健胃除湿，救标则可，多服反能泻脾，以其燥能损津液故耳！

长夏湿热令行，又岁湿太过，民多病泄。当专以风药，如羌活、防风、升麻、柴胡、白芷之属。必二三剂，缘除风能胜湿故也。

泄而少食，胃弱故也。人参为君，扁豆、橘皮佐之。泄而食不消，缩砂、人参、肉豆蔻。泄而腹痛，白芍药、炙甘草、防风、木香。泄而气弱，干葛、人参、白术、白茯苓。泄而小水不利，车前子末、木通。中焦有湿热者，当用猪苓、泽泻。

肉积作泻，用肉豆蔻、山楂、蒜。面积作泻，萝卜子。

感寒而泄，理中汤加紫苏。

湿痰作泻，半夏、白术、茯苓为君，神曲为佐。

九制黄连，最能止泻，须与人参等份乃可。盖久泻不止，多缘气虚，纯用苦寒，胃气愈闭；又下多亡阴，必用人参，亦阳生阴长之意也。然此亦指肠胃虚热者而言，如虚寒者不宜概用。

脾肾双补丸治肾泄。

人参去芦，一斤　莲肉去心，每粒分作八小块　炒黄一斤　菟丝子如法另末一斤半　五味子蜜蒸烘干一斤半　山茱萸肉拣鲜红肉厚者，去核，烘干一斤　真怀山药炒黄一斤　车前子米泔淘净炒，十二两　肉豆蔻十两　橘红六两　砂仁六两炒，最后入　巴戟天十二两，甘草汁煮去骨　补骨脂圆而黑色者佳，盐水拌炒，研末一斤

为细末，炼蜜和丸如绿豆大。每五钱，空心饥时各一服。如虚而有火者，火盛肺热者，去人参、肉豆蔻、巴戟天、补骨脂。忌羊肉、羊血。

梁溪一女人 茹素，患内热，每食肠鸣，清晨大瘕泄。脾胃双补丸内去肉豆蔻，以白芍药代之，外加白扁豆十二两，立愈。

无锡秦公安 患中气虚不能食，食亦难化，时作泄，胸膈不宽，一医误投枳壳、青皮等破气药，下利完谷不化，面色暗白。仲淳用人参四钱，白术二钱，橘红钱许，干姜（泡）七分，甘草（炙）一钱，大枣，肉豆蔻，四五剂渐愈。后加参至两许痊愈。三年后，病寒热不思食，他医以前病因参得愈，仍投以参，病转剧。仲淳至曰：此阴虚也，不宜参。乃用麦门冬、五味子、牛膝、枸杞、芍药、茯苓、石斛、酸枣仁、鳖甲等十余剂愈。

从妹 患泻后虚弱，腹胀不食，季父延诸医疗之。予偶问疾，见其用二陈汤及枳壳、山楂等味。予曰：请一看病者。见其向内卧眠，两手置一处，不复动。曰：元气虚甚矣，法宜用理中汤。恐食积未尽，进以人参三钱、橘红二钱，加姜汁、竹沥数匙。夜半思粥，神思顿活。季父大喜，尽谢诸医。再以六君子汤加山楂肉、砂仁、麦门冬调理之，数剂立起。

治腹痛作泄（予患腹痛泻，日十余度，仲淳以一剂止之）。

人参一钱五分　苍术米泔浸炒，三钱　黄连姜汁炒，三次一钱　北五味蜜蒸，一钱　橘红一钱五分　肉豆蔻　吴茱萸汤泡　白茯苓各一钱　藿香五分

庄敛之 平日素壮，食善啖。丁巳四月，忽患泄泻，凡一应药粥蔬菜，入喉觉如针刺，下咽即辣，因而满腹绞辣，随觉腹中有气先从左升，次即右升，氤氲遍腹，即欲如厕，弹响大泄，粪门恍如火灼，一阵甫毕，一阵继之，更番转厕，逾时方得，离厕谛视，所泄俱清水，盈器白脂上浮，药粥及蔬菜俱不化而出，甚至梦中大遗，了不收摄。诸医或云停滞，或云受暑，或云中寒，百药杂投，竟如沃石。约月余，大肉尽脱，束手待毙。敛之有孀母，朝夕相视，哀号呼天，恨

不以身代也。余于仲夏末，偶过金坛，诊其脉洪大而数，知其为火热所生病，为疏一方，用川黄连三钱，白芍药五钱，橘红二钱，车前子三钱，白扁豆三钱，白茯苓三钱，石斛三钱，炙甘草一钱。嘱其煎成将井水澄冷，加童便一杯始服。临别再三叮咛云：此方勿出以示人，恐时师见之，大笑不已也。若为躯命计，须坚信服之耳！敛之却众医，下键煎服。药方入喉，恍如饮薄荷汁，隐隐沁入心脾，腹中似别成一清凉世界。甫一剂，夜卧达旦，洞泻顿止；连服三剂，大便已实。前泄时药粥等物，凡温者下咽，腹中遂觉气升，即欲大解，一切俱以冷进方快，家人日以为常；至是啖之，觉恶心畏冷，旋易以温，始相安。余曰：此火退之征也。前方加人参二钱半，莲肉四十粒，红曲一钱五分，黄芪三钱，升麻五分，黄连减半。五六剂后，余将返长兴，敛之持方求余加减。余曰：此已试效，方宜固守多服，但去升麻可耳！越月余，余再过金坛，敛之频蹙向余曰：自先生去后，守方煎服，几三十余剂矣。今泻久止而脾气困顿，不知饥饱，且稍饮茶汤，觉肠满急胀，如欲寸裂，奈何？余曰：大泻之后，是下多亡阴也，法宜用补；倘此时轻听盲师，妄用香燥诸药，取快暂时，元气受伤，必致变成蛊胀，即不救矣。复为疏一丸方：人参五两，白芍药六两，炙甘草一两，五味子六两，绵黄芪五两，山茱萸肉五两，怀山药五两，熟地黄八两，牛膝六两，紫河车二具，蜜丸。空心饥时各一服，而日令进前汤液方。敛之相信甚力，坚守二方，服几三年，脾胃始知饥而嗜食，四体亦渐丰矣。敛之恒对余言，每遇脾胃不和时，或作泻，觉腹中有火，则用黄连，否则去之，一照余方修治煎服，泄遂止而脾顿醒。迄今以余所疏方，俨如重宝，十袭珍藏。谓余不啻起死而生之也。其病初平后，余劝其绝欲年余。敛之因出妾，得尽发家人私谋，乃知向之暴泄，由中巴豆毒。本草中巴豆毒用黄连、冷水解之。余用大剂黄连澄冷方服，政为对治，向使如俗医所疑停滞、受寒、中暑法治之，何啻千里？即信为是火，而时师所投黄连，不过七八分至钱许止矣。况一月之泻，未有不疑为虚寒者，用黄连至四钱，此俗医所必不解也。向余嘱其勿出以示人，为是故耳！始知察脉施治，贵在合法，神而明之，存乎其人耳！

余治敛之泻止后，恐其元气下陷，急宜升举，用升麻以提之。初不知其为中毒也，乃因用升麻太早，致浊气混于上焦，胸中时觉似辣非辣，似嘈非嘈，迷闷之状，不可名状。有时滴酒入腹，或啖一切果物稍辛温者，更冤苦不胜。庄一生知其故，曰：此病在上焦，汤液入口即下注，恐未易奏功，宜以噙化丸治之。用贝母五钱，苦参一两，真龙脑薄荷叶二钱，沉香四钱，人参五钱。为极细末，蜜丸如弹子大。午食后临卧时各噙化一丸。甫四丸，胸中恍如有物推下，三年所苦，一朝若失。

治泄泻在阳明胃、太阴脾经者。

白茯苓三钱　白术炒，二钱　炙甘草三钱　车前子炒，三钱　陈皮二钱　升麻五分　干葛一钱　姜片三大片　砂仁炒，一钱　川黄连一钱五分

姜汁炒，如无湿热者去之河水二盅，加枣肉二枚，饥时服。

治大便不通张选卿屡验。

朱砂研如飞面，五钱　真芦荟研细，七钱

滴好酒少许和丸。每服一钱二分，好酒吞。朝服暮通，暮服朝通。须天晴时修合为妙。

（《先醒斋医学广笔记》）

龚廷贤

泄泻保元

龚廷贤（1538~1635），字子才，号云林，明代医家

脉多沉，伤于风则浮，伤于寒则沉细，伤于暑则沉微，伤于湿则沉缓。泄而腹胀，脉弦者死。又云：脉缓时微小者生，浮大数者死。

夫泄泻属湿，属气虚，有火、有痰、有食积、有寒，有脾泄，有肾泄。

泻水腹不痛者，湿也；饮食入胃，辄泻之，完谷不化者，气虚也；腹痛泻水，肠鸣，痛一阵，泻一阵者，火也；或泻或不泻，或多或少者，痰也；腹痛甚而泄泻，泻后痛减者，食积也；肚腹痛，四肢冷者，寒也；常常泄泻者，脾泄也；五更泄者，肾泄也。宜分别而治也，大概泄泻因湿伤其脾者居多，以胃苓汤加减主之。

一论中暑伤湿，停饮夹食，脾胃不和，腹痛泄泻作渴，小便不利，水谷不化，阴阳不分者，湿也。

胃苓汤 主方。

苍术米泔浸 厚朴姜汁炒 陈皮 猪苓 泽泻各一钱 白术去芦，炒，二钱 白茯苓一钱五分 白芍炒，一钱五分 肉桂 甘草炙，各三分

上锉一剂，生姜三片，枣二枚，水煎温服。泄泻稍久加升麻、防风，有热者加酒炒黄连，有寒者加炒干姜，暴泄水泻加滑石，食积加山楂、神曲，有痰加半夏、乌梅，气虚加人参、白术，气恼加木香，

久泻加干姜、肉蔻。暴痢，赤白相杂，腹痛里急后重，去桂加槟榔、木香、黄连，水煎服。

一论泄泻，饮食入胃不住，完谷不化者，气虚也。

益气健脾汤

人参　白术去芦，土炒　白茯苓去皮　陈皮　白芍炒　苍术米泔浸　干姜炒黑　诃子煨　肉蔻面煨　升麻酒洗　甘草炙

上锉，姜枣煎服，腹痛加桂，忌油腻。

一论泄泻腹痛，泻水如热汤，痛一阵泻一阵者，火也。宜：

加味四苓散

白术去芦　白茯苓去皮　猪苓　泽泻　木通　栀子　黄芩　白芍　甘草

上锉，灯心十茎，水煎，空心服。

一论泄泻，或多或少，或泻或不泻者，痰也。宜：

加味二陈汤

陈皮　半夏姜炒　白茯苓去皮　白术去芦，土炒　苍术米泔浸，炒　厚朴姜汁炒　砂仁　山药炒　车前子　木通　甘草炙，各等份

上锉一剂，生姜三片，乌梅一个，灯心十茎，水煎温服。

泄泻，腹痛甚而泄泻，泻后痛减者，食积也。用：

香砂平胃散

苍术米泔浸　陈皮　厚朴姜炒　白术去芦，炒　茯苓去皮　半夏姜炒　砂仁　香附炒　神曲炒　白芍炒　甘草炙

上锉，生姜煎服。

刘草窗痛泄要方　伤食腹痛，得泻便减，今泻而痛不止，故责之土败木贼也。

白术炒，三钱　白芍炒，一钱　陈皮炒，一钱五分　防风一钱

上锉，水煎温服。

泄泻，肚腹疼痛，四肢厥冷者，寒也。宜：

附子理中汤

白术去芦，土炒　干姜炒　人参　白茯苓去皮　砂仁　厚朴姜汁炒　苍术米泔浸，炒　熟附子　甘草炙

上锉，生姜水煎服

泄，气弱易饱，常常稀溏者，此脾泄也。用：

扶脾散

莲肉去心，不去皮，一两半　陈皮一两　白茯苓一两　白术陈壁土炒，二两　麦芽炒，五钱

上为细末，每服二钱，白砂糖二钱，滚白水送下。补脾助元气，令人能食止泻。

滑泻，日夜无度，肠胃虚寒不禁，宜服：

八柱散

人参　白术去芦，土炒　肉蔻煨　干姜炒　诃子煨　大附子面裹煨，去皮脐　粟壳蜜水炒　甘草炙，各等份

上锉一剂，姜一片，乌梅一个，灯心一团，水煎温服。

补脾丸　症治同前

白术去芦，十两分四份，一肉蔻，二小茴，三故纸，四吴茱，各二两拌炒，去四味，只用白术　莲肉去心，炒　人参各一两　甘草炙　白芍炒，各五钱　木香煨，四钱　山药炒　陈皮各七钱　干姜炒，三钱

上为细末，煮粥。加炒神曲末打糊为丸，如梧桐子大，每服百丸，空心淡姜汤下，专治老人、弱人，脾泄、飧泄殊中。

一论泄泻，脾肾虚弱，清晨五更作泻，或全不思食，或食而不化，大便不实者，此肾泄也。凡饭后随即大便者，盖脾肾交济，所以有水谷之分，脾气虽强，而肾气不足，故饮食下咽，而大腑为之餐泄也，治法用二神丸主之。

二神丸

破故纸炒，四两　肉豆蔻生用，二两

上为末，用大红枣四十九个，生姜四两、切碎，同枣用水煮熟，去姜取枣肉和为丸，如梧子大。每服五十丸，空心盐汤下，加吴茱萸（泡，炒）一两、五味子二两，名四神丸。治经年久泻不止者，神效。

一人善饮，便滑溺涩，食减胸满，腿足渐肿，证属脾胃虚寒。以金匮肾气丸，食进肿消，更用八味丸，胃强脾健而愈。

一人病泻，每至五更辍即利，此肾泄也。用五味子散，数服而愈。

因起居不慎，泄复作，年余不瘥，此命门火虚不能生脾土，法当补其母。

火者土之母也，遂用八味丸补其母，泻即止，食渐进。东垣云：脾胃之气盛则能食而肥，虚则不能食而瘦，全赖命门为生化之源，滋养之根也。故用八味丸奏效，只用六味丸亦可。

一论大便滑利，小便闭涩，或肢体渐肿，喘嗽唾痰，为脾肾气血俱虚，十全大补汤送下四神丸。

一论肾虚久泻不止，用六味地黄丸加五味子、破故纸、肉豆蔻、吴茱萸。方见补益。

大抵久泻多由泛用消食利水之剂，损其真阴，元气不能自持，遂成久泻。若非补中益气汤、四神丸滋其本源，后必胸痞腹胀，小便淋沥，多致不起。

一人患泄泻，日久不止，以致元气下陷，饮食入胃不住，完谷不化，肌肉消削，肢体沉困，面目两足肿满，上气喘急，此元气脾胃虚之甚也。宜补中益气汤。依本方减当归，加酒芍、茯苓、泽泻、山药、莲肉、木香、干姜炒黑，止泄泻之良方也。

一泄泻因内伤劳倦，饮食化迟作泻，及脾胃素蕴湿热，但遇饮食劳倦即发，而肢体酸软沉困泄泻者，以益气汤去当归，加炒芍、茯苓、苍术、猪苓、泽泻、姜、枣，煎服。

按：上诸方治泄泻，有湿泻，有气虚泻，有火泻，有痰泻，有食积泻，有土败木贼泻，有寒泻，有脾泻，有脾肾泻，有元气下脱泻，有肾泻，有虚寒滑脱泻不止者，宜依病对方而用也。

一人食下即响，响而即泻，不敢食一些，食之即泻，诸药不效。以生红柿核纸包，水湿，灰火烧熟食之，不三四个即止。

一秘方治泄泻。

用鸡子一个，将小头破开，入胡椒七粒，纸糊顶，煨熟，好酒送下，烧酒更妙，将胡椒完吞下。

一泄泻二三日，或腹疼痛，生姜、豆豉、胡椒煎汤，熟服立止。

一治暴泄不止，小便不通，车前子炒为末，每服二钱，米饮调下。其根叶亦可捣汁服，此药利水道而不动元气。

一治泄泻，用猿猪肚一枚，净洗去脂膜，入大蒜在内，以水煮烂捣膏，入苍术泔制，陈皮、厚朴姜炒、甘草炙，等份为末，同杵为丸，如梧桐子大。每服三五十丸，空心米汤下，盐汤亦可。

一治许州黄太守，患泄泻二三年不愈，每饮烧酒三盅则止二三日，以为常，畏药不治，召余诊之，六脉弦数，先服此药，以解酒毒，后服理气健脾丸加泽泻而愈。

宣黄连一两　生姜四两

上为一处，以慢火炒，令姜干脆色，去姜取连捣末。每服二钱，空心腊茶清下，甚者不过二服，专治久患脾泄。

一大便溏泄，米谷不化。用：

黄连酒炒　白芍煨　吴茱萸炒，各等份

上为细末，用小米饭为丸，如梧子大，每服五六十丸，空心米汤送下。

一治泄泻手足冷，不渴，腹痛，用人参、白术、干姜、甘草水煎，热服，中寒重者加附子。

一治久泻、大肠滑泄，五倍子（炒）五两为末，面糊为丸，如梧子大，每服五丸，米饮下，日三服。

补遗

三白散 治一切泄泻如神。

白术去芦，炒，一钱半 白芍炒，一钱五分 白茯苓去皮，二钱 泽泻一钱 厚朴姜炒 黄连炒，各一钱 干姜炒，五分 乌梅肉煎用二钱，丸用三钱

如兼伤食加神曲（炒）、麦芽（炒）各一钱。

上锉，生姜三片水煎，食前服。为末，神曲为丸服，尤效。

（《寿世保元》）

张景岳

泄泻论治

张景岳（1563~1640），名介宾，明代医家

泄泻之本，无不由于脾胃，盖胃为水谷之海，而脾主运化，使脾健胃和，则水谷腐熟而化气化血，以行营卫。若饮食失节，起居不时，以致脾胃受伤，则水反为湿，谷反为滞，精华之气不能输化，乃致合污下降，而泻痢作矣。脾强者滞去即愈，此强者之宜清宜利，可逐可攻也。脾弱者因虚所以易泻，因泻所以愈虚，盖关门不固则气随泻去，气去则阳衰，阳衰则寒从中生，固不必外受风寒，而始谓之寒也。且阴寒性降，下必及肾，故泻多必亡阴，谓亡其阴中之阳耳。所以泄泻不愈，必自太阴传于少阴而为肠澼，肠澼者，岂非降泄之甚而阳气不升、脏气不固之病乎？凡脾胃气虚而有不升不固者，若复以寒之，复以逐之，则无有不致败者。此强弱之治，大有不同，故凡治此者，有不可概言清利也。

泄泻之因，惟水、火、土三气为最。夫水者，寒气也。火者，热气也。土者，湿气也。此泻痢之本也。虽曰木亦能泻，实以土之受伤也；金亦能泻，实以金、水同气，因其清而失其燥也。知斯三者，若乎尽矣，然而三者之中，则又惟水、火二气足以尽之。盖五行之性，不病于寒则病于热，大都热者多实，虚者多寒。凡实热之证，必其脉盛形强，声音壮亮，食饮裕如，举动轻捷者，此多阳也；虚寒之证，

必其脉息无力，形气少神，言语轻微，举动疲倦者，此多阴也。故必察其因，而于初泻之时，即当辨其有余不足，则治无不愈，而亦不致有误矣。

凡泄泻之病，多由水谷不分，故以利水为上策，然利水之法，法有不同。如湿胜无寒而泻者，宜四苓散、小分清饮之类主之，但欲分其清浊也。如湿挟微寒而泻者，宜五苓散、胃苓汤之类主之，以微温而利之也。如湿热在脾，热渴喜冷而泻者，宜大分清饮、茵陈饮、益元散之类主之，去其湿热而利之也。

泄泻之病，多见小水不利，水谷分则泻自止，故曰：治泻不利小水，非其治也。然小水不利，其因非一，而有可利者、有不可利者，宜详辨之。如湿胜作泻而小水不利者，以一时水土相乱，并归大肠而然也；有热胜作泻而小水不利者，以火乘阴分，水道闭涩而然也；有寒泻而小水不利者，以小肠之火受伤，气化无权而然也；有脾虚作泻而小水不利者，以土不制水，清浊不分而然也；有命门火衰作泻而小水不利者，以真阴亏损、元精枯涸而然也。

凡此皆小水不利之候，然惟暴注新病者可利，形气强壮者可利，湿过度、口腹不慎者可利，实热闭塞者可利，小腹胀满、水道痛急者可利。又若病久者不可利，阴不足者不可利，脉证多寒者不可利，形虚气弱者不可利，口干非渴而不喜冷者不可利。盖虚寒之泻，本非水有余，实因火不足；本非水不利，实因气不行。夫病因水而利则亡阴，泻以火虚而利复伤气，倘不察其所病之本，则未有不愈利愈虚，而速其危者矣。

（《景岳全书》）

李中梓

治泻九法

李中梓（1588~1655），字士材，号念莪，明代医家

《内经》之论泄泻，或言风，或言湿，或言热，或言寒，此明四气皆能为泄也。又言清气在下，则生飧泄，此明脾虚下陷之泄也。统而论之，脾土强者，自能胜湿，无湿则不泄，故曰湿多成五泄。若土虚不能制湿，则风寒与热，皆得干之而为病。治法有九：

一曰淡渗，使湿从小便而去，如农人治涝，导其下流，虽处卑隘，不忧巨浸，经云治湿不利小便非其治也，又云在下者引而竭之是也。

一曰升提，气属于阳，性本上升，胃气注迫，辄尔下陷，升、柴、羌、葛之类，鼓舞胃气上腾，则注下自止，又如地上淖泽，风之即干，故风药多燥，且湿为土病，风为木病，木可胜土，风亦胜湿，所谓下者举之是也。

一曰清凉，热淫所至，暴注下迫，苦寒诸剂，用涤燔蒸，犹当溽暑伊郁之时，而商飙飒然倏动，则炎歊如失矣，所谓热者清之是也。

一曰疏利，痰凝气滞，食积水停，皆令人泻，随证祛逐，勿使稽留，经云实者泻之，又云通因通用是也。

一曰甘缓，泻利不已，急而下趋，愈趋愈下，泄何由止？甘能缓

中，善禁急速，且稼穑作甘，甘为土味，所谓急者缓之是也。

一曰酸收，泻下有日，则气散而不收，无能统摄，注泄何时而已？酸之一味，能助收肃之权，经云散者收之是也。

一曰燥脾，土德无惭，水邪不滥，故泻皆成于土湿，湿皆本于脾虚，仓廪得职，水谷善分，虚而不培，湿淫转甚，经云虚者补之是也。

一曰温肾，肾主二便，封藏之本，况虽属水，真阳寓焉，少火生气，火为土母，此火一衰，何以运行三焦、熟腐五谷乎？故积虚者必挟寒，脾虚者必补肾，经曰寒者温之是也。

一曰固涩，注泄日久，幽门道滑，虽投温补，未克奏功，须行涩剂，则变化不愆，揆度合节，所谓滑者涩之是也。

夫此九者，治泻之大法，业无遗蕴，至如先后缓急之权，岂能预设？须临证之顷，圆机灵变，可以胥天下于寿域矣！

（《医宗必读》）

张 璐

五更泻证治发微

张璐（1617~1699），字路玉，号石顽，清初医家

五更泻是肾虚失其闭藏之职也。经曰：肾司开阖，肾开窍于二阴。可见肾不但治小便，而大便之开阖，皆肾操权也。今肾既衰，则命门之火熄而水独治，故令人水泻不止。其泻每在五更，天将明时，必洞泄二三次，以肾旺于亥子五更之时，故特甚也。惟八味丸以补其阳，则肾中之水火既济，而开阖之权得宜，况命门之火旺，则能生土，而脾亦强矣。有用六味丸加沉香、砂仁，以山药末打糊，代蜜为丸，以摄火归原而愈者；有用六味丸加远志、益智，兼调脾肾而愈者；有用六味丸七分，杂二神丸三分，服之而愈者；有用五味子煎汤送四神丸者；有用二神丸加五味子、山茱萸、肉桂、茴香，陈米饮糊为丸服者。亦有属酒积、食积者，盖一日进取之物，至此时皆下大腑而急奔也。但食积之泻，其腹必胀满，泻后则顿减，泻下皆是稀粪；酒积泻下，都是稀沫。或有兼血积者，与肾泻之纯清水液，迥乎不同也。审系何积，即以何积治之。

（《张氏医通》）

陈士铎

通因通用，大黄止泻

陈士铎，号远公，清初医家

大泻者，乃火挟邪势，将膀胱脾中水谷，尽驱而出，必欲无留一丝而后快。腹必大痛，手不可按，完谷不化，饮食下喉即出，捷如奔马，若稍稍迟延，必死亡顷刻。盖其病得之夏秋之暑热，一遇凉风，便起波涛，乘风拍浪，荡日掀天，直趋海口而下，若不急用大剂治之，而尚王道之迟迟，鲜不败乃事矣。方当用大黄一两、人参二两、黄连五钱、车前子五钱、甘草一钱，水煎服。此方之奇，全在用大黄。既已火泻，何反助其威？不知火泻之症，乃火留于肠胃之间，若不因势利导，则火不去而水不流，故必用大黄以利之也。然徒用大黄，而不多用人参，有攻无补，反致损伤真气矣。至方中又加甘草者，恐大黄过于猛迅，用此缓之也。更用车前者，分消其水势也，水不入于膀胱，则大肠增势而添流，今得车前，自然引水归于故道，又何至陆地为水乡哉。此又用霸之妙法也。

大泻之症，不可不辨。大泻有火泻，有寒泻，天师之言乃火泻也，未言寒泻，予补之。寒泻之症，以一日或数十行、数百行，腹亦有痛者，以完谷不化，下喉即出，亦死亡顷刻，亦多在夏秋之间，然则将何以辨之。予辨之热与痛耳。火热者，口必渴，舌必燥，甚则生刺也，苔必黄灰黑色，腹必痛而手不可按也；若寒泻者，口不渴，即渴亦不十分喜饮水，舌苔必白滑而不燥，腹痛喜手按，不按则苦是也。然则治之法，岂可相同哉。法当急用补气之药，以生其胃气，佐以分消之品。方用人参一两、白术三两、附子一钱、茯苓一两、泽泻三钱、猪苓三钱、肉桂二钱，水煎服。此方即五苓散加人参者也。妙在加参至一两，有参始能挽回垂绝之地；佐白术、茯苓，以祛水湿之气；而又有附子、肉桂，以补命门之火，使火热以生脾土，而膀胱气化，水道可通于故辙；况又有猪苓、泽泻以分消其水势乎，自然大便实而寒邪去也。此霸治之不可不知者又一也。

（《石室秘录》）

李用粹

泄泻汇补

李用粹（1662~1722），字修之，号惺庵，清代医家

大意

湿胜则濡泻。《内经》脾土受湿，不能渗化，致伤阑门元气，不能分别水谷并入大肠而泄泻。《指掌》泄者，大便溏薄。泻者，大便直下。略分轻重，总属脾虚。《汇补》

内因

胃气和平，饮食入胃，精气则输于脾，归于肺行于百脉而成营卫。若饮食起居内外之邪，伤于脾胃，传化失节，清浊不分上升精华之气反下降而为泄泻矣。《机要》

外候

泄分五种。如脾泄，饮食不和，色黄。胃泄，腹胀注下，食则呕吐。大肠泄，食已窘迫，色白，肠鸣切痛。小肠泄，溲涩便脓血，小腹痛。大瘕泄，里急后重，数至圊而不能便，茎中痛。《难经》又有飧泄、肠垢、鸭溏、濡泄、滑泄之名。飧泄者，湿兼风也。故恶风自汗，完谷不化，肠鸣脉弦。肠垢者，湿兼暑也。故稠黏垢秽，小水赤涩，烦渴脉数。鸭溏者，湿兼寒也。故澄澈清冷，俨如鸭粪，溺白脉迟。濡泄者，湿邪自甚也。故泻多清水，肠鸣身重，溺短脉沉。滑泄者，湿胜气虚

也。故所下不禁，大孔如竹筒，直出不止。又食积泄者，泻下腐臭，噫气作酸也。痰泄者，或多或少，胸闷泻沫。火泄者，暴注下迫，焦黄秽臭。气泄者，腹常痞满，去不通泰。虚泻者，困倦无力，食减微溏，必兼体瘦。滚泻者，停蓄饮食，数日一泻，必兼腹胀。肾泄者，五更腹痛，微响乃泄，必兼足冷。肝泄者，忿怒所伤，厥而面青，必兼胁满。交肠泻者，大小便易位而出。直肠泻者，饮食入口，少顷即泻。《汇补》

泻分久暴

暴注下迫，食不及化，是无水也。溏泄日久，止发无恒，是无火也。《太仆》

腹痛分辨

泻不腹痛者，湿也。泻白腹痛者，寒也。痛一阵，泻一阵，泄复涩滞者，火也。痛一阵，泻一阵，泻后痛减者，食也。腹中胀痛，泻不减者，肝气也。腹中绞痛，暴泻烦渴者，霍乱也。腹中绞痛，下无休时，去如蟹沫者，气食交并也。腹中觉冷，隐隐微痛，下如稠饮者，痰也。戴氏

寒热分辨

热者，小便赤涩，烦渴，肛门热谷食腐化；或虽不化而色变焦黄身能动作手足温暖。寒者，小便清白，不渴，腹中冷，完谷不化，色亦不变，变亦白色；身懒动作，饮食不下，手足清冷。河间

肠鸣分辨

湿多成五泻，肠走若雷奔，此寒湿之患。然亦有火势攻冲，抟击水气而鸣者，必兼腹痛，暴注下迫，肛门涩滞，小水色黄，非若湿证之腹不痛也。《汇补》

完谷分辨

完谷不化，其因有四。曰气虚，曰胃寒，曰胃火，曰胃风。夫气

虚胃寒，固不能传化矣。火者，火性急速，传运失常，即邪热不杀谷也。至于胃风者，肝风传脾，脾受其克，不能变化，名为飧泄。乃五泄之一也。《医统》

泄泻死症

脉细，皮寒，少气，泄利前后饮食不入是谓五虚者死。其浆粥入胃，泄注止，则虚者活。《素问》

脉法

泻脉自沉，沉迟寒侵，沉数火热，沉缓湿邪，沉虚滑脱。凡泄注沉缓弱小者生，浮大弦数者死。《汇补》

治法

凡泻皆兼湿，初宜分理中焦，次则分利下焦，继以风药燥湿久则升举元气。滑脱不禁，然后涩之。其间风胜，兼以解表。寒胜，兼以温中。虚弱补益，食积消导，湿则淡渗，火则清凉，痰则涌吐，陷则升提。随症而用，不拘次序。《汇补》

治审虚实

下积如稠胀者，消化为上。去薄而小便短少者，利水为捷。若小便如常，不必再利。惟燥脾而已。如兼口渴，则利水与燥脾，皆不可用。但审溺赤为有热，如溺短而色不变，则补益无疑也。《汇补》

郁结当开

忧思太过，脾气结而不能升举，陷入下焦而泄泻者宜开郁结，使气升而谷自化。《汇补》

郁热当清

有肺热闭锢，咳嗽胸满，误服参、术使肺中之热回奔大肠，而泻者当先清肺金然后和脾。《汇补》

泄泻忌用

补虚不可纯用甘温，太甘则生湿。清热不可纯用苦寒，太苦则伤脾。兜涩不可太早，恐留滞余邪。淡渗不可太多，恐津枯阳陷。《必读》

用药

主以茯苓、白术，加陈皮、半夏。湿加猪苓、泽泻。火加黄连、白芍。寒加炮姜、益智。风加防风、苍术。食加枳实、厚朴。食积加楂肉、麦芽。气虚加人参、黄芪。气陷加升麻、柴胡。泄久脾虚，饮食难化，加参、芪、神曲、麦芽、干姜。泄久肠滑，加肉果、诃子、木香；有夏月暴注水泄，用香薷散、益元散。有肾脾两虚，每朝五更洞泻，用四神丸、浆水散。有经年脾泻，用桂香丸、椒附丸。有痰积肺中，魄门不禁，用二陈加防风、桔梗探吐。有肺热移肠，下为肠澼，用黄芩、地骨皮、阿胶、百合、兜铃、甘草。有酒积作泻者，五更腹鸣作痛，泻下黄赤，此酒湿入脏所致非肾虚者比也。宜四苓、葛花，或金匮泽泻汤加萆薢之类。凡煎泻药。用甘澜水者，取其不助湿而益脾胃也。《汇补》

泄泻选方

白术茯苓汤　统治泄泻。

白术　茯苓　甘草

胃苓汤

即五苓合平胃散。

香薷饮　治夏月暑泻。

四苓散　治清浊不分，因作泄泻。

茯苓　猪苓　白术　泽泻

加桂，名五苓散。

白术散

白术　芍药各三钱　炮姜五钱　甘草二钱

每服二钱，水煎。

桂枝汤

桂枝　白芍　白术各五钱　炙草二钱

每服五钱，水煎。

术附汤

白术　附子　甘草

连理汤

即理中加茯苓、黄连。

五味子散　治肾虚人感阴气，而每泄于五更者。

五味二两　吴萸五钱

炒研末，每服二钱，陈米饮下。加补骨、肉果，名四神丸。

参附汤

人参一两　附子五钱

每服五钱，加姜十片煎。

二神丸　治脾肾虚泄，五更肠鸣。

补骨脂四两　肉豆蔻二两

加五味子二两、吴茱萸五钱，名四神丸。

四柱散《济生》　治脏腑虚冷，真阳耗散，脐腹冷痛泄泻。

茯苓　附子　人参　木香各一两

每服三钱，姜五片。加肉果、诃子，名六柱散。《活人方》有白术，无诃子。

浆水散洁古　治脾土阴寒，水泻清冷。

半夏二两　良姜二钱半　干姜　肉桂　甘草　附子各五钱

为末，每服三钱。

椒朴丸魏氏

益智　川椒炒　厚朴　陈皮　白姜　茴香炒，各等份上用青盐，于银石器内以水浸干药，用火煮干焙燥为末，酒糊丸，盐汤下。

椒附丸 治肾脏虚寒，大便久泻。

椒红炒 熟附 鹿茸焙 桑螵蛸 山药 山萸 龙骨煅

桂香丸《三因》 治脏腑虚寒，为风寒所迫冷滑注下。老人虚人危笃，累效。

附子 肉豆蔻 茯苓各一两 桂心 干姜 木香各半两 丁香二钱半

为末，面糊丸。米饮下五十丸。

戊己丸《和剂》 治脾胃不足，湿热下乘而泄。

黄连 吴萸 白芍各等份

为末，面糊丸，如梧子大。米饮下。

温六丸丹溪 治湿热气滞，用为向导，上可治吞酸，下可治自利。

六一散七两 干姜一两

末之，粥丸。一方：去干姜，加吴萸二两，名参萸丸。

节斋泄利方

白术 茯苓 半夏 陈皮 甘草 砂仁 神曲 麦芽

（《证治汇补》）

尤　怡

泄泻方治，羽翼金匮

尤怡（1650~1749），字在泾，清代医学家

戴复庵云：泻水腹不痛者，湿也。饮食入胃，辄泻之，完谷不化者，气虚也。腹痛泻水，肠鸣，痛一阵泻一阵者，火也。或泻或不泻，或多或少者，痰也。腹痛甚而泻，泻后痛减者，积也。飧泄者，水谷不化而完出，湿兼风也。溏泄者，渐下污积黏垢，湿兼热也。鹜泄者，所下澄澈清冷，小便清白，湿兼寒也。濡泄者，体重软弱，泄下多水，湿自甚也。滑泄者，久下不能禁固，湿胜气脱也。故曰湿多成五泄。

湿　泻

湿泻，一名濡泄，其脉濡细，其症泄水，虚滑，肠鸣，身重，腹不痛。由脾胃有湿，则水谷不化，清浊不分。久雨潮溢，或运气湿土司令之时，多有此疾。《内经》所谓湿胜则濡泄。《左传》所谓雨淫腹疾是也。又水寒之气，入客肠间，亦令人濡泻，经云：太阳之胜，寒客下焦，传为濡泄是也。

芎䓖丸《本事》　治风湿滑泄。

芎䓖　神曲　白术　附子炮，各等份

上为细末，面糊丸，如梧子大，每服三五十丸，米饮送下。

许叔微云：左氏述楚子围萧，萧将溃，无社告叔展曰，有曲麦乎，有山鞠蒡乎，意欲令逃水中以避，是知芎蒡能除湿。予常加术、附以制方，治脾湿而泻者，万无不中，药亦治飧泄。

刘草窗泻湿汤

生白术三钱　白芍二钱　陈皮炒，一钱五分　防风一钱　升麻五分

上锉作一帖，水煎服。

此用风药以举其气，抑胜其湿也。河间云：有肠胃燥郁，水液不能宣行于外，反以停湿而泄，或燥湿往来而时结时泄者，此又湿泻之变。余见有老人久泄，饮牛乳而泄反止者，此类是耳。

胃苓汤　治脾湿太过，泄泻不止。

平胃散　五苓散各等份

上锉，水煎服。

平胃散　治酒泄不已，饮后尤甚，加丁香、缩砂、麦芽、神曲各五钱为末，米饮调二钱，立愈。

升阳除湿汤方见飧泄。

东垣云：予病脾胃久衰，视听半失，气短精神不足，此由阳气衰弱，不得舒伸，伏匿于阴中耳。癸卯岁六七月间，淫雨阴寒，逾月不止，时人多病泄利。一日予体重肢节疼痛，大便泄下，而小便闭塞。治法诸泄利，小便不利，先分利之。又云：治湿不利小便，非其治也。噫圣人之法，布在方策，其不尽者，可以意求耳。今客邪寒湿之淫，从外而入里，若用淡渗之剂以除之，是降之又降，复益其阴，而重竭其阳，则阳气愈削而精神愈短矣。故必用升阳风药，羌活、独活、柴胡、升麻各一钱，防风、葛根半钱，炙甘草半钱，同㕮咀，水二盅，煎至一盏，去滓稍热服。大法云：湿寒之胜，助风以平之。又曰：下者举之，得阳气升腾而去矣。又云：客者除之，是因曲而为之

直也。医不达升降浮沉之理，而一概施治，其愈者幸也。

寒泻一名鹜溏

鹜溏者，水粪并趋大肠也。夫脾主为胃行其津液者也，脾气衰弱，不能分布，则津液糟粕并趋一窍而下。《金匮要略》所谓脾气衰则鹜溏也。又寒气在下，亦令人水粪杂下，而色多青黑，所谓大肠有寒则鹜溏也。

罗谦甫云：鹜溏者，大便如水，其中有少结粪是也。

补本丸

苍术　川椒去目，炒，各一两

末之，醋和丸如桐子大，每服五十丸，食前温水下。一法恶痢久不效者弥佳，小儿丸如米大。

桂枝汤　治太阳经伤寒动传太阴，下利为鹜溏。大肠不能禁固，卒然而下，中有硬物，欲起而又下，欲了而又不了。小便多清，此寒也，宜温。春夏桂枝汤，秋冬白术散。

川桂枝　白芍药　白术各半两　炙草二钱

每服半两，水一盏，煎七分，去滓温服。

白术散

白术　白芍药各三钱　干姜炮，半两　炙草二钱

上为细末，如前服之。甚则除去干姜，加附子三钱，谓辛能发散也。

附子温中汤　治寒泻腹痛，或水谷不化。

附子炮　干姜炮，各一钱半　人参　白术　白茯苓　白芍　炙草各一钱　厚朴　豆蔻　陈皮各七分

上作一帖，水煎空心服。

热　　泻

热泻者，夏月热气乍乘太阴，与湿相合，一时倾泻如水之注，亦名暴泄。《内经》所谓暴注下迫，皆属于热是也。其症腹痛自汗，烦渴面垢，脉洪数或虚，肛门热痛，粪出如汤，或兼呕吐，心腹绞痛者，即霍乱之候也。

香薷饮

香薷去土，一斤　白扁豆微炒，半斤　厚朴去皮，姜汁炙熟，半斤

上㕮咀，每服三钱，水一盏煎七分，沉冷，不拘时服。一方加黄连四两，姜汁炒令黄。

六和汤

香薷二钱　砂仁　半夏　杏仁　人参　甘草炙，各五分　赤苓　藿香　白扁豆　姜汁略炒　厚朴　木瓜

水二盅，姜五片，红枣一枚，煎一盅，不拘时服。

久　　泄

久泄不止，百药不效，或暂止而复来，此必有陈积在肠胃之间。积一日不去，则泻一日不愈，必先逐去陈积而后补之，庶几获益。如果系脏虚滑泄，审无腹痛，脉微虚不沉滞者，可以温涩之药固之。

《本事》温脾汤　治痼冷在肠胃间，连年腹痛泄泻，休作无时，服诸热药不效，宜先取去，然后调治易瘥。不可畏虚以养病也。

厚朴　干姜　甘草　桂心　附子生，各二两　大黄生，碎切，汤一盏浸半日滤去渣，煎汤时和渣下，四钱

上细锉，水二升半，煎八合，后下大黄汁，再煎六合，去滓澄去脚，分三服，自夜至晓，令尽，不受，食前更以干姜丸佐之。

干姜丸

干姜　巴豆去心，炒黄　人参　大黄各一两

上除巴豆，余为末同研，炼蜜丸如桐子大，服前汤时，用汤下一丸。

震灵丹一名紫金丹　治一切沉寒痼冷，久泻久痢，脐腹冷痛，呕吐不食，及妇人血气虚损，崩漏带下。

禹余粮火煅醋淬不计遍数，手捻得碎为度　紫石英　赤石脂　丁头代赭石如禹余粮制法，各四两

上四味，并作小块，入瓦锅内盐泥固济，候干，用炭十斤煅通红，火尽为度，入地埋出火毒二宿。

滴乳香另研　五灵脂去沙石，筛　没药去砂石，研，各二两　朱砂水飞，一两

上八味并为细末，以糯米粉煮糊为丸，如芡实大，晒干出光，每一丸，空心温酒或冷水下。忌猪羊血，恐减药力。妇人醋汤下。

乳豆丸　治滑泄不止，诸药无效。

肉豆蔻生为末

上用通明乳香，以酒浸过，研成膏，丸如桐子大，每五十丸，空心米饮送下。

《和剂》桃花丸　寒泻腹中痛，服诸热药以温中，并不见效，登圊不迭，秽物随出。此属下焦，宜桃花丸以温涩之。

赤石脂　干姜炮，等份

上为末，面糊丸如梧子大，每服三十丸，空心食前米饮下。日三。

河间诃子散　治泄久腹痛渐已，泻下渐少，宜此药止之。

诃子半生半熟，一两　黄连三钱　木香半两　甘草二钱

上为细末，每服二钱，以白术芍药汤调下。如止之未已，宜因其

归而送之。于诃子散内加厚朴一两，竭其邪气也。

按：收涩之剂，固肠丸、诃子散皆治热滑，扶脾丸、桃花丸皆治寒滑，盖滑泄虽同，而有阴阳之分也。

食　　泄

加味平胃散　治食积泻，噫气作酸，泄而腹痛甚，泻后痛减，臭如抱坏鸡子。《得效》云：伤食积而泻者，粪白可验，且腹必阵痛方泄是也。

苍术　厚朴　陈皮　甘草　缩砂　草果　山楂子　麦芽

水煎服。有停饮食数日乃泻，后屡作屡止，饮食稍多即发，名曰瀼泻，宜枳实曲蘖丸。

酒　　泄

治饮酒过多，遂成酒泄，骨立不能食，但饮一二杯即发，经年不愈方。

苍术　厚朴　陈皮　甘草　丁香　缩砂　干葛　麦芽　神曲

上为末，空心米饮调下二钱。

治伤酒晨起必泻方

人参　白术　干姜　炙甘草　茯苓　干葛　陈皮　川黄连酒浸，炒

上锉，姜水煎服。

肾　　泄

肾泄者，五更溏泄也。肾虽水脏，而中有元阳，为脾土之母。又

肾者主蛰封藏之本，而开窍于二阴，肾阳既虚，既不能温养于脾，又不能禁固于下，故遇子后阳生之时，其气不振，阴寒反胜，则腹鸣奔响作胀，泻去一二行乃安，积月不愈，或至累年。此病藏于肾，宜治下而不宜治中者也。

五味子散

五味子二两　吴茱萸细粒绿色者，半两

上二味，同炒香熟为度，细末每二钱，陈米饮下。

许氏云：顷年有一亲识，每五更初欲晓时，必溏泄一次，如是数月。有人云：此名肾泄，感阴气而然，得此顿愈。

四神丸

肉豆蔻　五味子各二两　补骨脂四两　吴茱萸浸炒，一两

上为末，生姜八两，红枣一百枚，煮熟取枣肉和丸如梧子大，每服五七十丸，空心或食前白汤下。一云：夜食前更进一服。盖暖药虽旦服之，至夜力已尽，无以敌一夜阴气之故也。《澹寮》无五味、吴萸，有茴香一两、木香半两。一方去五味、吴萸，入神曲、麦芽。

按：五更溏泄，不独肾虚一端，酒积、食积、寒积，皆作此病。概与温肾，非其治矣。食积、酒积，治法详久泄，吞红丸子，或单服曲糵枳术丸。寒积者，积寒在脾肾，宜魏氏椒朴丸。

椒朴丸

益智仁去壳，炒　川椒炒出汗　川厚朴姜制　陈皮　白干姜　茴香炒，各等份

上用青盐等份，于银石器内，以水浸前药，慢火煮干，焙燥为末，酒糊丸如梧子大，每服三十丸，加至四十丸，空心盐汤温酒任下。

伤酒者，湿热在脾，宜理中汤，加干葛、黄连，或葛花解醒汤，吞酒煮黄连丸。

饮食过多，脾胃之气，不能运化，其人必嗳气如败卵，宜治中汤，加砂仁半钱，吞红丸子，或单服曲蘖枳术丸。

飧　泄

飧泄，完谷不化也。脾胃气衰，不能熟腐水谷，而食物完出。经所谓脾病者，虚则腹满肠鸣，飧泄食不化是也。又清气在下，则生飧泄者，谓阳气虚则下陷也。又风气入脾，亦令飧泄。夫风者木气也，而行于土中，风性善行，传化疾速，则熟腐不及，经所谓久风入中，为肠风飧泄者是也。又脾所生病，为胸满呕逆飧泄者，亦木气制土之所致也。又虚邪舍于肠胃，多寒则肠鸣飧泄食不化者，土性喜温而恶寒，多寒则变化无权也。故飧泄之病，约有三端，一曰虚，二曰风，三曰冷，而皆以虚为本也，亦曰虚泄。

胃风汤　治风冷虚气，入客肠胃，水谷不化，泄泻注下，腹胁虚满，肠鸣绞痛。

人参　茯苓　川芎　官桂　当归　白芍　白术各等份

每服二钱，水一大盏，粟米百余粒，同煎七分去渣，稍热空心服。若虚劳嗽，加五味子；若有痰，加半夏；若发热，加柴胡；若有汗，加牡蛎；若虚寒，加附子；若寒甚，加干姜，皆依本方等份。

防风芍药汤　治飧泄脉弦，身热腹痛而渴。

防风　芍药各二钱　黄芩一钱　苍术三钱

水煎服。此治风入脾之法也。

升阳除湿汤　治胃气不升，清气在下，飧泄不已。

苍术一钱半　柴胡　升麻　羌活　防风　泽泻　猪苓　神曲各七分　麦芽　陈皮各五分　甘草炙，三分

水二盏，煎一盏，去滓，空心服。如胃寒肠鸣，加益智仁、半夏

各五分，姜、枣同煎。

《灵枢》云：头有疾，取之足，谓阳病在阴也。足有疾，取之上，谓阴病在阳也。中有疾，傍取之，中者脾胃也，傍者少阳甲胆也。脾胃有疾，取之足少阳甲胆也。甲风木也，东方春也。胃中真气者，谷气也。饮食不化，谷气下流者，湿胜故也。故曰，湿多成五泄，宜助甲胆风以克之。又是升阳助清气上行之法也。大抵此证，本胃弱不能克化，夺食少食，欲使胃气不困也。若药剂大，则胃不胜药，泄亦不止，当渐渐与之，不可多服也。

经云：飧泄取三阴。三阴者，太阴也。宜补中益气汤，去当归，加白芍。东垣云：清气在下者，乃人之脾胃气衰，不能升发阳气，故用升麻、柴胡，助甘辛之味，以引元气之升，不令下陷为飧泄也。

加味四君子汤　治气虚泄泻。

四君子加肉豆蔻（煨）、诃子（炮），各一钱，姜枣煎。一方加缩砂、藿香、炮姜各五分，山药、莲子、陈皮各一钱，乌梅一个，名参苓莲术散。

（《金匮翼》）

叶天士

泄泻案绎

叶天士（1667~1746），名桂，号香岩，清代医家

叶氏治疗泄泻，徐灵胎曾评说：“治泻之法，不过分清降浊利水通气，案中方亦平妥……当时此老名重，凡延诊者，想必病重而久，故案中补涩之味甚多，而分清降浊者少也。”叶氏治疗泄泻的特点主要有如下几点：

叶氏治泻，重视理气利湿。他说：“大旨中宜运通，下宜分利，必得小溲自利，腑气开阖，始有转机。”其中茯苓、泽泻、厚朴、陈皮用得最多，有时或先以五苓散导水利湿，急开先河。如中焦聚湿，用藿香正气散；如湿凝在肠，用丹溪小温中丸；如脾胃水寒偏注大肠，用胃苓汤。对于阴虚而又有湿热者，主张苦味坚阴，淡渗胜湿，苦味如川连、黄柏淡渗如茯苓、猪苓、泽泻。

叶氏治泻，还尝用风药，如羌活、独活、防风、升麻、柴胡、葛根、荷叶等。他对于久泻，常配合在四君子汤中使用。其意有三：一是健脾升阳，一是祛风胜湿，一是发越湿中之郁热（需配合黄连、黄柏）。

叶氏治泻，对肝犯脾胃者发挥较多，他提出了扶土制木或扶土泄木法。他在《临证指南医案》中说：“胃为阳土，肝属阴木，腑宜通，肝宜柔宜凉，治胃必佐泄肝，制其胜也”；“阳明胃土已虚，厥阴肝风振动内起，久病而为飧泄，用甘以理胃，酸以制肝”。对于肝胃不和

而又阴伤者，用乌梅、木瓜、白芍之酸以制肝，可养阴息风；又用人参、茯苓、焦术、益智仁之甘以养胃，可健脾安胃。这是一个基本处方。如尚有热邪，再加黄芩、黄连之苦，可酸苦泄热。

如尚有寒邪，可加桂枝、川椒、干姜、半夏、枳实之辛，可辛温开气。

叶氏治久泻，还重视补养奇经法。他说："久泻无有不伤肾者"；"自三阴及于奇经……冲任脉乏"。这类病人往往已经用过八味肾气丸或济生肾气丸等乏效，叶氏转用补养奇经法后，即可获效。俞震在《古今医案按》中说近惟叶案有云，久泻无不伤肾，食减不化，阳不用事，八味肾气乃从阴引阳，宜乎少效，用鹿茸、人参、阳起石、茯苓、炮附子、淡干姜。他对补养奇经，在案中可见三种：一种是温润，一种是升阳，一种是温涩。温润，有巴戟、菟丝、补骨脂、胡芦巴、杜仲、枸杞、归身、苁蓉、益智仁等，即补肾中择其温润者。升阳，有鹿茸、附子、茴香、菟丝子等，即补肾中择其升阳者。温涩，有紫石英、赤石脂、禹余粮（如震灵丹）等，即补肾中择其温涩者。

辨治规律

一、寒湿

1. 寒湿而湿胜

症见泄泻或泻白积、腹痛腹鸣、小便不利，治宜分利其势以导太阳，用胃苓汤（苍术、厚朴、陈皮、茯苓、猪苓、泽泻、桂枝、甘草）或去甘草。如恶心泄泻腹痛，用厚朴藿香方（厚朴、藿香、益智仁、广皮、炒茅术、煨木香、茯苓、泽泻），如不恶心，仅痛泻，可去藿香、益智，加煨姜、砂仁、猪苓。如气滞湿郁，症见腹胀泄泻肢冷，用厚朴腹皮方（厚朴、腹皮、茯苓、泽泻、煨益智、广皮、炒楂肉）或四苓散（白术、茯苓、猪苓、泽泻）加厚朴、广皮，如兼四肢酸痹，可加防己、桂枝、苡仁。

2. 湿聚伤阳

症见腹痛泄泻、食入不化，甚则热渴、小便少、腹满欲胀、不饥、舌白，治宜利湿通阳，用草果厚朴方（草果、厚朴、茅术、广皮、吴萸、炒楂肉，或草果、厚朴、陈皮、木香、茯苓皮、腹皮、猪苓、泽泻）。如形寒便泻舌白，用厚朴桂枝方（厚朴、广皮、半夏、茯苓皮、桂枝、生姜）。如阳伤湿聚，便溏足肿，用苓桂术甘汤加减（桂枝、白术、木防己、茯苓、泽泻）。如湿伤脾阳，症见天明洞泻黏腻、不喜食物、肢肿，用理中汤加减（人参、白术、茯苓、炙草、炮姜、肉桂），或甘草附子汤加减（白术、桂枝、附子、茯苓、泽泻），如甚则当脐动气、子夜瘕泄、昼午自止、每泻则胀减，治宜温通，用川乌茅术方（川乌、生茅术、茯苓、木香、厚朴、陈皮）。如症见食稍不适，便易泄泻，经水色淡，脉沉缓，治宜健脾升阳胜湿。用四君子汤加祛风胜湿药（人参、茯苓、白术、炙草、广皮、羌活、独活、防风、泽泻）。如湿郁生痰，气机不灵，症见谷少不食、厚味即欲痛泻、脉缓按之濡弱，治宜健阳佐运，用四君子合二陈汤加减（人参、於术、茯苓、半夏、陈皮、益智仁、木瓜、天麻、生姜、大枣）。如泻后腹膨食减，治宜健中运湿，用白术厚朴方（焦白术、厚朴、陈皮、生谷芽、炒扁豆、木瓜、茯苓、泽泻）或人参益智方（人参、益智、炮姜、茯苓、厚朴、广皮、砂仁）。

二、暑湿

1. 暑湿而湿胜

症见便溏腹满、寒热如疟、上咳痰、下洞泄、小便短赤、足跗浮肿、气短少续、脉垂，治宜芳香辟秽、分利渗湿，仿藿香正气散，用藿香蔻仁方（藿香、白蔻仁、橘红、桔梗、杏仁、郁金、降香、厚朴）；或藿朴陈苓汤（藿香、厚朴、广皮、茯苓、猪苓、泽泻），或加滑石、木瓜、甘草利湿，或加扁豆、砂仁、楂肉、麦芽、木瓜和中。如果大便泄泻、小便不利、足跗日肿、脉左缓涩右弦大、湿阻于气，治宜先开腑气，用四苓加椒目、厚朴、益智、广皮白；如泻减溺通，再与扶正气、驱湿热，消补兼施，用人参防己方（人参、广皮、防己、厚朴、茯苓、生白术、泽泻、神曲、黄连、吴萸）。

2. 暑湿而暑胜

症见泄泻、寒热、小便短赤、阴茎囊肿，为湿热甚而下坠入腑，治宜清暑利湿重剂，用三石汤加减（厚朴、杏仁、滑石、寒水石、石膏、猪苓、泽泻、丝瓜叶）。如症见头胀、喜冷饮、咳呕心中胀、泄泻不爽、舌白，此为中暑，治宜清上焦气分，用杏仁石膏方加减（石膏、黄芩、半夏、橘红、厚朴、杏仁）。

3. 暑湿伤及气阴

如果夏至后，热胜湿蒸，气伤神倦，用东垣清暑益气汤；若汗出口渴，兼生脉散敛液。

三、湿热

1. 湿热郁蒸肠胃

症见腹痛泄泻、痛泻不爽、黏腻滞下、小便不利、脉缓大或缓涩，治宜清化湿热，用芩芍汤加减（黄芩、白芍、广皮、厚朴、藿香、茯苓、猪苓、泽泻），或以黄连、木香易黄芩、白芍，加山楂、神曲，或丹溪小温中丸（针砂、川连、苍术、白术、香附、半夏、广皮、青皮、神曲、浆丸）。如兼气弱，症见口腹不慎，湿热内起，泄泻复至，腹胀，治宜清化湿热为主，稍加益脾，用人参黄连方（人参、茅术、川连、黄芩、白芍、广皮、茯苓、泽泻、楂肉）。如湿胜热郁，症见久泻兼发疮痍，治宜苦寒必佐风药以发散热郁，用东垣清暑益气汤加减（人参、川连、黄柏、广皮、炙草、生於术、羌活、防风、升麻、柴胡、神风、麦芽）。如兼阴弱，症见形瘦尖长、泄泻，治宜苦味坚阴、淡渗胜湿，用川连猪苓方（炒川连、炒黄柏、厚朴、广皮、茯苓、猪苓、泽泻、炒楂肉）。

2. 酒湿内聚痰饮

症见下注泄泻，治宜化湿开郁，一味茅术丸加减（炒半夏、茯苓、苡仁、白蒺藜、陈皮）。如热郁，用茅术茵陈方（生台术、厚朴、广皮、茯苓、益智仁、木瓜、茵陈、泽泻）。

四、肝犯脾胃

1. 肝火郁伤脾土

症见腹膨鸣响、痛泻半年、久则浮肿胀满、脉右弦，治宜疏通泄郁，非辛温燥热可治，用小柴胡汤加减（黄芩、白芍、桑叶、丹皮、柴胡、青皮）。

2. 热邪入阴，厥阳犯胃

症见久热泄泻、消渴干呕、口吐清涎、吞酸不畏食、舌光赤，治宜酸苦甘法，酸苦泻热，酸甘化阴，用连梅汤（川连、乌梅、黄芩、白芍、人参），或加诃子皮，或去人参，加厚朴、广皮、猪苓、泽泻。

3. 胃虚而肝风内动

阳明胃土已虚，厥阴肝风振动内起，阴火内风劫烁津液，症见不饥少寐、头迷溏泄、食纳腹胀痛即泻、入夜咽干欲呕、心中空洞、肢节痿弱、身痛体浮、脉小弦，治宜扶土制木，甘以理胃，酸以制肝，以息肝风、安脾胃，用人参乌梅方（人参、茯苓、炙草、广皮、乌梅、木瓜），或加焦术、菟丝饼补脾肾，或加吴萸温胃醒胃，或加益智仁、诃子皮、陈仓米、赤石脂固摄下焦，或加丹皮、桑叶清肝明目。也可用异功散去参、术，加乌梅、木瓜、白芍；或异功散加木瓜、姜、枣。也可用戊己汤（黄连、吴萸、白芍）。也可用大半夏汤加味（半夏、人参、枳实、茯苓、乌梅），如兼左胁气胀，络脉中病，可去乌梅、人参，加桂枝、归须。

4. 寒热错杂，惊厥风动

症见因惊而泻、腹痛欲呕，治宜酸苦而忌甘，用乌梅丸加减（川椒、乌梅、川连、干姜、金铃子、延胡、桂枝、白芍）。如症见嗔怒动肝、气逆恶心、胸胁内动、气下坠欲便，治宜培土泄木，用乌梅丸加减（乌梅、干姜、川连、川椒、人参、茯苓、川楝、白芍）。

五、脾胃阳虚

1. 脾胃阳虚

症见色白恶寒、恶心吞酸、腹痛痞胀、泄泻、能食不化，或胃减咽干、汗泄神疲，脉沉或软，治宜扶脾胃之阳，用附子理中汤加减（人参、茯苓、附子、白术、干姜、胡芦巴，或白术、茯苓、益智仁、附子、干姜、荜茇），或治中法方加减（生於术、生茅术、生益智、淡干姜、胡芦巴、茯苓、木瓜、荜茇），或人参益智方（人参、益智、广皮、茯苓、木瓜、泽泻、谷芽、煨姜），或丁香炮姜方（丁香、荜茇、茯苓、炮姜、广皮、益智仁）。如症见晨泄难忍、易饥善食，治宜扶阳升降法，用补中益气汤加姜、附（人参、生於术、炮附、炙草、归身、白芍、地榆炭、煨葛根、升麻）。如脾胃阳惫，症见食下不化、食已即泻，治宜升降脾胃法，用变通补中益气汤（人参、白术、羌活、防风、益智、广皮、炙草、木瓜）。如胃醒脾不运，症见食加便溏，用异功散加甘松、益智。如晨泄腹鸣、有形上下攻触、形寒、腰髀牵强，用苓桂术姜汤（茯苓、干姜、於术、肉桂）。如食瓜子辛寒而伤阳，症见渴泻腹鸣，用丁香诃子方（丁香、诃子、官桂、木香、茯苓、炮姜、茅术、新会皮、厚朴）。如脾胃运行之阳，久为苦寒消克，症见痛泻不爽，强食即呕吐，用苏合香丸。

2. 脾胃气虚

气弱少运，用六君子汤加木瓜、荷叶蒂，或去术加夏、朴。如腹痛泄泻、形神憔悴、脉细下垂，治宜甘缓和中，用小建中汤加减（炙草、白芍、饴糖、茯神、南枣）。如中气虚甚，大便频下，用焦术菟丝方（焦术、菟丝、芡实、山药、炙草、建莲）。

3. 阳微浊滞

症见吐泻心痛，治宜辛温开气，使胃阳苏醒。用半夏乌药方加减（半夏、厚朴、广皮、益智仁、煨木香、乌药、香附、姜汁）。

六、脾肾阳虚

1. 脾肾阳虚

症见便泄腹膨脉歇，治宜温阳利水，用真武汤。症见腹痛、便泄不爽、脉弦，治宜温运下焦，用胡芦巴萆薢方（胡芦巴、萆薢、桂心、巴戟、青皮、茯苓）。症见晨泄、下部冷、知饥少纳、脉两关缓弱、尺动下垂，治宜温脾肾之阳，用益智补骨脂方（茯苓、覆盆、生益智、菟丝、补骨脂、芡实），或巴戟菟丝方（巴戟、菟丝、五味、补骨脂、芡实、建莲、山药、炙草），或黑地黄丸（苍术、熟地、五味、干姜），或用三神丸（补骨脂、肉果、五味）；或早进治中法（见脾胃阳虚），晚进四神丸（补骨脂、吴茱萸、肉蔻、五味）；或早进四神丸，晚服理中汤去术、草，加益智、木瓜、砂仁。如泄泻得食胀，用人参菟丝方（人参、菟丝、干姜、茯苓、益智、木瓜）。老年腹鸣晨泄，用人参赤石脂方（人参、赤石脂、禹余粮、五味子、干姜）。如瘕泄腹膨肢肿，治宜参附汤加味（人参、熟附、茯苓、泽泻、干姜）。如久泻伤肾，症见泄泻见红、色衰萎黄、目下浮肿、脉微而迟，治宜暖下，用熟地附子方（熟地炭、附子、茯苓、车前子、生茅术、干姜）。

2. 奇脉虚陷

症见久泻、食减不化、阳事不用，治宜补奇经升阳，用人参鹿茸方（鹿茸、人参、阳起石、茯苓、炮附、干姜），可酌加菟丝子、胡芦巴、补骨脂或赤石脂、肉蔻。如背部牵掣入胁、晨泄，用苓桂术甘汤去甘草加鹿角、姜、枣。如妇女经来腹膨、脐脊酸重、泄泻不已，或产后不复、腹疼瘕泻，用右归丸加减（鹿角霜、菟丝、杜仲、苁蓉、茯苓、沙苑、归身、炒小茴），或以补骨脂、枸杞易沙苑、归身；也可在上方中加入人参、紫石英、补骨脂、禹余粮、赤石脂，为丸。如肾虚瘕泄，用菟丝茴香方（炒菟丝、生杜仲、炒补骨脂、茴香、茯苓）。如久泻、寒热、腹中气升胃痛，治宜固摄下焦，用人参赤石脂方（人参、菟丝、芡实、湖莲、茯神、赤石脂）。如奇脉虚而下焦不摄，则早服震灵丹 20 丸，晚服参苓白术散 6g。

3. 久泻欲脱

如阴虚，症见久泻脉虚，用生脉散加减（人参、五味、禹余粮）。如阳虚，症见久泻腹鸣渴饮、溲溺不利、畏寒形倦、寐醒汗出，用参附汤加味（人参、胡芦巴、炮姜、茯苓、诃子皮、附子、粟壳）。如肝肾虚滑，症见晨刻必泻、咳嗽失血、呕吐涎沫，治宜招纳下元散失之真，固摄为法，用四神丸加减（补骨脂、石莲肉、熟地炭、炒山药、覆盆子、五味子、芡实）。

七、肾胃阴虚

1. 胃阴虚

症见心腹如焚、肌腠寒冷、知饥不甘纳食、大便久溏，治宜养胃之气阴，用黄精白及方（黄精、白及、米仁、炙草）。

2. 肾阴虚

症见食下便溏、脉长弦数，治宜补肾益阴，用六味地黄汤去萸肉加牡蛎。

八、伤食

过食泄泻，胃伤气陷，津不上涵，卧则舌干微渴，治宜和胃升津，用人参葛根方（人参、葛根、谷芽、炙草、广皮、荷叶蒂）。

九、肠胃寒积

症见肠风鸣震、泄利、微痛而下，治宜温通之剂，用大黄附子厚朴方（生茅术、炙草、炮附、厚朴、广皮、制大黄）。如客寒入于肠络，症见欲大便必先腹痛，便解痛已，旬日无溺，治宜温、疏、通之剂，用四逆散加减（丁香、柴胡、木香、白芍、乌药、川楝子、更衣丸）。

方案选析

一、藿朴陈苓汤

某 秋暑秽浊，气从吸入，寒热如疟，上咳痰，下洞泄，三焦蔓延，小水短赤，议芳香辟秽，分利渗湿。

藿香，厚朴，广皮，茯苓块，甘草，猪苓，泽泻，木瓜，滑石，檀香汁。(《临证指南医案·泄泻》)

主治：暑湿为患，寒热如疟，咳痰，洞泄，小便短赤。

方中以藿香芳香避秽、祛暑化湿，厚朴、广皮理气化湿，茯苓、猪苓、泽泻分利渗湿。全方有清暑利湿之功，为叶氏治疗湿胜泄泻的要方。笔者在临床上用本方治疗急性水泻，常获良效。

加减：暑湿较重，可加滑石、甘草（即六一散）；湿热未清，可加川连、木香（即香连丸）；胃弱有积，可加扁豆、砂仁、楂肉、麦芽。此外，还可加木瓜以清暑。

二、厚朴腹皮方

陆　气滞为胀，湿郁为泻，主以分消。

炒厚朴，大腹皮，茯苓，泽泻，煨益智，广皮，炒楂肉。（《临证指南医案·泄泻》）

主治：湿阻气滞，腹胀泄泻，小便短少。

方中以厚朴、腹皮、广皮理气畅中，茯苓、泽泻利水渗湿，益智仁温脾止泻，楂肉消食导滞。全方有理气渗湿之功。

加减：如湿聚伤阳，腹痛泄泻，食入不化，可加草果、木香，去益智仁。

三、温通脾阳方

周　脉象窒塞，能食少运，便溏，当温通脾阳。

生白术钱半，茯苓三钱，益智仁一钱，淡附子一钱，干姜一钱，荜茇一钱。（《临证指南医案·脾胃》）

主治：脾阳不运，能食不化，便溏，脉象窒塞。

方中以白术、茯苓、益智健脾利湿，附子、干姜、荜茇温运脾阳。全方有温脾止泻之功。

四、川连猪苓方

朱　形瘦尖长，木火体质，自上年泄泻，累用脾胃药不效，此阴水素亏，酒食水谷之湿下坠，阴弱不能包涵所致，宜苦味坚阴，淡渗胜湿。

炒川连，炒黄柏，厚朴，广皮白，茯苓，猪苓，泽泻，炒楂肉。（《临证指南医案·泄泻》）

主治：阴水素亏，水湿下坠，形瘦尖长，泄泻不止。

方中以连、柏之苦，清热坚阴；厚朴、陈皮理气化湿；茯苓、猪苓、泽泻淡渗利湿；楂肉消食除积。全方有清热利湿坚阴之效，对于阴虚久泻而又湿热未清者，叶氏不论泄泻、痢疾皆用。

五、人参乌梅方

某 腹鸣晨泄，颠眩脘痹，形质似属阳不足，诊脉小弦，非二神、四神温固之症。盖阳明胃土已虚，厥阴肝风振动内起，久病而为飧泄，用甘以理胃，酸以制肝。

人参，茯苓，炙草，广皮，乌梅，木瓜。（《临证指南医案·泄泻》）

主治：阳明已虚，肝风内起，久病飧泄，腹鸣腹痛，头眩少寐，不饥脘痹，脉小弦。

方中以人参、茯苓、炙草甘味补胃，乌梅、木瓜酸味制肝、养阴息风，广皮理气和中。全方有扶土养阴、制木息风之功，这是叶氏为治疗胃虚风动所创制的一个方剂。

加减：肝火上逆，可加丹皮、桑叶清肝明目；胃虚夹寒，可加吴萸温胃醒中；脾肾两虚，可加焦术、炒菟丝饼补养脾肾；泄泻滑下，可加益智仁、诃子皮、陈仓米、赤石脂固摄下焦。

六、治中法方

金 能食不化，腹痛泄泻。若风冷外乘，肌肉着冷，其病顷刻即至。上年用石刻安肾丸，初服相投，两旬不效，知是病在中焦，不必固下矣。自述行走数十里，未觉衰倦，痛处绕脐，议用治中法，足太阴阳明主治。

生於术，生茅术，生益智，淡干姜，胡芦巴，茯苓，木瓜，荜茇。(《临证指南医案·泄泻》)

主治：脾胃阳虚，能食不化，腹痛泄泻，痛处绕脐，偶感风冷其病即至。

方中以於术、茅术健脾燥湿，茯苓健脾渗湿，益智、干姜、荜茇、胡芦巴温中散寒，木瓜养阴制木，并可监制温药之燥。全方有温运脾胃之功，对中阳伤而湿聚者，比理中汤更进一筹。

加减：脾胃气虚，可加人参；湿重，可加泽泻；如无脐腹痛，可去胡芦巴、荜茇。

七、半夏乌药方

某 阳微浊滞，吐泻心痛，当辛温开气，胃阳苏醒乃安。

炒半夏，厚朴，广皮，益智仁，煨木香，乌药，香附汁，姜汁。(《临证指南医案·泄泻》)

主治：胃阳微而痰浊滞，吐泻心痛。

方中以半夏、姜汁之辛温，即小半夏汤温胃降浊；配以益智仁温胃止泻，再用厚朴、广皮、香附、木香、乌药理气止痛。全方有温胃降逆、理气止痛之效，这是叶氏温通胃阳的方剂。

八、巴戟菟丝方

某 脾肾不摄，五更泻。

巴戟，菟丝子，五味，补骨脂，芡实，建莲，山药，炙草。(《临证指南医案·泄泻》)

主治：脾肾不摄，五更泻。

方中以巴戟、菟丝子、补骨脂补肾，山药、建莲、炙草益脾，芡实、五味涩肠止泻。本方温而不燥，润而不腻，为温润脾肾的良方。

加减：可加茯苓健脾渗湿。

九、熟地附子方

脉微而迟，色衰萎黄，凡阳气不足，久利久泻，穷必伤肾。今浮肿渐起，目下是水失火而败，若非暖下，徒见泄泻有红，为脾胃湿热，必至中满败坏。

熟地炭，淡附子，茯苓，车前子，生茅术，干姜。(《三家医案合刻》卷一)

主治：久泻久痢伤肾，色衰萎黄，泄泻见红，目下浮肿，脉微而迟。

方中以熟地炭补肾阴，附子、干姜温脾肾之阳，茅术、车前、茯苓利湿化湿，全方有温脾肾、利水湿之功。其中熟地炭用得巧妙，既可养阴止血，又可监制姜、附之燥。本方药味虽仅六味，但结构甚佳，非纯方可比。

十、菟丝茴香方

某 肾虚瘕泄。

炒香菟丝子，生杜仲，炒焦补骨脂，茴香，云茯苓。(《临证指南医案·泄泻》)

主治：肾虚瘕泄。

方中以菟丝子、杜仲、补骨脂温补肾虚，茴香温通肝肾，茯苓引入至阴之界。方中既无桂、附之温燥，又无鹿角之温补，但却有温通肾阳之功，足见叶氏治肾用药的功夫。

加减：泻止后，可去茴香，加湖莲、芡实、人参以健脾。

（陈克正主编《叶天士诊治大全》）

陈　岐

治泻传灯

陈岐，字德求，清初医家

泄泻者，胃与大肠之病也。此因饮食不调脾胃不能运化，小水并于大肠，故令作泻。脉来沉滑，腹中作痛，宜用胃苓汤加减，以其积滞在胃，气不宣通，稀粪旁流故也。若久泻不止，脉沉细缓，按之无力者，是为脾虚，宜用健脾丸、参苓白术散之类，甚则用八味地黄丸，补命门火以生脾土，此不易之法也。但泄泻之病，虚寒者固有，而虚热者亦多。如下多亡阴，津液不足，脉来细数无力，甘温毫不可投，宜用脾肾双补汤。此外又有数症，条分缕析，治之方不误耳！

积泻者，腹痛而泻，泻后痛减，泻去稍宽。偶然而起者，谓各食泻，法当消食分利；若不时举发，定因脾土虚弱，不能运化，以致食停作泻，初起必先消食，方可用补用温。世人概言脾泻，骤用温补者非也。大约脉实有力，宜用胃苓汤；脉细无力，宜用半消半补（脉之有力为实，无力为虚）。

痰泻者，或多或少，或泻或不泻，中焦有痰，饮食入胃，裹结不化，所以作泻。脉滑有热者，宜用枳朴柴陈汤；脉来弦细无力，宜用香砂六君子汤。

火泻者，腹中痛一阵泻一阵，后去如汤，后重如滞。此因湿在肠胃之中，火在肠胃之外。宜用清热柴苓汤。甚则完谷不化者，火性急速，不及传化故也。

冷泻者，鼻吸风寒之气，口食生冷之物，皆能作泻。此暴病也。宜用香砂理中汤。若久泻之后，脉细皮寒，病涉大虚，宜于前方更加桂、附。若加之以下食，危笃难医。至于完谷不化，初起犹为胃寒，治之可愈；久则胃气已绝，断主于死。

湿泻者，腹中不痛，所泻皆水（辨证精详），或遍身发肿。身热脉数者，病属于阳（分别阴阳不紊）。初起宜用分消饮，久以柴苓汤主之；若肢冷脉细，元气大虚，宜用消肿健脾汤，金匮肾气丸亦宜服也。

又有肺燥作泻者，人所不知。秋伤于燥，内热咳嗽，肺中之火无处可宣，传于大肠，故令作泻。宜用清金润燥汤，润肺兼润其肠，则泄泻自止。若误认脾虚，而用温补，非徒无益，又害其肺也。治者详之。

又有脱泻者，水谷皆下，日有百次，不但糟粕泻尽，并肠中所蓄之黄水，俱已竭尽而无余。所以平人时泄黄水，即是脾坏之候，皆主于死，不易治也。

（《医学传灯》）

俞　震

泄泻医案按

俞震（1709~1799），字东扶，清代医家

东垣曰：予病脾胃久衰，视聪半失。此阴盛乘阳，加之气短，精神不足。此由弦脉令虚，多言之故。阳气衰弱，不能舒伸，伏匿于阴中耳。癸卯六七月间，霖雨阴寒，逾月不止。时人多病泄利，乃湿多成五泄故也。一日，体重肢痛，大便泄泻，小便秘涩。默思《内经》云：在下者，引而竭之。是利小便也。故经又云：治湿不利小便，非其治也。当用淡渗之剂，以利之为正法。但对人之法，虽布在方策，其不尽者，可以意求。今客邪寒湿之淫，自外入里而甚暴，若以淡渗之剂利之，病虽即已，是降之又降，复益其阴而重竭其阳，则阳气愈削而精神愈短矣，惟以升阳之药为宜。用羌、独、升麻各一钱，防风、炙甘草各五分，水煎热服。大法云：寒湿之胜，助风以平之。又云：下者举之。此得阳气升胜故愈。是因曲而为之直也。

震按：升阳以助春生之令，东垣开创此法，故群推为内伤圣手。向来医学十三科，有脾胃一科，谓调其脾胃而诸病自愈。今已失传，虽读《脾胃论》，不能用也。

张子和治赵明之　米谷不消，腹作雷鸣。自五月至六月不愈。诸医以为脾受大寒，屡用圣散子、豆蔻丸等，俱不效。戴人曰：春伤于风，夏必飧泄。飧泄者，米谷不化而直出也。又曰：久风入中，则为

肠风飧泄。中者脾胃也。风属甲乙，脾胃属戊己。甲乙能克戊己，肠中有风故鸣。经又曰：岁木太过，风气流行，脾土受邪，民病飧泄。诊其两手脉皆浮数，为病在表也，可汗之，风随汗出，泄当愈。以火二盆，暗置床下，给之入室，使服涌剂，以麻黄投之。乃闭其户，待一时许，汗出如洗。开户，减火一半。须臾，汗止泄亦止。

〔附〕《神秘名医录》载，庞从善治著作王公苹泄利，诊之，曰：两手三部中，得脾脉浮而弦。浮主风，弦主湿，又弦为肝脉。病因风湿外伤，致肝木刑于脾土而为洞泄。又名飧泄也。《内经》云：春伤于风，邪气留连，乃为洞泄。又云：春伤于风，夏生飧泄。其利下物，主浑白而完出是也。遂以五泄丸煎服之，数服而瘥。王公曰：从善年未四十，亦医之妙进。曾撰《脉法源论》一部，共二十篇。示愚观之，诚得叔和未尽之趣者也。

震按：庞公此条，已为张戴人导其先路矣。又郝允治夏英公病泄，太医皆为中虚，郝曰：风客于胃则泄，殆藁本汤证也。夏骇曰：吾服金石等药无数，泄不止，其敢饮藁本乎？郝强进之，泄止。此皆以风药治泄之模范也。然考仓公诊阳虚侯相赵章病，曰：其脉滑，是内风气也。饮食下咽，而辄出不留者，名曰迥风，法五日死。犹能嗜粥，后十日乃死。所谓安谷者，过期也。即予所阅历，凡直肠泻者多死，不可概许以风药能治也。

子和又治讲僧德明　初闻家遭兵革，继又为寇贼所惊，得脏腑不调证。后入京，不服水土，又兼心气，以致危笃。前后三年，八仙丸、鹿茸丸、烧肝散，皆服之不效。乃求药于戴人，戴人曰：此洞泄也。以谋虑久不决而成。肝主谋虑，甚则乘脾，久思则脾湿下流。乃上涌痰半盆。末后有血数点，肝藏血故也。又以舟车丸、浚川散下数行，仍澡浴出汗。自尔病乃日轻。后以胃风汤、白术散，调养之。一月而强实复故矣。

又治一人 泻利不止，腹鸣如雷，不敢冷坐，坐则下注如倾。诸医例断为寒证，姜、桂、丁香、豆蔻，及枯矾、龙骨之类，靡不遍服。兼以燔针灼艾，迁延将二十载。戴人诊之，曰：两寸脉皆滑，余不以为寒。然其所以寒者，水也。以茶调散，涌寒水五七升；无忧散，泄积水数十行，乃通因通用之法也。次以五苓散淡剂渗利之，又以甘露散止渴，不数日而痊愈。

震按：久泻治以吐法尚可学，吐后复用大下不敢学。及观项彦章治南台治书郭公，久患泄泻，恶寒，日卧密室，以毡蒙首，炽炭助之，皆作沉寒痼冷治，不效。项曰：公之六脉，浮濡且微数。濡者湿也，数者脾有伏火也。病由湿热，而且加之以热剂，非苦寒逐之不可。乃先用羌活、升、柴、泽泻，以升阳散火，继以神芎丸下之，即去毡及炭而愈。此正善学子和者。

罗谦甫随征南副元帅大忒木儿 驻扬州，时年六十八。仲冬，病自利，完谷不化，脐腹冷疼。足跻寒，以手搔之，不知痛痒。烧石以温之，亦不得暖。罗诊之，脉沉细而微，乃曰：年高气弱，深入敌境，军事烦冗。朝暮形寒，饮食失节，多饮乳酪，履于卑湿，阳不能外固，由是清湿袭虚。病起于下，故跻寒而逆。《内经》云：感于寒而受病，微则为咳，盛则为泻为痛。此寒湿相合而为病也。法当急退寒湿之邪，峻补其阳，非灸不能已其病。先以大艾炷于气海，灸百壮，补下焦阳虚。次灸三里二穴，各三七壮，治形寒而逆，且接引阳气下行。又灸三阴交二穴，以散足受寒湿之邪。遂处方云：寒淫所胜，治以辛热。湿淫于外，治以苦热，以苦发之。以附子大辛热，助阳退阴，温经散寒，故以为君。干姜、官桂，大热辛甘，亦除寒湿；白术、半夏，若辛温而燥脾湿，故以为臣。人参、草豆蔻、炙甘草，甘辛大温，温中益气；生姜大辛温，能散清湿之邪；葱白辛温，以通上焦阳气，故以为佐。又云：补下治下制以急，急则气味厚，故作大剂服之。不数服，泻止痛减，足跗渐温。调其饮食，逾十日平复。明年秋，过襄阳，值霖雨旬余，前证复作。依前灸，添阳辅，各灸三七壮。再以前药投之，数服良愈。方名加减白通汤。

震按：用苦甘辛温热燥药，乃治泻正法，而辅以灸法尤妙。

《白云集》曰：黄子厚者，江西人也。精医术。

邻郡一富翁　病泄泻弥年，礼致子厚诊疗，浃旬莫效。子厚曰：予未得其说，求归。一日读《易》，至乾卦天行健，朱子有曰：天之气运转不息，故阁得地在中间。如人弄碗珠，只运动不住，故在空中不坠，少有息则坠矣。因悟向者富翁之病，乃气不能举，为下脱也。又作字持水滴吸水，初以大指按上窍，则水满筒，放其按，则水下溜无余，乃豁悟曰：吾可治翁证矣。即治装往。以艾灸百会穴，三四十壮，泄泻止矣。《医说》会编注曰：百会属督脉，居顶颠，为天之中，是主一身之气者。元气下脱，脾胃无凭，所以泄泻，是谓闻不得地。《经》云：下者上之。所以灸百会愈者，使天之复健行，而脾土得以凭之耳。《铜人经》谓百会灸脱肛，其义一也。

震按：仲景《伤寒论》曰：少阴病，下利，脉微涩，呕而汗出，必数更衣，反少者，当温其上，灸之。“上”字，靡指百会穴也。何待黄子厚始悟耶？及读《资生经》曰：旧传有人年老而颜如童子者，盖每岁以鼠粪灸脐中神阙穴一壮故也。予尝久患溏利，一夕灸三七壮，则次日不如厕。连数夕灸，则数日不如厕。足见经言主泄利不止之验。是又德灸百会穴同一捷法。又张子和云：山东杨先生者，治府主洞泄不已。杨虽对病人，却与众人谈日月星辰缠度，乃风云雷雨之变。自辰至未，病者听之而忘其圊。杨尝曰：治洞泄不已之人，先问其所慧之事。好棋者与之棋，好乐者每之笙笛勿辍。是又于服药灸火之外，添一巧法。盖脾主信，泻久则以泻为信。使忘其圊，则失其泻之信则泻可止矣。

丹溪治叔祖 年七十，禀甚壮，形甚瘦。夏末患泻利，至秋深，百方不效。病虽久而神不悴，小便涩少而不赤，两脉俱涩而颇弦。自言膈微闷，食亦减。此必多年沉积，澼在肠胃。询其平生喜食何物，曰：我喜食鲤鱼，三年无一缺。予曰：积痰在肺。肺为大肠之脏，此乃大肠之不固也。当与澄其源则流自清。以茱萸、青葱、陈皮、苜蓿根、生姜煎浓汤，和以砂糖，饮一碗许。自以指探喉中，至半时，吐痰半升许如胶，是夜减半。次早又饮，又吐痰半升而利止。又与平胃散，加白术、黄连，旬日十余帖而安。

又治一老人 右手风挛多年，九月内泄泻，百药不效。右手脉浮大洪数。此太阴经有积痰，肺气壅遏，不能下降，则大肠虚而作泻。当治上焦。用萝卜子擂和为浆水探之，吐大块胶痰碗许，随安。

一富儿 面黄，善啖易饥，非肉不食。泄泻一月，脉大。以为湿热，当困而食少。今反形健而食多，不渴，此必疳虫也。验其大便果有蛔，治虫而愈。次年夏初，复泻，不痛而口干。朱曰：昔治虫而不治疳故也。以去疳热之药，白术汤下，三日而愈。后用白术为君，芍药为臣，川芎、陈皮、黄连、胡黄连，佐芦荟为丸，白术汤下。禁肉与甜，防其再举。

一人 性狡躁，素患下疳疮，或作或止。夏初患自利，膈微闷，医与理中汤，闷厥而苏，脉涩，重取略弦数。朱曰：此下疳之深重者。与当归龙荟丸去麝，四帖而利减。又与小柴胡去半夏，加黄连、白芍、川芎、生姜，数帖而愈。

震按：丹溪四案，其吐法犹为子和所常用。而一究其嗜食之何物，一凭其右脉之洪数，灼见为积痰在肺。然后用吐，吐药亦复不同，较之子和不辨寒热虚实总与吐下者，谁圣谁狂？至于治虫疳、治下疳，其巧更难及。

吕沧州治帅府从事帖木失尔 病下利完谷，众医咸谓洞泄寒中，日服四逆、理中辈，弥剧。吕诊其脉，两尺寸俱弦大，右关浮于左关一倍。其目外眦如草滋。盖知肝风传脾，因成飧泄，非脏寒所致。饮以小续命汤，损麻黄，加术三五升，利止。续命非止利药，饮不终剂而利止者，以从本治故也。

震按：此条与张子和治赵明之条似同而不同。彼为外风所伤，此则内风相传。治虽仿佛，义有分别也。又沧州治御史王彦芳内人飧泄弥年，当秋半，脉双弦而浮，乃曰：夫人之病，盖由惊风，非饮食劳倦所致也。以肝主惊，故虚风自甚，因乘脾而成泻。当金气正隆尚尔，至明春则病将益加。夫人自述因失铜符而惊惧，由是疾作。乃用黄犉牛肝，和以攻风健脾之剂，逾月泻止。是又内风一种也。

滑伯仁治一人　暑月泄泻，小便赤，四肢疲困不欲举，自汗，微热口渴，且素羸瘠。医以虚劳，将峻补之。伯仁诊视六脉虚微，曰：此东垣所谓夏月中暑，饮食劳倦，法宜服清暑益气汤。投二剂而病如失。

震按：自汗微热，口渴溺赤，在暑月自属中暑形象。四肢困倦不欲举，固虚也，亦即暑伤气也。法本宜补而峻补，则暑不能清。仍未入彀，故清暑益气汤效最速。

汪石山治一人　于幼时误服毒药，泄痢，复伤食，大泻不止。后虽能食，不作肌肤。每至六七月，遇服毒之时，痛泻复作，善饥多食，胸膈似冷，夜间发热，嗜卧懒语，闻淫欲言，阳举心动，惊悸盗汗，喉中有痰，小便不利，大便或结或溏，过食则呕吐泄泻。脉皆濡弱而缓，右脉略大，犹觉弱也。次日左脉三五不调，或二三至缓，三五至快，右脉如旧缓弱，其左脉不调者，必动欲以摇其精也。其右脉缓弱者，由于毒药损其脾也。理宜固肾养脾。遂以参、术、茯苓、芍药、黄芪、麦冬各一钱，归身、泽泻各七分，知、柏、山楂各六分，煎服而安。

震按：此条脉甚奇，论脉亦奇，可以广学者之见。

程明佑治一人 下泄，勺水粒米不纳，服汤药即呕。程诊之曰：病得之饮酒。脾恶湿，汤药滋湿矣。以参苓白术和粳米为糕食之，病旋已。所以知其病得之饮酒过多者，切其脉濡缓而弱，脾伤于湿也。

震按：濡缓而弱是虚脉，亦是湿脉。参、苓、术作糕代汤，补虚不助湿，与后之晚食前进热药，同一巧思。

薛立斋治钱可久 善饮，面赤痰盛，大便不实，此肠胃湿痰壅滞。用二陈、芩、连、山栀、枳实、干葛、泽泻、升麻一剂，吐痰甚多，大便始实。此后，日以黄连三钱，泡汤饮之而安。但如此禀厚不多耳。

震按：此条重在如此禀厚不多句，而日以黄连三钱泡汤饮，又当知如此治法亦殊少。

又一人 年六十，面带赤色，吐痰口干，或时作泻。春谓立斋曰：仆之证或以为脾经湿热、痰火作泻，率用二陈、黄连、枳实、神曲、麦芽、白术、柴胡之类，不应，何也？薛诊之，左关弦紧，肾水不能生肝木也；右关弦大，肝木乘脾土也。此乃脾肾亏损，不能生克制化。当滋化源，不信。薛谓人曰：此翁不久，当损于痢矣。次年果患痢殁。

震按：左关弦紧，右关弦大，浅见者不过平肝清湿热而已。服之不应，不能解其何以不应也。院使此案，可作暗室一灯。

江应宿治黄水部新阳公 患脾肾泄十余年。五鼓初，必腹痛，数如厕，至辰刻，共四度。巳午，腹微痛而泄，凡七八度。日以为常，食少，倦怠嗜卧。诊得右关滑数，左尺微弦无力，此肾虚而脾中有积热也。投黄连枳实丸，腹痛渐除，渐至天明而起。更与四神丸、八味丸，滋其化源。半年，饮食倍进而泄愈。

震按：此条本虚标实，又是一格局。先清后温，却是正法。

有人 每日早起，必大泻一行，或时腹痛，或不痛，空心服热药，亦无效。后一医，令于晚食前，更进热药，遂安。盖热药服于清晨，至晚药力已过，一夜阴气，何以敌之？晚间再进热药，则一夜热药在腹，足以胜阴气矣。此可为用热药者，又辟一法。

一人 久患泄泻，以暖药补脾，及分利小水诸法，不应。一医诊之，心脉独弱，乃以益心气药，兼补脾药服之，遂愈。盖心火能生脾土，又于命门火生脾土之外，另申一义也。

宋徽宗 食冰太过，病脾疾，国医不效。召杨介，进大理中丸；上曰：服之屡矣。介曰：疾因食冰，臣请以冰煎此药，是治受病之源也。果愈。

震按：此又于诸法之外，另申一义，颖悟者可以触类旁通。

李士材治闽人张仲辉 素纵饮，又喜啖瓜果，忽患大泻，诸用分利燥湿者俱不效。李诊其六脉皆浮，乃引经言“春伤于风，夏生飧泄”，用麻黄三钱，参、术各二钱，甘草、升麻各一钱，取大汗而愈。

震按：此即效戴人治赵明之之法，而加参、术尤为稳当。

缪仲淳治金坛庄敛之 素壮实，善啖，仲夏忽患泄泻。一应药粥蔬菜入喉，觉如针刺，下咽即辣，因而满腹绞辣。随觉腹中有气，先从左升，次即右升，氤氲遍腹，即欲如厕，弹响大泄，肛门恍如火灼。一阵甫毕，一阵继之，更番转厕，逾时方得离厕。所泻俱清水盈器，白脂上浮，药粥及蔬菜俱不化而出。甚至梦中大遗，了不收摄。诸医或云停滞，或云受暑，或云中寒，百药杂投，竟如沃石。约月余，大肉尽脱，束手待毙。予往诊之，脉洪大且数。知其为火热所生病。用川黄连三钱，白芍五钱，茯苓、扁豆、石斛、车前各三钱，橘红二钱，炙甘草一钱，煎成，将开水澄冷，加童便一杯。药甫入喉，恍如饮薄荷汁，隐隐沁入心脾，腹中别成一清凉世界，遂卧达旦，洞泻顿止。连服三剂，大便已实。前泄时，药粥等物，凡温者下咽，腹中遂觉气升，即欲大解，一切俱以冷进方快。至是觉恶心畏冷，旋易以温，始相安。余曰：此火退之征也。前方加人参二钱五分，黄芪三钱，莲肉四十粒，红曲一钱五分，升麻五分，黄连减半。五六剂后，去升麻，又服三十余剂。泻已久止，而脾气困顿，不知饥饱，且稍饮茶汤，觉肠满急胀，如欲寸裂。余曰：大泻之后，是下多亡阴也。法宜用补。倘此时轻听盲师，以香燥取快暂时，元气受伤，必致变成臌胀而不救矣。为定丸方，熟地黄八两，萸肉、山药、人参、黄芪各五两，牛膝、五味子、白芍各六两，炙甘草一两，紫河车二具，蜜丸。空心饥时各一服，而且会进前煎方。敛之相信甚力，坚守二方，服几三年。脾胃始知饥而嗜食，四体亦渐丰矣。其病初平后，予劝其绝欲。年余，敛之因出妾，得尽发家人阴谋，乃知向之暴泻，由中巴豆毒。本草中巴豆毒者，黄连冷水解之，余方恰与暗合。向合如俗医所疑，停滞受寒中暑法治之，何啻千里。即信为是火，而时师所投黄连，不过七八分至钱许止矣。况一月之泻，未有不疑为虚寒者，敢用黄连至四钱乎？始知察脉施治，贵在神而明之也。

〔附〕仲淳曰：余治敛之泻止后，恐其元气下陷，急宜升举，用升麻以提之。初不知其为中毒也。乃因用升麻太早，致浊气混于上焦，胸中时觉似辣非辣，似嘈非嘈，迷闷之状，不可名状。有时滴酒入腹，或啖一切果物稍辛温者，更冤苦不胜。庄一生曰：此病在上焦，汤液入口即下注，恐未易奏功，宜以噙化丸治之。用贝母五钱，苦参一两，真龙脑薄荷叶二钱，沉香四钱，人参五钱，为末，蜜丸如弹子大。午食后、临卧时，各噙化一丸。甫四丸，胸中恍如有物推下。三年所苦，一朝若失。

震按：此条初时用冷药冷服，人犹可及。至不知饥饱胀满欲裂，不用六君五皮，竟以熟地、萸肉、参、芪、五味、河车填补，断不可及。庄一生之噙化丸，亦未易及也。

孙一奎治溧水令君吴涌澜夫人 每五更倒饱，必泻一次，腹常作胀，间亦痛。脉两手寸关洪滑，两尺沉伏，孙曰：此肠胃中有食积痰饮也。乃与总管丸三钱，生姜汤送下。大便虽行，不甚顺利。又以神授香连丸和之，外用滑石、甘草、木香、枳壳、山楂、陈皮、白芍、酒连，调理而安。

吴九宜 每早晨腹痛泄泻者半年，粪色青，腹膨。人皆认为脾肾泄也。为灸关元三十壮，服补脾肾之药，皆不效。自亦知医，谓其尺寸俱无脉，惟南关沉滑，大以为忧，恐泻久而六脉将绝也。东宿诊之，曰：君无忧。此中焦食积痰泄也。积胶于中，故尺寸脉隐伏不见。法当下去其积，诸公用补，谬矣。渠谓敢下耶？孙曰：何伤。《素问》云“有故无殒，亦无殒也”。若不乘时，久则元气愈弱，再下难矣。以丹溪保和丸二钱，加备急丸三粒，五更服之。已刻下稠积半桶，胀痛随愈。次日六脉齐见，再以东垣木香化滞丸，调理而安。

震按：二条亦皆通因通用之法。但总管丸合神授香连丸为一路，保和丸加备急丸为一路，要看其对证投药处。又二证皆不以参、术调理，次案更以木香化滞丸调理，是即神明于规矩之外者。

喻嘉言治陈彦质 下利证，因旧患肠风下血，近三十年，体肥身健，不以为意。一冬忽然下血数斗，盖谋虑忧郁，过伤肝脾耳。延至春月，血尽而下尘水，水尽而去肠垢，纳食不化，直出如箭，肛脱三五寸，昼夜下利二十余行。面色浮肿，唇焦口干，鼻煤，咸云不治。喻独以为有五可治，乃曰：若果阴血脱尽，当日盲无所视，今双眸尚炯，是所脱者，下焦之阴，而上焦之阴犹存也，一也；若果阳气脱尽，当魄汗淋漓，目前无非鬼象，今汗出不过偶有，而见鬼亦止二次，是所脱者，脾中之阳，而他脏之阳犹存也，二也；胃中尚能容谷些少，未显呕吐哕逆之证，则相连脏腑，未至交绝，三也；夜间虽艰于睡，然交睫时亦多，更不见有发热之候，四也；脉已虚软无力，而激之间亦鼓指，是禀受原丰，不易摧朽，五也。但脾脏大伤，阳陷入阴，故大股热气从肛门泄出，如火之烙，则阳气去绝不远耳。生死大关，全于脾中之阳气复与不复定之。阳气渐复，则食可渐化，而肛亦渐收，泄亦渐止矣。用药惟参、术之无陂，复气即寓生血。只嫌才入胃中，即从肠出，乃先以人参汤调赤石脂末服之，稍安。次以人参、白术、赤石脂、禹余粮为丸，服之痊愈。

少司马李萍槎 食饮素约，三日始更一衣。偶因大便后，寒热发作有时，颇似外感，其实内伤，非感也。缘素艰大便，努挣伤气，故便出则阴乘于阳而寒。顷之少定，则阳复胜阴而热也。若果外感之寒热，何必大便后始然耶？医者先治外感不应，谓为湿热，而用滑利之药驱导之，致向来燥结者，转变肠澼。便出急如箭，肛门热如烙。又用滑石、木通、苓、泻等，冀分利小水以止泄。不知阴虚，自致泉竭，小便从何得来？于是食入不能停留，即从下注，将肠中之垢，暗行驱下，其臭甚腥，色白如脓。虽大服人参，而下空反致上壅，胸膈不舒，喉间顽痰窒塞，口燥咽干，彻夜不寐。一切食物，惟味薄质轻者，胃中始爱而受之。久久阴从泻伤，阴从汗伤。两寸脉浮而空，阳气越于上也。关尺脉微而细，阴气越于下也。阴阳不相维，附势趋不返矣。议用四君子汤，为补脾胃之正药。去茯苓，以其淡渗恐伤阴也。加山茱萸，以收肝气之散；五味子，以收肾气之散；宣木瓜，以收胃气之散；白芍药，以收脾气及脏气之散。合之参、术之外，甘草之缓，再佐升麻之升，俾元气下者上而上者下，团聚于中不散，斯脉不至上盛，腹不至雷鸣，汗不至淋漓，肛不至火热，庶饮食可加，便泄渐止。是收气之散，为吃紧关头。故取四味重复，借其专力。又须大剂药料煎浓膏，调余粮、赤石脂二末，频服，缓咽为佳。古云：下焦有病人难会，须用余粮赤石脂。盖肠胃之空，非二味不填；肠垢已去，非二味不复其黏着之性。又况误以石之滑者伤之，必以石之涩者救之，尤有同气相求之义耶。

震按：二条以补救虚，以涩固脱，乃治久利之旧法。次案大剂酸收，则新法也。

周慎斋治一人 常脐痛，痛则大便泄。此脾虚肾水上泛，以下犯上，寒在肾也。宜温肾，则水安不泛；升胃气，则土旺而痛不作，泻从何来？用白芷七钱，北味、鹿茸、人参、炮姜各一两，元米糊丸。白汤下。

震按：此条立言简括，立方精卓。近惟叶案有云：久泻无不伤肾，食减不化，阳不用事。八味、肾气，乃从阴引阳，宜乎少效。用鹿茸、人参、阳起石、茯苓、炮附子、淡干姜，可与此方并峙。

（《古今医案按》）

陈修园

泄泻效方

陈修园（1753~1823），名念祖，清代医家

《难经》有五泄之分，曰胃泄、脾泄、大肠泄、小肠泄、大瘕泄（即痢疾）。其实不必泥也。总以虚实久暂为辨。

脉小，手足寒，难已；脉小，手足温，易已。泄而脱血，难治。泄而脉大，难治。

《内经》云：湿胜则濡泄。此为泻病之总论。宜平胃散加茯苓、猪苓、泽泻、白术、桂枝，名胃苓汤，统治诸泻如神。口中热，溺赤，下泻肠垢，为湿热，去桂枝，加防风、黄连各一钱；溺清，口中和，下利清谷，为湿寒，加干姜二钱；胸满痞闷，嗳腐吞酸，泻下臭秽，为食积，加山楂、麦芽；食少便频，面色㿠白，为脾虚，去厚朴，加人参、干姜。五更天明，依时作泻，或脐下痛，为肾虚，去陈皮、厚朴，加补骨脂三钱，吴茱萸、五味子、熟附子各一钱。

忽然大泻不止，大汗大喘，手足厥冷，兼吐者，须防脾肾之气暴脱，夏月伏阴在内，最多此证，若服藿香、香薷必死，急用附子理中汤大剂。

《内经》云：诸病暴注，皆属于热。然必有热证、热脉可凭，不可以凉药姑试，宜香连丸、六一散。

《内经》云：清气在下，则生飧泄。须用升清法，宜补中益气汤去

当归，加木香、干葛各五分。

《内经》云：春伤于风，夏生飧泄。又云：久风生飧泄。宜神术汤、圣济附子丸。

久泻，愈而又作，泻时腹痛，诸药不效，此锢冷在肠间，必先取去，然后调治，宜平胃散去苍术，加干姜、肉桂、附子各一钱半，大黄八分，水煎服，法本《千金》。或用温脾汤。

久泻，诸药不效，有脏热肠寒、脏寒肠热之辨，微乎微乎！余详于《从众录》等书，兹用仲景乌梅丸，每服二钱，米饮下，日三服，半月愈。又冬泻，有用肉苁蓉、鹿角霜、当归须等法，有用芩、连、甘草、葛根等法，有用阿胶、羊脂、乳酥、黄连末、蜂蜜熬膏等法。此理更微，可以心会，不可以言传，喻嘉言颇得其秘。

五更泄，名脾肾泻，及虚人时常作泻，必以温补肾元为主，宜四神丸加白术、人参、干姜、附子、茯苓、罂粟壳，炼蜜丸。朝服三钱，临睡服五钱，米饮送下。

（《时方妙用》）

王士雄

霍乱论治提要

王士雄（1808~1868），字孟英，清代医家

热证霍乱：春分以后，秋分以前，少阳相火、少阴君火、太阴湿土三气合行其政，故天之热气下，地之湿气上，人在气交之中，受其蒸淫之气，由口鼻入而扰其中，遂至升降失司，清浊不分，所泻者皆五脏之津液，急宜止之，然止非通因塞用之谓也。湿甚者，胃苓汤分利阴阳，暑亦自去；热甚者，桂苓甘露饮清其暑火，湿亦潜消。若火盛之体，内本无湿，而但吸暑邪者，白虎汤之类宜之。且脏性有阴阳之别，阴虚者火旺，虽病发之时，适犯生冷，而橘、朴等只宜暂用；阳虚者湿胜，虽寒润之品非其所宜，如胃苓汤已为合法，纵使体极虚羸，亦不过补气清邪并用。若因其素禀之亏，而忘其现病之暑，进以丁、附、姜、桂之剂，真杀人不转睫矣。凡伤暑霍乱，有身热烦渴，气粗喘闷，而兼厥逆躁扰者，慎勿认为阴证。但察其小便必黄赤，舌苔必黏腻，或白厚，宜燃照汤，澄冷服一剂，即现热象。彼时若投姜、附药，转见浑身青紫而死矣。甚或手足厥冷少气，唇面爪甲皆青，腹痛自汗，六脉皆伏，而察其吐出酸秽，泻下臭恶，小便黄赤热短，或吐下皆系清水，而泻出如火，小便点滴或全无者，皆是热伏厥阴也。热极似阴，急作地浆，煎竹叶石膏汤服之。又有吐泻后，身冷如冰，脉沉欲绝，汤药不下，或发哕，亦是热伏于内。医不能察，投

药稍温，愈服愈吐。验其口渴，以凉水与之即止，后以驾轻汤之类投之，脉渐出者生。然暑之为病，伤之骤则发之暴，伤之渐则发之缓，故九月时候犹多伏暑霍乱之证，医者不可不知。

寒证霍乱：岁土不及，则脾胃素虚之人，因天运而更见其虚，中阳既虚，寒湿自盛，以致朝食暮泻而为飧泄，甚加呕吐而为霍乱。观其与飧泄并称，则知利者必是清谷而非臭秽，吐者亦必澄澈而非酸浊，小便之利，口之不渴，又从而可必矣。如此才是寒湿霍乱，可以理中、五苓之类治之。故读书须以意逆其理，自然触处洞然，无往而不贯矣。且寒霍乱多见于安逸之人，以其深居静处，阳气不伸，坐卧风凉，起居任意，冰瓜水果，恣食为常，虽在盛夏之时，所患多非暑病，王安道论之详矣。轻则藿香正气散，或平胃加木香、藿香、生姜、半夏之类；湿盛而四肢重着，骨节烦痛者，胃苓汤加木香、藿香、大腹皮之类；七情郁结，寒食停滞者，厚朴汤、治中汤；头痛、恶寒、无汗者，香薷饮先解其表，随以大顺散调其里；如果脉弱阳虚，腹痛喜得温按，泻出不臭者，来复丹；若吐泻不止，元气耗散，或水粒不入，或口渴喜冷而不多饮，或恶寒战栗，手足厥冷，或烦热发躁，揭去衣被，但察其泻出不臭者，乃内虚阴盛格阳，宜理中汤，甚则四逆汤加食盐少许；更有暴泻如水，冷汗四逆，脉弱不能言者，急进浆水散救之，并宜冷服。然此辈实由避暑而反为寒伤致病，若拘泥时令，误投清暑之剂而更助其阴，则顷刻亡阳莫挽矣。前人有治此证而愈者，尚未确知其为寒病也，遂谓夏月暑病，通宜热药，妄立阴暑名目，贻误后人，此因偶中而错认面目也，余于《温热经纬》辨之详矣。

（《随息居重订霍乱论》）

雷　丰

泄泻辨治发微

雷丰（1833~1888），字松存，号少逸，清代医家

经谓：春伤于风者，乃即病之新感也，即伤风冒风之证；今谓春伤于风，夏生飧泄者，此不即病之伏气也。盖风木之气，内通乎肝，肝木乘脾，脾气下陷，日久而成泄泻。经又云：邪气留连，乃为洞泄。此亦言伏气为病。可见飧泄洞泄，皆由伏气使然。然有寒泻、火泻、暑泻、湿泻、痰泻、食泻，虽不因乎伏气，又不得不并详之。盖飧泄则完谷不化；洞泄则直倾于下；寒泻则脉迟溺白，腹中绵痛；火泻则脉数溺赤，痛一阵，泻一阵；又有烦渴面垢为暑泻；胸痞不渴为湿泻；或时泻，或时不泻为痰泻；嗳气作酸，泻下腐臭为食泻。泄泻之病，尽于斯矣。

飧　泄

推飧泄致病之因，乃风邪也，木胜也，寒气也，脾虚也，伏气也。《内经》云：春伤于风，夏生飧泄。又云：久风为飧泄。据此而论，因风邪致病。又云：厥阴之胜，肠鸣飧泄。又云：岁木太过，民病飧泄。据此而论，因木胜致病。又云：胃中寒则腹胀，肠中寒则飧泄。据此而论，因寒气致病。又云：脾病者，虚则腹满，肠鸣

飧泄食不化。据此而论，因脾虚致病。又云：虚邪之中人也，留而不去，传舍于肠胃，多寒则肠鸣飧泄食不化，多热则溏出糜。据此而论，因伏气致病。总而言之，良由春伤于风，风气通于肝，肝木之邪，不能条达，郁伏于脾土之中，中土虚寒，则风木更胜，而脾土更不主升，反下陷而为泄也，故经又谓：清气在下，则生飧泄。所以当春升发之令而不得发，交夏而成斯证矣。其脉两关不调，或弦而缓，肠鸣腹痛，完谷不消，宜以培中泻木法治之；如尺脉沉迟，按之无力，乃属下焦虚寒，寒则不能消谷而成是病，宜以补火生土法治之；倘脉细小而迟，手足寒者，不易治也，勉以暖培卑监法治之；倘日久谷道不合，或肛门下脱，乃元气下陷也，急以补中收脱法治之；飧泄之病，属虚者多，属实者少，如执治泻不利小便之偏，必致不起，悲夫！

或问曰：诸贤论飧泄，皆谓湿兼风也，又谓湿多成五泻，又谓治湿不利小便，非其治也。今先生论中一无湿字，反谓偏利小便，必致不起，能不违悖古人乎？答曰：是病专论春伤于风之伏气，所以论风而未及湿，如有湿邪相混，即有湿之见证，辨之明确，始可佐之通利。盖飧泄下利清谷，乃属脾土虚寒，不能运化而下陷，倘执通利趋下之方，岂非落井而又下石哉！通篇皆本《内经》，何违悖之有？又问曰：先生谓飧泄乃属脾土虚寒，所以下利清谷，殊未见《医统》又云：胃火，由火性急速，传化失常，为邪热不杀谷也。《指掌》亦谓：完谷不化，以火治之。由是观之，又与先生之论，不相符节，究竟以前人为火乎？抑亦以先生为寒乎？答曰：丰按《内经》而推，飧泄属虚者固矣；《医统》《指掌》皆谓为火者，其实即诸泻中之火泻也。须知寒与火，极易明辨，如脉数苔黄，小溲热赤，即是属火之泻，否则便是虚寒。问者首肯而退。

洞 泄

经云：春伤于风，夏生飧泄，邪气留连，乃为洞泄。盖因风木之邪，留连既久，木气克土，则仓廪不藏而为洞泄，可见是病，亦由伏气所致也。李士材曰：洞泄一名濡泄，濡泄因于湿胜。此病非但因伏气内留，中气失治，亦有湿气相兼致病也。考其脉象，软缓乏力，或关脉兼弦，身重神疲，肢体懈怠，下利清谷，小便短赤是也，宜乎培中泻木法加苍术、泽泻治之。经曰：肾脉小甚为洞泄。盖肾为胃关，因肾虚失闭藏之职，伏邪乘虚而深陷也，宜乎补火生土法加煨葛、荷叶治之。总之脾虚以补中为先，肾虚以固下为亟，风胜佐之疏透，湿胜佐之渗利，临证之顷，神而明之，则旋踵之祸，庶几免焉。

程曦曰：观飧泄洞泄之论，总不离乎木气克土，故治洞泄，皆仿飧泄之法，然其中之虚实，当细别之。盖飧泄因脾虚为多，所以完谷不化；洞泄因湿胜为多，所以体重溺红。属脾虚者，不宜偏利；属湿胜者，不宜偏补。斯二者，皆当审其虚实而分治之。

寒 泻

寒泻者，因寒而致泻也，不比飧泄洞泄，皆属春伤于风之伏气。伏气之泻，前二篇已详晰矣，所有寒、火、暑、湿、痰、食等泻，虽不因乎伏气，然又不可不详。盖寒泻致病之原，良由感受乎寒，寒气内袭于脾，脾胃受寒则阳虚，虚则不司运用，清阳之气，不主上升，反下陷而为便泻。故所下澄澈清冷，俨如鸭粪，腹中绵痛，小便清白，脉来缓怠近迟，此宜暖培卑监法去西潞、益智，加木香、楂炭治之。书又云：寒泻即鹜泻，以其泻出如鸭鹜之粪也。又谓：鸭溏者，湿兼寒也。若有湿证所著，宜佐化湿之药，随其证而加减可也。

火　　泻

火泻，即热泻也。经云：暴注下迫，皆属于热。暴注者，卒暴注泻也，下迫者，后重里急也。其症泻出如射，粪出谷道，犹如汤热，肛门焦痛难禁，腹内鸣响而痛，痛一阵，泻一阵，泻复涩滞也，非食泻泻后觉宽之可比，脉必数至，舌必苔黄，溺必赤涩，口必作渴，此皆火泻之证也。张介宾曰：热胜则泻，而小水不利者，以火乘阴分，水道闭塞而然，宜用通利州都法去苍术，加芩、连治之。大概暴注新病者可利，实热闭涩者可利，形气强壮者可利，小腹胀满者可利，今泄泻属火而不寒，属实而不虚，故可用通利之法。如久病阴亏者，气虚属寒者，皆不可利，医者不可以不知也。

暑　　泻

长夏暑湿之令，有人患泄泻者，每多暑泻也。夫暑热之气，不离乎湿，盖因天之暑热下逼，地之湿热上腾，人在气交之中，其气即从口鼻而入，直扰中州，脾胃失消运之权，清浊不分，上升精华之气，反下降而为便泻矣。考暑泻之证，泻出稠黏，小便热赤，脉来濡数，其或沉滑，面垢有汗，口渴喜凉，通体之热，热似火炎，宜以清凉涤暑法，用却燔蒸，譬如商飙飒然倏动，则炎熇自荡无余矣。如夹湿者，口不甚渴，当佐木通、泽泻。如湿盛于暑者，宜仿湿泻之法可也。

湿　　泻

《内经》云：湿胜则濡泄。《难经》曰：湿多成五泄。可见泄泻之病，属湿为多。湿侵于脾，脾失健运，不能渗化，致阑门不克泌清别浊，水谷并入大肠而成泄泻矣。湿泻之为病，脉象缓涩而来，泻水而不腹痛，胸前痞闷，口不作渴，小便黄赤，亦或有腹中微痛，大便稀溏之证。考治湿泻之法，惟念莪先生可宗，乃曰渗利使湿从小便而去，如农人治涝，导其下流，虽处卑监，不忧巨浸。经曰：治泻不利小便，非其治也。若此论之，必当渗利膀胱，宜用通利州都法，则泻自得止矣。

或问曰：观先生是论，既引《内经》之濡泄，复引《难经》之五泄，何书中不列濡泄之门，又不发五泄之论，如斯简括，讵无挂漏乎？答曰：濡泄即洞泄，洞泄之病，已论于前。五泄即胃、脾、大肠、小肠、大瘕也。考《五十七难》中，胃泄、脾泄，即今之食泻也，大肠泄、小肠泄、大瘕泄，即今之痢疾也。食泻、痢疾，皆详于后，可弗置论耳。

痰 泻

痰泻者，因痰而致泻也。昔贤云：脾为生痰之源，肺为贮痰之器。夫痰乃湿气而生，湿由脾弱而起。盖脾为太阴湿土，得温则健，一被寒湿所侵，遂困顿矣，脾既困顿，焉能掌运用之权衡，则水谷之精微，悉变为痰。痰气上袭于肺，肺与大肠相为表里，其大肠固者，肺经自病，而为痰嗽；其不固者，则肺病移于大肠，而成痰泻矣。其脉弦滑之象，胸腹迷闷，头晕恶心，神色不瘁，或时泻，或时不泻是也。宜以化痰顺气法治之，俾其气顺痰消，痰消则泻自止矣。

食泻（附：饮泻）

食泻者，即胃泻也。缘于脾为湿困，不能健运，阳明胃腑，失其消化，是以食积太仓，遂成便泻。其脉气口紧盛，或右关沉滑，其症咽酸嗳臭，胸脘痞闷，恶闻食气，腹痛甚而不泻，得泻则腹痛遂松，当用楂曲平胃法治之。又有渴能饮水，水下复泻，泻而大渴，名为溢饮滑泻，即《金鉴》中之饮泻，良由水渍于胃而然，宜用增损胃苓法去厚朴、苍术，加白术、甘草治之。近来之医，饮、食混称者多，岂可不为分别哉！

或问：先生之书，专为六气而设，今痰泻、食泻，不关六气，亦杂论其中，究系何意？答曰：痰从湿生，湿非六气之一乎？食泻即胃泻，胃泄居五泄之一，越人谓湿多成五泄，食泻岂无湿乎？前论飧泄洞泄，皆因伏气致病，其寒泻因寒，火泻因火，暑泻因暑，湿泻因湿，然痰泻、食泻，虽因痰食，亦难免乎无湿，而飧、洞、寒、火、暑、湿等泻，偶亦有痰食相兼，兼证如文字之搭题，弗宜顾此失彼，医者不可不明。

（《时病论》）

陈良夫

疏运化利燮理肝脾，斟酌标本权变缓急

陈良夫（1868~1920），名士楷，字良夫，晚清民国医家

王女

初起脘腹阵痛，继遂吐泻交作，得食即翻，不能取嚏，形寒头痛，脉来浮滑，苔糙腻。此表分受寒，湿邪阻遏中气，致脾胃升降失司，表里三焦，均失宣通。拟以疏运中宫、通达气机立法治之。

藿香　佩兰叶　苏叶梗　石菖蒲　法半夏　制川朴　佛手片　青陈皮　白杏仁　台乌药　左金丸

按：泄泻有久暴之分，急性泄泻多因外邪、饮食所伤；慢性久泻多为体虚或情志郁怒，脏腑功能失调而成。《难经》云："湿多成五泄。"本例即是寒湿侵及肠胃，脾胃升降失司，清浊不分，饮食消化未尽，并走大肠，故吐泻交作。胃肠气机障碍则腹痛，风寒外束则形寒头痛，陈氏仿藿香正气散加减疏散表邪，芳化胃肠湿浊。因治疗重点在于胃肠，故配以佛手、左金丸、乌药等理气和中止呕之品，处方和藿香正气散以疏表为主相似而又有不同之处。

子翁

清气在下，则生飧泄，浊气在上，则生䐜胀。泄泻气滞，脾不能镇中宫而分清浊也，拟胃苓汤以分利湿邪。

苍白术　制川朴　干佩兰　煨木香　炒陈皮　扁豆衣　砂仁　猪

茯苓　泽泻　大腹皮　焦建曲　香谷芽

按：《素问·太阴阳明论》云："食饮不节，起居不时者，阴受之。……阴受之则入五脏……，入五脏则䐜满闭塞，下为飧泄，久为肠澼。"本案即《内经》所称之飧泄，案中虽未列症状，以方测因，当是脾为寒湿所困，运化失司，升降失常。故陈氏用胃苓汤加减燥湿健脾为主；辅以理气渗湿之味；脾得健运、水精四布，湿邪无逗留之地，则飧泄自止。

姚男

中宫为湿热受盛之区，有诸内则形诸外，身热便薄，腹疼且胀，肢体酸重，脉弦，苔垢腻，湿盛挟热，充斥中宫，上蒸下注，治宜疏达化利。

煨葛根　焦白术　炒陈皮　制川朴　焦六曲　大腹绒　煨木香　赤猪苓　佛手片　黄芩炭　炒青皮

按：湿热之邪上蒸则为身热，下注则为泄泻，湿阻气滞，故腹胀且疼，湿浸肌肉则为肢体酸重。方宗葛根芩连汤意，解肌表之热，举内陷之邪，清肠坚阴；辅以理气、化湿、和中之品，俾其湿热分消，则泄泻自止。

葛男

经云，暴注下迫，皆属于热，火性急迫故也。而泻下完谷不化，此邪热不杀谷所致，且泄泻臭秽，小便短赤，脉数，舌尖细疱，皆暑湿见证，从清热利湿治之。

煨葛根　银花炭　青蒿炭　焦山栀　炒黄芩　小川连　六一散　福泽泻　木通　焦建曲　扁豆衣

按：夏秋之时，湿热伤及胃肠，每多致成泄泻，治疗方法不离清热、利湿两端，使湿热分消则泄泻自止。陈氏常以葛根芩连汤加减。本案与姚案均系湿热致泻，然上案为湿重于热，故以化湿为主。本案症见泻下臭秽、小便短赤、脉数、舌尖细疱等热重之症，故以大队清热泻火之品为主治。湿热泄泻如能详辨湿热之孰多孰少，以此而施，则疗效更好。

陈男

阳明为受盛之区，暑湿浊邪，必归阳明。便下如水，烦渴欲饮，小便短赤，脉濡缓，苔黄腻。此暑湿与秽浊，留恋阳明，宜清疏化利。

香连丸

黄连　银花炭　青蒿炭　佩兰叶　赤猪苓　六一散　砂壳　煨木香　制香附　木通　青陈皮

按:《内经》云“暴注下迫，皆属于热”，又云:“暑必兼湿”，故泄泻之症，伤于暑湿为多。以症而论，湿热并重之候，清热化湿为不易之治法。此例用药平正通达而颇能贴合病机。

朱男

初诊：脾胃为后天根本，脾气欲其健旺，胃气欲其和降。痢后便溏，未能遽止，纳食呆而口时干，且有哕恶，精神颇形疲乏，脉细滑，舌光色红、根苔糙黄。脾气胃液，已受耗损，湿热余邪滞而不化，后天生生之机，殊难足恃，且拟扶脾养胃为法。

霍石斛　炒白芍　炒白术　炒橘白　白茯苓　焦六曲　扁豆衣　炒米仁　仙半夏　银花炭　香谷芽　怀山药

二诊：人之气阴，皆生于水谷精微。进扶脾养胃法，便薄略实，精神稍振，哕恶已除而粥饮未能充旺，脉濡细，舌仍光红，根苔花糙如糜，脾气胃阴俱形匮乏，证势尚未妥洽，再从补脾健胃主治。

霍石斛　炒白术　炒白芍　怀山药　白茯苓　炒橘白　香谷芽　米炒麦冬　扁豆衣　熟枣仁

三诊：进补养脾胃之剂，便薄已实，纳谷渐增，后天生化之机，业已发动，不可谓非佳境也。惟精神未能振作，脉苔如前，又腰部或觉酸楚，气阴亏而未复，再拟从本议治。

霍石斛　炒冬术　炒白芍　怀山药　云苓神　香谷芽　炒米仁　米炒麦冬　山萸肉　炒橘白　扁豆衣

四诊：百病以胃气为本，方书又有初泻伤脾、久泻伤肾之说。前从调理脾胃主治，便下如常，谷纳渐旺，后天生发之机，已属可恃。惟尻部时或酸楚，脉来濡细，舌光，气阴渐复，再以培补脾肾阳气为治。

潞党参　炒白术　炒白芍　炒川断　香谷芽　霍石斛　山萸肉　米炒麦冬　怀山药　六神曲　煨诃子

按：《景岳全书》认为："胃为水谷之海，而脾主运化，脾健胃和，则水谷腐熟，化气化血，以行营卫。若饮食失节，起居不时，致脾胃受伤，则水反为湿，谷反为滞，精华之气不能输布，乃至合污下降而泻利作矣。"指出了脾胃虚弱是导致泄泻的根本。本例患者系痢后脾胃虚弱，以致便泻不止，伴纳少神疲，口干，脉细，舌光等气阴受损见症，治疗当以扶养调理为主，从培补中宫着手，健脾养胃为重点，俾胃纳转旺，脾运得健，则营血有源，脏腑得以灌溉，泄泻自能转愈矣。

胡女

随痛随利，嗳腐纳少，木乘土也。脉细苔黄，且少腹自觉重滞，怀麟之体，但恐胎元欲坠耳。拟以和脾安木，合保胎治之。

炒白术　炒白芍　金石斛　怀山药　炒黄芩　制半夏　姜竹茹　炒陈皮　制香附　白茯苓　炒川断　厚杜仲　香谷芽

按：此案泄泻由脾虚肝旺、肝脾失调所致，与上例自有不同。前者脾气胃阴皆见耗损，治以健中养胃，后者脾虚兼有肝旺，治以培土抑木，方宗痛泻要方之意而随症加减。

铁翁

土不及曰卑监，土为万物之母，职司运输。得食易滞，大便溏薄者，此脾虚湿胜，脾阳内损，清气不主转旋故也。似宜补火以生土，但泄泻每伴腹痛，脾土馁弱，于是木旺乘土，脉滑苔薄腻，法宜益土之弱，平木之强。

炒白术　炒白芍　炒陈皮　炒吴萸　煨木香　干佩兰　炒米仁　酸枣仁　山楂肉　扁豆衣　怀山药　白茯苓

按：脾主运化，性喜高燥，虚则湿胜困脾，土受木克，致成泄泻。此案遣药组方，健脾、疏肝与理气、渗湿相互协调，恰到好处，故能达到愈泻之目的。

钱男

初诊：脾土不足之体，肝木易于乘侮，清晨便溏腹疼且鸣，已有匝月，近又形寒身热，脉弦细，苔花腻。脾土素弱，外束新凉，宜双解之。

煨葛根　防风炭　炒白术　焦白芍　佛手片　炒陈皮　白茯苓　扁豆衣　荆芥炭　炒泽泻　焦六曲　炒米仁

二诊：脾为后天根本，清晨便薄，脾土之弱也。喜食甘物，亦为土弱之征。脉细缓，苔薄腻，新凉已解，宜培养之。

甜白术　怀山药　炒米仁　新会皮　扁豆衣　焦六曲　炙甘草　炒谷芽　砂仁　白茯苓　潞党参　炒泽泻

按：久患腹痛腹泻，常见的一为脾阳虚弱，一为肝失条达，横逆乘脾。本案腹痛便泄，土虚已受木克。而初诊因兼外感，故在柔肝止痛、健脾止泻的同时辅以葛根，荆防解表分之邪。二诊外邪已除，乃以培本着手，以参苓白术散加减，健脾补气，和胃渗湿，标本缓急，先后主次，权变有宜。

周男

初诊：经谓水湿偏渗大肠，则为泄泻。脾属土而恶卑湿，进运脾渗利法，便略实而腹仍鸣，苔花脉细，脾运不复，拟疏运化利法。

炒白术　怀山药　白扁豆　佛手片　炒陈皮　块滑石　大腹

皮　猪茯苓　香谷芽　炒白芍　焦六曲

二诊：脾为阴土，喜高燥而恶卑湿，故东垣立升脾之法，土为湿困，健运无权，便下经久未实，脉细苔花，法宜培补中土，合升气渗湿。

潞党参　炙黄芪　炒白术　炒陈皮　益智仁　当归炭　煨葛根　焦白芍　炙远志　赤苓　荷叶　香谷芽

三诊：土为升发之源，火能生土，土之不旺，火之衰也。进培中补土法，便溏渐硬，惟得食微胀，脉细苔花，命门火衰，则脾失升发之权，宜易补火。

潞党参　炙黄芪　炒白术　炒白芍　煨益智　煨葛根　补骨脂　煨诃子　煨木香　炒陈皮　胡芦巴　白茯苓

按：《景岳全书》指出："泄泻之本，无不由于脾胃。"又谓"肾为胃关，并开窍于二阴，所以二便之开闭，皆肾脏之所主。"本案泄泻先由脾虚损及肾阳，而成脾肾两虚。一、二诊以温运脾土为主治，仿东垣补中益气汤意加减。三诊加用四神丸，意在补益肾阳。体现了陈氏在张景岳泄泻重视脾肾的影响下，对慢性泄泻"治脾不应，法当温肾"的实践。

胡男

便薄不实，大多属脾经湿胜，久泻不止，黎明时便次较频，腹痛喜按，乃肾阳之衰也。脉沉细，苔白，舌淡，当宜补火以生土。

炒白术　炒肉桂　熟附子　补骨脂　胡芦巴　煨木香　砂仁　佛手片　白茯苓　淡吴萸　五味子

按：久泻不止，每多损及脾肾之阳。黎明之时，阳气未复，阴气极盛，故治疗应侧重温肾，以大队温热之品暖下焦之阳、添命门之火治其源；辅以调中理气、渗湿止泻治其流，冀期釜底之火旺则锅中之米熟矣。

金子久

健脾通阳，升清降浊治泄泻

金子久（1870~1921），名有恒，晚清民初医家

案一 积食伤脾，挟湿阻气，脾伤则运迟，湿胜则成泻，升降之机失司，清浊之气欠分。夫中焦主泌别清浊者，中焦脾胃既窒，不独清浊混淆，而大肠小肠膀胱亦受其病。盖胃为六腑之总司，因小肠居于巨虚下廉，大肠居于巨虚上廉，此二穴皆在三里穴之下，故大肠小肠皆禀受其气，而膀胱之气化亦赖中气之运行，胃气不循常度，则六腑为之欠利。大肠不畅则里急后重，小肠不利则溲溺艰少，膀胱不司则少腹作胀，气乱于中，腹笥鸣动，患起浃旬，纳谷式微，乃津液虽未戕害，其真气已受孱伤，易曰：履端于始，序则不愆，升已而降，降已而升，如环无端，主化万物。盖胃为水谷之海，饮食入胃而精气先输脾归肺，行春夏之令，乃清阳为天者也，升已而降，下辅膀胱，行秋冬之令，乃浊阴为地者也，设或升降乖违，不病而自病焉，求之于此，则知履端之义。顷诊脉象左右均得弦细，重按根基颇欠流利，舌根脱苔，中甚黄腻，腻为浊邪，黄为湿热，调治之道，未便偏补偏攻，攻则清气易陷，补则浊气易升，且浑浊为黏腻之性，最难骤然廓清，如再酿蒸，防成滞下，为今之计，当分清浊为上策，调行腑道为辅佐，务使清者升浊者降，则泄泻不治而自止，腑阳通脾气运则浑浊不攻而自罢。

江西术　云神曲　川萆薢　广皮　姜半夏　扁豆　车前子　赤白苓　广木香　葛根　阳春砂　谷芽

案二　三岁稚子，仅进乳汁，脾胃势必娇嫩，湿邪乘虚蟠聚，湿愈胜脾愈虚，健运之机必失其度，升降之机亦有窒碍，忽水泻，忽溏薄，绵延二旬，次数日甚，自昨至今，遍数减少，手指厥冷已将过肘，足趾不温已经越膝，顷刻间稍觉温暖，左指纹已越辰关，脉数促，苔薄腻，土既不足，木将乘侮，治法和阴阳之逆乱，参用分清浊之混淆，调脾土以息肝木。

米炒於术　仙半夏　广皮　扁豆　钩钩　车前草　茯神　神曲　桂枝　炒白芍　炒苡仁　木香　姜炒竹茹

二诊：后天失培，乳汁酿湿，脾家输运失灵，胃家宣通失司，清浊因之混淆，阴阳因之逆乱，忽有大便溏薄，忽有更衣泄泻，下而不多，色见深黄，身体不甚壮健，四肢不甚温暖，左指纹隐而不见，右指纹露而带紫，脉濡数且大，舌质黄且绛，溏泄淹缠已越两旬，脾愈伤，胃愈弱，消磨更失常度，纳食间有呃逆，和阴阳之逆乱，调脾胃之升降。

米炒於术　炒扁豆　茯苓神　山楂炭　神曲　新会皮　苡仁　桂枝　炒白芍　仙半夏　冬瓜子　木香　鲜莲子

病起二旬有余，缠绵不已，泄泻次数转频，指纹已越辰关，将有慢惊之忧，手足发冷，泄泻呃逆，皆脾为湿困，中阳不能健运之象。前后二方，健脾通阳，协调升降，一以杜慢脾之渐，一以培生生之气。

（《金子久专辑》）

张锡纯

温中益脾饼，养阴山药粥

张锡纯（1860~1933），字寿甫，晚清民国医家

张锡纯先生所论泄泻多为久泻，从制方用药及记述病案的情况来看，多责之脾胃之虚弱，因久泻脾必虚，脾虚湿自生，大便溏泄、粪便稀薄，是脾虚湿盛之象；水谷不能腐熟运化，停聚而泄泻作，气虚日久，亦致阳虚；此外脾失运化，后天失补，先天亦不足，肾气失于蒸化，亦可发久泻不止。是故在久泻之病程中，初为脾气虚，久病则伤及于肾；或由年老肾衰，不能温化；或由脾及肾，或由肾及脾，二者往往同病。

张氏在论治久泻时，亦从脾肾论治。如益脾饼，是从脾气虚论治之方，该方用白术健脾燥湿，干姜温中，白术倍于干姜，补中寓温，配鸡内金助脾消食，重用熟大枣，以甘草补脾益气，尤其作饼，当点心细嚼咽之，缓缓补脾，正与病机合拍。而加味四神丸则是补助脾肾阳气之方。该方在四神丸基础上，加入花椒30g、生硫黄18g，以其大补元阳，其功效胜于桂附，宜治沉寒痼冷之疾，由此可见张氏对泄泻的认识和治疗之一斑。

此外，特别值得提出的是张锡纯先生在对泄泻的认识上，非常重视“阴伤”的问题。他以为泄久则亡阴，以致羸瘦不堪，“滑泻不止，尤易伤阴分。往往患此证者，数日即浑身发热，津短燥渴，小便

不利，干呕懒食，惟嗜凉物。当此之际，欲滋其阴，而脾胃愈泥；欲健其脾，而真阴愈耗，凉润温补，皆不对证”，治疗颇为棘手。因此张氏在久泻的治疗中时时注意固护阴液，每每以山药滋之涩之。“山药性本收敛，且大便溏泄者，多因小便不利。山药能滋补肾经，使肾阴足，而小便自利，大便自无溏泻之患”，“真阴足，则小便自利，元气固，则泄泻自止”。薯蓣粥、薯蓣鸡子黄粥、薯蓣芣苢粥、加味天水散等方均是张氏为固护阴液、滋补阴液而设，可见张氏治疗泄泻是十分重视“阴伤”的。

下焦寒凉泄泻及五更泻方

下焦寒凉泄泻及五更泻者，皆系命门相火虚衰，确能补助相火之药，莫如硫黄，且莫如生硫黄，因其为石质之药，沉重下达，且不经水煮火炼，则其热力全也（硫黄无毒，其毒即其热，故可生用）。然愚向用硫黄治寒泻证，效者固多，间有服之，泻更甚者。因思本草，原谓其能使大便润，小便长，岂以其能润大便，即可作泄泻乎。后阅西人药性书，硫黄原列于轻泻药中，乃知其服后间作泻者，无足怪也。且其所谓轻泻者，与中说所谓大便润者，原相通也。于斯再用硫黄时，遂于石质药中，择一性温，且饶有收涩之力者佐之，即无斯弊。且但热下焦，而性不僭上，胜于但知用桂附者远矣。若于方中再少加辛香之品，引其温暖之力，以入奇经，更可治女子血海虚寒不孕。因其善补助下焦相火，用之屡奏效。且治女子因寒不孕，亦屡次奏效，遂名之为坎中丹。以坎虽属水，而其中有真阳也。爰录其方于下，以备医界采用。

坎中丹治肾经虚寒，相火衰微，大便常作泄泻，或每日五更时泄泻，并治一切下焦虚寒之证，至女子血海虚寒不孕，用之亦有殊效。

硫黄纯黄色者研细，一两　赤石脂研细，一两

二末和匀，每服五分，食前服。一日服两次，不知则渐渐加多，以服后移时，微觉温暖为度。若治女子血海虚寒不孕者，宜于方中加炒熟小茴香末二钱。

（《医学衷中参西录》）

范文甫

麻杏石甘宣肺止泻，急救回阳以挽残阳

范文甫（1870~1936），名赓治，字文甫，又字文虎，晚清民国医家

上海一名贾 年卅余，形气壮实，饮食如常，而苦于泄泻，日五六次，已五月余。遍历名医，投清利、峻攻、固涩、温脾、温肾之剂皆无效果。邀余至上海往诊。余按其脉。右寸独紧，其余皆平，呼吸略气促，便意迫急。余曰：此乃肺移热于大肠之候也。肺与大肠相表里，肺有余热则下移大肠，大肠受之，则为暴注下利。前医治病，未求其本，故而不效也。投以麻杏石甘汤，麻黄用三钱。药后当夜得微汗，次日余按其脉，右寸转平。告曰："此将愈之兆也。"果然，即日泄泻停止。五月之病安然而愈。

按：上案右寸脉独紧，呼吸气促，此乃邪袭于肺，肺气闭阻之候。肺热下移大肠，则泄泻不止。先生根据"肺与大肠相表里"之理论用辛凉疏达、清肺泄热之法获愈。独具匠心，允称至当。

一人 脾虚泄泻一年有余。诸方不能效。余忆及《池上草堂笔记》有干荔枝能治愈久泻之说，试服果效。始煎十二枚，渐加二十四枚，服药一月，竟愈。

按：荔枝有健脾益胃之功。《玉楸药解》云："荔枝，暖补脾精，温滋肝血，功同龙眼。"《泉州本草》谓："治老人五更泻，则更佳。"

陈阿瑞 患泄泻年余，时溏时泻，日三五次。每于饭后欲便，肛

门重坠，胸腹胀满。前医皆用理气疏肝、补肾固涩、健脾和胃，皆不效。其实，此胀虚气填塞之故也。肛门下坠，中气下陷也，宜用益气升清，健脾扶元。

黄芪一两　白术五钱　陈皮一钱　升麻二钱　柴胡二钱　党参三钱　甘草一钱　当归二钱

二诊：好多，大便日一二次。

黄芪一两半　白术五钱　党参五钱　柴胡二钱　升麻二钱　甘草一钱　陈皮一钱

三诊：将愈矣，守前法。

黄芪一两　白术五钱　党参五钱　柴胡二钱　升麻二钱　甘草一钱　陈皮一钱　淡附子二钱

按：泄泻日久，出现肛门下坠感、腹部胀闷、神疲乏力等症，为是中气下陷，故用补中益气汤升阳举陷。此外，肾阳不足，则不能温煦脾阳，脾阳久虚，亦可累及肾阳，故在三诊中增入淡附子，温补脾肾，加强生发之力，庶不变生枝节。

一人　苦于肾泻，看遍名医，花钱无数，年半不愈，舌绛而脉弦，召余诊。余查本草，其中记述：有一孝子为其老父患肾泻而苦恼，祷告诸神，是夜，梦神告之曰独服海参可愈，试之果验。此法借神托梦，虽属荒谬，而海参补肾益血，可治泄泻，不妨试之。余劝其煨服海参，未服半斤而愈。

按：《纲目拾遗》云："海参生百脉血，治休息痢。"《随息居饮食谱》云："海参可治脾弱不运，痰多便滑。"上例久泻舌绛脉弦，已见伤及肝肾，故用海参养肝、补肾、止泻而收良效。

秦师母　吐泻大作，如米泔水，汗出，脉伏肢冷，气息低微，人事昏昏，此阴寒之时疫也，若服寒凉之剂，则不可救矣。阴霾弥漫，真阳欲脱，危在顷刻，急服回阳之剂或有可救。

厚附子五钱　党参一两　甘草四钱　姜炭四钱　伏龙肝一两　桃仁二钱　红花二钱

二诊：吐利止，厥亦回，脉细而弱，将愈矣。

淡附子三钱　党参五钱　白术三钱　甘草一钱　炮姜一钱

按：乙丑年霍乱暴发流行，死者不计其数。是症四肢厥冷，冷汗淋漓，脉伏，吐泻如米泔水样而无秽浊臭气，证属阴寒为患，阳光将息。故用大剂急救回阳汤，回阳救急，以挽残阳。本方出自《医林改错》，专为霍乱亡阳而立。先生用本方救活阴证霍乱患者甚众。

李君　素有郁热，复感时邪，时疫交作，涌利呕吐，腹痛绞肠，舌苔黄腻，脉濡而数，濡则为湿，数则为热。湿热壅伏，治宜清化。

黄芩一两　焦山栀五钱　蚕沙一两　豆豉三钱　半夏三钱　橘红二钱　蒲公英一两　鲜竹茹一两　黄连三钱

二诊：大瘥。黄芩定乱汤全方再服一帖可也。

按：本例为湿热之邪壅遏中焦，病热暴急，吐泻交作。当见泻下臭秽、头痛烦渴、小便短赤、舌红苔黄等症，方用王孟英黄芩定乱汤清热泻火，化浊辟秽。

（《范文甫专辑》）

汪逢春

泄泻医案举隅

汪逢春（1884~1949），民国医家，“北京四大名医”之一

王左　六十七岁，四月十九日。

大便泄泻，嗳噫泛恶，胸闷不舒，中脘嘈杂。老年中气已衰，脾胃两惫，拟以辛温和中，甘润疏化，所谓中气不足，溲便为之变也。

淡吴萸钱五　川连同炒，七分　淡干姜七分　淡附片盐水炒，一钱　香砂六君子丸四钱　范志曲三钱　北秫米一两，三味同布包　生熟苡米三钱　连皮苓四钱　玫瑰花七分　生熟谷麦芽各三钱　香橼皮钱五　大红枣七枚　潞党参五钱　枳壳一钱　白米同炒，三钱　饴糖五钱

以上二味煎汤代水。

二诊：四月二十二日。大便渐转溏薄，嗳噫已止，中心烦热，热则不能食，口干舌燥，两脉细弱无力，脾胃两惫，神气先衰，拟以温和摄纳，佐以补中之味。

淡附片盐水炒，七分　淡吴萸钱五　川连同炒，七分　淡干姜七分　香砂六君子丸五钱　范志曲四钱　北秫米一两，三味同布包　姜竹茹三钱　玫瑰花五分　连皮苓四钱　生熟谷麦芽各三钱　大红枣十枚　鸡内金水炙，三钱　饴糖五钱　潞党参五钱　枳壳同炒，一钱

二味煎汤代水。

上上紫油肉桂一分，上上川连二分，淡干姜二分，三味同研细。

以小胶管装好，空心，匀两次，淡盐水送下。

三诊：四月二十六日。屡进温和摄纳，中心烦热已止，大便亦畅，挟滞而下，舌苔浮黄，质绛，两脉细弱无力，再以前法加减，病虽向愈，高年气营两亏，诸宜小心。

淡附片盐水炒，一钱　淡吴萸钱五　川连同炒，七分　淡干姜一钱　香砂六君子丸五钱　范志曲二味同布包，四钱　玫瑰花去蒂，五分　连皮苓四钱　鸡内金三钱　北秫米布包，一两　生熟谷麦芽各三钱　大红枣七枚　建莲肉三钱　炒焦潞党参五钱　白米三钱　枳壳同炒，一钱　饴糖五钱

二味煎汤代水。

上上紫油肉桂一分，上上川连二分，淡干姜二分，三味同研细末。以小胶管装好，匀两次，淡盐水空心送下。

刘右　四十三岁，四月二十日。

左脉细弦而滑，右部细弦，舌苔白腻，两胁与胃脘皆痛，呕吐食水，其味酸而发热，大便艰涩，胃病已久，且有嗜好，拟以先治中焦。病已深矣，治之非易也。

旋覆花钱五　代赭石一两　附子理中丸三味同布包，五钱　淡吴萸一钱　川连同炒，七分　淡干姜七分　新绛屑钱五　全栝楼五钱　苦楝子钱五，同炒　郁李仁三钱　黑沉香三分，同打炒　鸡内金三钱　鲜佛手三钱　炒赤苓四钱　姜竹茹三钱

陈廪米五钱，炒焦，煎汤代水。

顾左　二十岁，六月十八日。

泄泻颇甚，腹胀且痛，舌苔白腻，两脉细濡。饮食失调，寒伤肠胃，势将转痢，亟以芳香分利，生冷宜忌。

鲜佩兰后下，二钱　煨葛根一钱　鲜藿香后下，钱五　制厚朴钱五　川连同炒，七分　焦苍术三钱　鲜煨姜七分　花槟榔三钱　保和丸布包，

四钱　焦麦芽四钱　木香梗一钱　枳壳片炒，钱五　赤苓皮四钱　生熟赤芍各钱五　青皮同炒，一钱　建泻片三钱　白蔻仁二分　落水沉香二分，二味同研细末，匀两次药送下

二诊：六月二十二日。泄滞并下次数已减，腹痛后重亦除，舌苔白腻而厚，两脉细弦而濡。饮滞化而未净，拟再以升阳和中，推荡宿垢，饮食小心。

煨葛根一钱　制厚朴钱五　川连七分，同炒　鲜煨姜一钱　焦苍术三钱　保和丸布包，五钱　花槟榔三钱　焦麦芽四钱　鸡内金三钱　香砂仁钱五　木香梗一钱　枳壳片钱五　赤苓皮四钱　新会皮钱五　建泻片三钱

孙左　六十八岁，八月二十三日。

左脉滑大而数，按之无力，右部细弦而涩，大便溏泄，昼夜五六次，小溲短少，非大便时不通，肛门气坠，饮食减少。老年人气亏，湿热下注，拟以升其不足，泄其有余。

绿升麻七分　川连同炒，七分　煨葛根一钱　枯芩炭钱五　土炒白术四钱　淡吴萸盐水炒，钱五　炮姜炭七分　扁豆衣三钱　焦苡米四钱　连皮苓一两　干荷梗尺许　大腹皮洗净，三钱　生熟赤芍钱五　香砂六君子丸布包，五钱　建泻片二钱　全当归三钱

二诊：八月二十六日。药后泄泻渐减，饮食亦增，气坠脱肛，舌苔白腻，左脉虚大、右部细濡。老年人气营两亏，湿热下注。前法小效，拟再以升其不足，调和中下两焦。

绿升麻一钱　川连同炒，七分　煨葛根一钱　枯芩炭钱五　淡吴萸盐水炒，钱五　土炒白术三钱　连皮苓四钱　炮姜炭七分　扁豆衣三钱　建泻三钱　范志曲布包，四钱　干荷梗尺许　焦苡米一两　潞党参五钱　白米同炒透，三钱　粉甘草一钱　全当归三钱

（《泊庐医案》）

刘树农

祛风利湿化瘀逐邪大法求通
温脏清腑斡旋升降寒热并用

刘树农（1895~1985），上海中医药大学教授

根据我点滴的临床经验，认为大多数慢性泄泻的邪正斗争焦点，确是在于肠间，因而引起肠道的种种病理变化。肠为腑属阳，“腑以通为补”，古有明训。即久泻亦必遵循《内经》治疗久病的“雪污”“拔刺”“决闭”“解结”的方法（《灵枢·本神》），着重于祛邪，着重于通利。正如张子和说：陈垄去而肠胃洁（《儒门事亲》）。徐灵胎在评《临证指南·泄泻门》时，也曾指出“若滥加人参、五味，对正虽虚而尚有留邪者，则此证永无愈期”。因此，在任何治疗方法中，总不能离开一个“通”字。

清利肠间湿热，佐以活血化瘀

在用通法的基础上，清利肠间湿热以祛肠间之邪，自无疑义，兼用活血化瘀，则借鉴于西医学的观点。不同于王清任用膈下逐瘀汤治疗久泻的论点，因王清任所谓的病机，近于臆测。而西医学检验所得的肠间局部红、肿、热、痛和由于血液循环障碍而导致的结肠黏膜坏死脱落后形成的缺损等等，其机制都可以用中医理论来说明它们和血瘀有直接联系，可参考胃脘痛的治疗。

目前认为清利湿热药具有消炎作用的如蒲公英、夏枯草，具有凉血清热解毒的炒银花，破瘀消肿的败酱草，消炎止痛疗疮疡的白芷和《金匮》用以治“腹痛有脓”的苡仁等药，皆在所必用。

郑某 男。1977 年 2 月 22 日初诊。

30 余年长期腹泻，每日数次，进食油腻则加剧，1976 年 11 月间出差外地，突发寒热，腹痛则泻，大便呈水样状。便检：有红白黏冻，红细胞（++++），白细胞（+++），经补液及对症治疗后回沪。在某医院做乙状结肠镜检查，距肛缘 19cm，3 点处见溃疡，黏膜充血，18cm 处见乳头样物，状粗糙。继又做纤维结肠镜检，结果基本如上，但在距肛缘 30cm 处又发现一溃疡，取活组织送病理室检查，结果为肠黏膜慢性炎症，腺体增生。在某医院内科叠进中西药，未见显效。

目前见症为每日大便溏薄数次，食油腻则腹泻伴有腹痛，食纳不香。大便常规检查：烂，黄，不消化食物（+），红细胞、白细胞均少量。苔薄黄而腻，舌偏红，脉弦细带数。湿热久羁，伤及肠体。治法：除湿热，活血脉，清大肠。

处方：

煨木香 12g　槟榔炭 9g　煨防风 12g　丹参 12g　红花 6g　生苡仁 12g　蒲公英 12g　夏枯草 12g　羌独活各 6g　炒黄芩 6g　香连丸 3g　败酱草 6g

患者病久，厌服煎剂。因研药为粉，分作 30 份，每日早晚各用开水和服 1 份。

二诊：1977 年 3 月 9 日。大便稍成形，次数亦渐减，纳食较差，腹痛偶作，大便常规(－)。但仍不能进油腻食物，舌脉如前，仍守上法。

煨木香 9g　槟榔炭 12g　煨防风 12g　炒银花 15g　丹参 9g　红花 6g　白芷 3g　当归 6g　槐米炭 9g　侧柏炭 9g　香连丸 3g　败酱草 9g　生苡仁 12g　蒲公英 12g　夏枯草 12g

上药研为极细粉，分作 40 份，每日早晚各用开水和服 1 份。

三诊：1977年4月6日。肠间疾患稍见减轻，但仍不能进食油腻。近来体重有下降趋势，但仍宗上方兼养脾胃之阴，扶正以祛邪。

丹参9g　红花6g　炒银花12g　侧柏炭12g　蒲公英12g　夏枯草12g　香连丸3g　地榆6g　败酱草9g　生苡仁12g　煨防风12g　大白芍12g　山药15g　白扁豆9g　制黄精9g

上药仍研为细粉，分作40份，服法如前。

四诊：症情及舌脉均如前，仍守上方，去黄精、扁豆，加陈皮9g、炒谷麦芽各15g、炙鸡内金9g、煨木香3g。

五诊：1977年5月25日。症情稳定，进油腻食物已无影响，体重亦稍有增加，显示肠间消化吸收功能有渐复之机。惟血压略偏高，拟兼顾之。

处方：

丹参9g　炒银花15g　生牡蛎30g　菊花18g　黄芩18g　煨木香3g　黄连3g　潼蒺藜18g　生苡仁18g　怀山药30g　败酱草18g　炙内金18g　生谷麦芽各30g　夏枯草60g

上药研粉，分作90份，服法如前。

自服药粉以来，症状逐渐减轻，体重日有增加，精神面貌均大有改善。一直到目前，患者仍间断服用原方，几年来未见复发。

祛风以胜湿，举陷以降浊

大肠乃“传导之官，变化出焉”，小肠是“受盛之官，化物出焉”（《素问·灵兰秘典论》）。在综合时则大小肠和脾胃三焦膀胱，同为仓廪之本。“化糟粕，转味而入出”（《素问·六节藏象论》）。这说明它们之间的相互依存、相互资生、相互影响的整体系统性，它们之间有一器官发生病变，也就必然影响系统中的其他器官。如肠间有病，影响了水液代谢而湿邪生焉。湿蕴复生热，并可妨碍营养的摄取和化物的排泄，减弱了“转味而入出”的正常运动。带给这一整体系统的病理变化，最显著的是清气不升，浊气不降。而主要的关键是清升而后浊降，盖欲降必先升。以往治湿多用温燥法，亦间有用具祛风作用的所谓风药，如防风、羌独活等，这类所谓风药的性味，都是辛香通达，既能胜湿，又无刚温燥烈之性，加剧肠间病变的不良作用，而且能升举在下之清气。我对有些久泻病人，具有腹胀痛、里急后重较甚者，辄用此法。

张某　男。1977 年 8 月初诊。

患慢性结肠炎多年，腹泻日 4~5 次，有时夹有脓血，解时后重不爽，时感腹部痛胀。连用中西药治疗，未见显效。诊脉浮滑，舌红苔根腻。湿邪偏重，肠间病变，清气在下。用“风能胜湿”和“陷者举之”之法。

羌独活各 9g　炙甘草 6g　川芎 9g　前柴胡各 9g　炒枳壳 6g　桔梗 6g　秦皮 9g　蒲公英 9g　黄芩 6g　大白芍 9g　香连丸分吞，3g

二诊：1977 年 9 月。上方服 7 剂后，大便次数大减，便中不复带有脓血，便后亦不感后重。脉不浮而沉，苔根腻渐化。上方去羌活、独活、前胡、柴胡，加煨木香 9g、槟榔 9g、焦楂曲（各）9g。

本病例迁延数年之久，初诊时尚具浮滑之脉，可以测知其原始病因是在于感受风邪，即所谓风木之邪，也就是《内经》所说“风气大来，木之胜也，土湿受邪，脾病生焉”(《素问 · 至真要大论》)。脾既病则湿邪滋生累及清气不升，复从此推测到风湿之邪久羁，产生了肠间病变，肠既病复加深了脾病，如此相互影响而致久泻不愈。从二诊不浮而沉的脉象来看，可知所谓风药的本能是在于祛风，谓其能胜湿，则含有五行相胜之义，而且是行之有效的方法。

温脏清腑，寒热并用

叶天士在《临证指南医案·便血门》领会了《金匮要略》黄土汤的方义，倡“脏阴有寒，腑阳有热”之说，这样的病理机制，不仅见之于便血，也为部分久泻病人所具有。治疗之法，就不妨黄土汤意而予以化裁。不过，脏之寒与腑之热，有孰轻重之殊，而前者是在脾抑在肾，还是脾肾同病，后者是湿热、血瘀、食积等何者偏重，亦须审慎辨别，举例如下：

来某 男，38岁。1982年11月16日初诊。

便下黏液稀水4年，每日3~4次，便时腹胀痛，细菌培养结果阴性，仅见透明黏液，气候变化时泻下较甚，便后稍减，纳谷一般，腰酸，怕冷。苔薄，脉沉弦。1981年2月26日钡剂灌肠检查结论为慢性结肠炎。腑阳有热，脏阴有寒，拟兼顾之。

灶心黄土煎水澄清煎药，60g 炙甘草6g 焦白术6g 熟附片先煎，6g 煨木香9g 川黄连0.9g 炒黄芩6g 蒲公英15g 夏枯草15g 陈皮6g 白芍15g 防风9g 炮姜炭3g 红藤15g

二诊：1982年11月23日。上方初服，排出黏冻及黏膜样物甚多，伴腹痛，次日大便黏冻减少，稍成形，每日仍有二次，第二次为糊状。原方加炒银花15g。

三诊：1982年11月30日。服药以后，大便次数继续减少，每日一次成形，有时肠鸣，形体消瘦，面色少华。脉细弦，仍拟原方追踪。原方加白芷3g，去灶心黄土。

本病例依据现代科学诊断，只是肠间病变，根据中医的传统观点，就必须考虑到其他脏器，需予统盘筹划。否则只见树木，不见森林，在施治时就不能必其有成。

（郭天玲　朱抗美　整理）

范中林

太阳阳明证泄泻

范中林（1895~1989），蜀中现代名医

太阳阳明证泄泻（过敏性结肠炎）

姚某某 男，46岁。四川成都某厂干部。

曾于1970年夏患阿米巴痢疾，经医院治疗，痊愈出院。因饮食不节，过食生冷，病又复发。中西医治疗月余，腹泻止。但其后因工作劳累，饮食不慎，又出现腹部隐痛，腹泻便稀，日三四次，1971年经四川省某某医院确诊为“过敏性结肠炎”“慢性肠炎”。在成都先后经多处医疗单位治疗，服中药100余剂，时好时坏，夏秋更重，迁延5年之久。1975年11月2日来诊，按太阳阳明证泄泻论治，月余而愈。

初诊：腹泻每日三四次，胃腹胀满隐痛，大便时稀时秘，无脓血。头昏，身痛，神疲面黄，肢体消瘦。舌质暗红，苔黄白而润，脉浮紧。此为外感风寒郁闭，寒湿留滞肠中，交织不解，迁延日久。属太阳阳明泄泻。宜先开腠理、除寒湿，以麻黄汤加味主之。

麻黄 10g　桂枝 10g　杏仁 18g　甘草 30g　法夏 18g

2剂。忌油腻、生冷。

患者几年前曾患痢疾，后又泄泻。虽排便次数较多，但无里急后重，下利赤白之主证；再参之西医诊断，当不再属痢疾。今头昏，身痛，苔黄白而润，脉浮紧，为太阳风寒束表之象。舌暗红，面萎黄，神倦体瘦，为病邪入里已久，邪实伤正之征。胃腹胀痛泄泻，表明外邪不解，内迫阳明，影响大肠而令传导失职。所以，此病应属太阳阳明合病泄泻。《伤寒论》云："太阳与阳明合病者，必自下利，葛根汤主之。"病机与此相似，为何不用葛根汤？因此证历时久，寒邪重，表实郁闭，水湿内聚，故须用麻黄汤解表散寒；加半夏燥湿，首开腠理，使邪仍从太阳而解。

二诊：服药后，食纳增加，余吐未减，舌脉同前。虑其久病邪实，兼之既往所服药中，参芩归地等滋补药较多，致寒湿胶着，一时难以奏效。原方加生姜，温散以助之，再进两剂。

三诊：头身略有微汗，疼痛减轻，苔腻稍减。腹痛、泄泻等尚无明显变化。继上方去桂枝，再服两剂。

四诊：太阳表实已解，时泻时秘虽减，但尚未根除。本自制针砂散方意，重用白矾，以攻其里，推荡阳明之湿浊。

针砂　白矾　绿矾　麦芽　广香　木通　硼砂　神曲　甘草

白矾 50g，余药各 30g，共碾细末，以红糖 500g，拌之为丸，如梧桐子大。日二服，每服 2 粒。连服 20 余日，遂痊愈。1979 年 6 月 24 日追访，从病愈以来，未再复发，身体健康。

《素问·阴阳应象大论》云："清气在下，则生飧泄"，又云"湿胜则濡泻"。泄泻一证，虽有急性多实则泻之；久泻多虚，虚则补之之说，但临证不可拘泥。本例病程虽久，但仍以实邪为主，即风寒湿邪，久郁不得外泄，水湿内聚肠胃之间。加之"水反为湿，谷反为滞，精华之气，不能输化，致合污下降而泻利作矣"。应属太阳表证与阳明里证同病，而以水湿实邪为重。即使有伤正之象，亦不可补。虽有里实，因表证尚重，更不可下。太阳为开，阳明为阖。诸泄之成“多原于湿”。故以麻黄之峻，开其表实；继以针砂之方，推荡里湿。湿邪去而泄泻止。

（《范中林六经辨证医案选》）

久泻重祛邪，大法通为要

杜雨茂（1934~　），陕西中医药大学教授

久泻之医多用补，倡正虚之论，自古如此。余初入杏林，悬壶乡里，对此笃信不疑，然则临证投药，虽验者不少，不效者亦时时间出焉，甚者愈补愈烈，病情有加。自此方生疑窦，遂求古训，参家政，研证机，觅新途，方悟久泻之机，非纯正虚，病邪久恋亦多，对此必须运用祛邪之品，疗效稳固，病程缩短。余临证祛邪，常用以下数法。

御寒热，清中州，升降有序

久泻患者，或饮食不节，或外邪直中，郁而化热，或热毒蕴结，久而正虚寒化，以致寒热错杂于中，或寒热格拒于内。邪毒之恋，使中焦脾胃气机升降失调，脾阳不升反降，则为泄泻，胃阴不降反升，则见脘痞胀闷，甚或恶心呕吐。此类病人，临床最常见，或口干而不喜饮，或喜热饮，或喜冷饮，口苦，或泻下之物臭秽灼肛，或溏泻不热，舌质或红或淡，苔黄白相兼，或舌尖红、苔薄白，脉弦数等等，不一而足。是证似热非热，如寒非寒，最宜详辨。其治疗大法，应清其热，散其寒，寒热并用，使中焦得清，枢机自转，清者升，浊者

降，升降相因，诸证自除。然应详分寒热之多寡，或热多寒少，或寒多热少，或寒热并重，治时稍异，针对病机，丝丝入扣。余喜用仲景之半夏泻心汤化裁，热多者重用芩连，寒多者增大干姜剂量。同时加入淡渗利湿之茯苓、扁豆，以除湿邪、畅气机。如腹胀痞满甚者，气机不能通之故，可酌加陈皮、厚朴，不可泥于正虚，胃肠贵在通降，脾机重在转输，如胃肠气机不调，脾机不转，补之无益。

清热毒，兼扶正，畅达气机

患者或因寒而化热，或素体阳盛，或素喜辛辣炙甘油腻等，致热毒久恋，脾阳不升，水谷不别，而成久泻，或数月不解，或至年累月不愈，病情缠绵。然因长期泄泻，后天不健，营养匮乏，多表现为肌肉消瘦，动则气喘，食后饱胀等虚弱之象。同时，是证又有口唇红赤，舌尖红，大便臭秽，或伴有肛门灼热感，里急后重，口渴喜饮，脉数，苔黄而腻等热毒蕴结之证。故治疗时，虽有虚象，而不受补，清热解毒，兼以扶正，解决主要矛盾方为的法。若热毒不清，一味补正，则有助邪之弊，病必不除，甚或如火加油，热更猛烈。邪毒一清，正气自复，所谓邪去而正自安。余于临证，常分别施治，热毒较重，后重明显，或挟有脓血者，以白头翁汤化裁。若热象较轻者，每以葛根芩连汤变化投之。但应注意，此证毕竟为久泻，正气必然不足，应用此法时，可酌加沙参、麦冬、太子参等益气养阴之品，以顾护正气，方为万全。

化瘀滞，通血脉，促进运化

久泻之人，每多兼瘀，所谓久病入络者是也。脾主中州，主运化而灌溉四旁，五脏六腑四肢百骸皆赖以养。或因饮食不节，或情志失调，或毒邪蕴结等。日久不愈，每致气血失和，脾络瘀滞，运化不良，形成恶性循环。临床上，每见患者里急后重、泄泻不止、脘腹胀满、舌质紫暗等气滞血瘀之象，更有患者，大便时干时稀，反复不愈，诚为瘀血使然。余于治疗之时，重以化瘀通络，脾络一和，运化复常，水津四布，泄泻即止。具体治法有二，一则首辨寒热虚实，针对病机投方，其后在辨证施治的基础上，加入山楂、当归、丹参、木香，丹参不宜超过18g，当归不宜超过12g，否则有滑肠之弊，木香之量亦不可过大，以免伤阴。二则病者若瘀血症状明显，或有胃肠道肿瘤者，以活血化瘀为主，当以三棱、莪术、香附、川芎、赤芍、山楂、红花等随症加减，并注意加扶正之品，总以平和不伤正为度。

利湿浊，开旁道，通因通用

久泻病人，多因水道不畅，三焦气化功能紊乱，水不入膀胱而偏走下肠。临床上，此类病人多伴有膀胱气化不畅，小便短少，大便呈水样，少腹胀满，舌淡苔薄白，而寒热症状不明显，尤多见于小儿长期腹泻者。治疗之时，首应通利小便，恢复三焦膀胱气化功能，开通旁道，使水湿自小便出，大便自干，所谓利小便而实大便之法也。余每用经方五苓散化裁。消化不良者，又当加入焦三仙，气滞重者可酌配厚朴等，此法最验。

祛风邪，疏肝体，木柔土调

风为百病之长，其性善变，五行属木，内应肝脏，肝多夹风干扰中土，形成泄泻。同时久患泄泻，正气不足，又常易招受风邪。此证常见腹痛即泄，或完谷不化，或因情志变化而加重，或经治不愈，脉见弦，舌淡苔薄白等。治疗之时，当祛风邪，柔肝体，调畅气机，肝和体柔，不犯中土，泄泻自除。余每以痛泻要方加柴胡、荆芥等祛风柔肝之品，除可入肝祛风、条达肝气外，荆芥、防风尚可入肺，启肺机，开肺肠壅塞之气，确可起提壶揭盖、调水之上源之功，实为一举而两得，故收效迅捷。

荡顽痰，洁肠腑，变化有度

久泻之人，津液不能正常输布，走于肠间，凝而为痰。痰饮交结，肠腑不洁，不能分清泌浊，水谷不别，夹杂而下，故作泄泻。每见肠鸣辘辘，水谷不化，或大便黏腻不爽，甚有白冻，舌淡苔润，脉濡或滑，实为痰饮作祟。故治疗当依据祛痰为主，尤其经多方治疗而不愈者，责之最效，余每二陈汤加减化裁，脾虚者加入白术、党参；消化不良者，又当佐以三仙；气机不畅，痞满较甚者加入厚朴等。顽痰一去，肠腑自洁，变化有度，泄泻自止。

消积滞，健脾运，和中止泻

久泻病人，或因饮食失调，过食、暴食、恣食不易消化之物，滞碍脾胃，食积于中，而下泄于肠，或因久泻脾虚，运化无力，稍食不慎，即为积滞，每见泻物酸臭，多夹完谷，泻后觉舒，嗳腐吞酸，恶心呕吐，苔腐腻垢浊，脉多沉缓，多伴脘腹胀痛，不思饮食。若积久化热，则见泻物酸臭，泻利不畅，口苦而干，喜饮。甚或发热，不喜食，苔黄而腻等，治应消导。余每分别治之，热象不著者，以保和丸加减，酌加麦芽、扁豆、白术、鸡内金等，或合平胃散；热象较著者，又当用枳实导滞丸加减，若伴有发热者，以大柴胡汤加减治之。

并消补，合散涩，左右逢源

久泻不止，大肠滑脱，下窍失约，收摄无能，而见下利无度，不能自控，或时时遗出稀水粪便，气短神疲，腹中胀痛，脉弱，舌淡苔少。治应消补兼施，涩散合用，若一味用补涩之法，往往有留邪壅滞之弊，病必不除，故治疗之时，当视具体情况，恰当用药。余每用真人养脏汤加减，方中木香调气通滞，以防诃子、粟壳收涩太过，另加焦楂、神曲助脾消谷，以防参、术补而壅滞，如此配伍，方为万全。

以上各法，在使用时，根据病情之异，有时则需互相配合应用，如清热和活血化瘀、消补与清热等等，灵活配伍，使药证对应，乃其要也。

王某　男，46岁，干部。1979年12月2日初诊。

泄泻3个月余未愈。3个多月前，突病腹泻，未予介意，数日后仍不止，始就医诊治，屡用抗菌药及中药多剂不效。大便呈稀糊状，色黄，无脓血及后重，每泻前腹痛肠鸣，泻后稍舒，日泻三五次，最多一日可达十余次，伴见嗳气，腹胀，食欲减退，口苦而黏腻，脉细，两寸弱，舌尖红，苔薄白。此属脾虚有寒，肠胃有郁热所致寒热错杂之泄泻，病机与半夏泻心汤证相符，故以该方化裁。

处方：

姜半夏10g　党参15g　黄连3g　黄芩6g　干姜9g　大枣5枚　茯苓13g　扁豆15g　炙甘草6g　焦楂13g　厚朴10g　苍术7g　煨诃子12g　白术7g

二诊：12月10日。服上药6剂后腹泻全止，大便转常，精神食欲好转，腹微胀，脉细略弦，舌淡红、苔根部色黄。守前法再服，以巩固疗效。前方加广木香 3g，增白术、黄芩各 2g，去大枣。6 剂，水煎服，终剂而愈。

武某 男，45 岁，工人。1985 年 4 月 4 日初诊。

泄泻 5 个月余，去年 12 月因饮酒后出现腹泻，严重时每日达十余次，泻时腹痛，曾多次入院就医，迭进中西药物，有时服药后泻止，大便数日不行，停药则泻又作，迁延至今。

现觉右侧上腹部隐痛，口苦，口干，欲饮水，纳可，纳后反酸，身困乏，怕冷，小便黄。舌质暗红、苔厚白腻、中间黄晦，脉缓弱。化验肝功正常。

此证属脾虚有寒，酒食化热，同时又有肝克脾土之机，故治疗当寒热并用，祛风疏肝，取二法合用。

处方：

防风 8g 柴胡 9g 白术 12g 党参 14g 茯苓 14g 苍术 9g 黄连 4g 炮姜 5g 附片 7g 煨诃子 12g 炙甘草 6g

二诊：4 月 11 日。服药 6 剂后腹泻减轻，腹已不痛，仍觉身困乏力，口干。舌质暗红、苔微黑而厚，脉缓弱。上方加炒麦芽，党参改为 15g，附子改为 8g，以增强温脾散寒之功。

三诊:4 月 18 日。服药后大便 1~2 次 / 日，便已成形，余症均好转。续上方化裁，调理善后，又服 6 剂，病告痊愈。

王少华

宜先行通腑，勿率用兜涩

王少华（1929～　），江苏省兴化市中医院主任医师

治疗久泻，不可轻率使用兜涩法。须知本病有积滞逗留者，有湿热内阻者，有清阳不升者，更有久泻伤阴者，临证时应首先分清病机，区别证型，而分别采用通腑、厚肠、升阳、养阴等法，才能收到较好的疗效。

先行通腑，大黄以祛陈莝

泄泻一证，其病位在肠腑。大肠为“传导之官”，小肠为“受盛之官”，前者司“变化”，后者主“化物”，一旦肠腑发生病变，必然“变化”无权，“化物”少能，于是曲肠之分形成积滞。久之中州渐亏，难以运化，积滞愈甚，或陈积甫去，新积又生。积滞与肠胃不健两者之间相互影响，循环往复，互为因果，并由此而脾虚及肾，而肠滑不禁。不难看出，积滞是起病之因，临证时须遵循“必伏其所主，而先其所因”的治则才能使病向愈。为此，我治久泻，初诊时每从“陈莝去而肠胃洁”立法，先行通腑，取源远流长、积去泻止之意。至于具体药物，常首选大黄。查本品拥将军之称，《景岳全书》药物四维中列为二良将之一，具悍利之性，有推陈致新之能，速战速决之功，虽属

苦寒之性，却无阴凝之弊。且根据证情，通过适当配伍后，则大黄的运用，可清可温，可消可补，可升可降。在实际运用时，还应注意两个方面：

其一，久泻虽有积滞，但毕竟是虚实夹杂的病机，因而大黄辄用小量，我们掌握日用量在 3~6g 之间。

其二，用大黄奏效后，并不立即停服，而采用通涩并施的方法，以大黄配罂粟壳为对药，用等量，临床验证，两者合用，有下不伤正，敛不留邪，互制互济，相反相成之功。

叶某 男，44 岁。1988 年 3 月 11 日初诊。

大便泄泻，夹有白色冻腻，日约五七行，历四载而不减。腹部冷痛，喜温恶清，拒按；其痛也，起于临圊之前而止于如厕之后。脉象沉细有力，舌淡，紫气隐隐，边有齿痕，苔白。寒伏阳明，积停曲肠也。幸胃纳一若平时，食后亦少胀意，中气未馁。治宜温里散寒，化积通腑，仿仲师方。

药用：

淡附片 10g　北细辛 3g　肉桂 3g　小茴香 3g　广木香 6g　苍术 10g　白术 10g　锦纹大黄后下，5g　焦楂曲各 15g　炙甘草 3g　煨姜 3 片

复诊：1988 年 3 月 14 日。前议寒积内伏肠府，论治则非温无以逐其寒，非下无以驱其积，投大黄附子汤加味，服药 3 剂后如鼓应桴，昨日大便仅两行，白冻已少十之七八，腹痛亦减过半。药既应手，未便更章。原方续进 3 剂。

三诊：大便日 1~2 行，质先硬后溏，稍有白冻，腹痛几瘥。遂于原方中去肉桂，加西砂仁 3g（后下），大黄减为 3g。3 剂。

四至五诊：大便日或间日一行，质转干，白冻全无，自觉无所苦，先后用三诊方去细辛、焦楂曲，加太子参 15g、赤茯苓 15g。共服汤药 15 剂而愈。

寒热互济，厚肠功推黄连

昔贤久有黄连厚肠之说。厚者实也，黄连乃苦寒泻火、燥湿清热之品，用黄连厚肠，亦清泄阳明湿热，以通为补，以薄为厚之意。在一般情况下，夏秋湿热泄泻或热痢初起，香连丸几乎必用，疗效卓著。但我在这里介绍的是治虚寒泄泻用黄连厚肠的实例。对于这一问题，我的认识有二：

其一，久泻者病涉脾肾，虚寒者居多，附子理中、四神等为常用之方，此类姜、附、吴萸辛热之品，久服难免有化燥伤阴之虑。若参入一味黄连，则寒热互济，阴阳相随，从而收相反相成、以薄为厚之功。

其二，“久泻无火”之说，有其临床指导意义，理应效法。然而中青年人体质有阳盛或肝火素旺者，有阳明湿热偏胜者，更有如上述因常服辛热之药而化火者，因而久泻未必无火。当寒湿渐欲化火而寒证犹未弭，火象尚未露，无从辨证时，一经施以苦寒之黄连，可灭湿火于萌动之初，以达潜消默化的境地。在实际运用时，还根据节令的不同而分别用方，如在夏至至白露之间，多用连附六一，兼取渗利之意；其他季节则以连理汤为主。此外，连理汤证患者，由于脾虚在先，日久往往有土亏木横，肝旺乘脾而致泻前腹痛，胸胁胀闷，每逢急躁或抑郁即胀痛诸症丛生者，则遵照《内经》“肝欲散，急食辛以散之，以辛补之，以酸泻之”的指示，再参入一味乌梅以酸泻肝木，既取其制木克土，又可涩肠。乌梅与黄连配伍后，前者酸收而后者苦泻，如此则虽收而无兜涩留邪之弊。

顾某 男，45岁。1988年9月2日初诊。

便泻两载零七月，日约二至七八不等，或溏薄，或濡泄，或完谷不化，临圊前肠鸣辘辘，偶见腹痛，不饥不纳，口中和，不欲饮，面色无华，神疲乏力。脉象濡细，舌正红、苔白，中心厚腻。证属太阴虚寒，论治法当温补。然节在处暑而暑热未处，夫暑为阳邪，况暑必夹湿，似宜参以苦寒清泻、甘淡渗利之品，以冀虚得补而寒得温，暑能清而湿能渗，如此则各得其所而免顾此失彼。

处方：

淡附片 6g　太子参 20g　苍术 10g　白术 10g　淡干姜 6g　六一散布包，30g　赤茯苓 15g　西砂仁后下，3g　煨木香 5g　川雅连 3g　炙荷蒂 3 枚

上药服 3 剂后，大便由每日五六行减为一二行，质变濡泄为先较干后溏薄，肠鸣亦有好转。二诊时去赤茯苓，加煨葛根，三诊时去六一散，加怀山药，四诊时胃纳日馨，谷食迭增，大便日一行，质变渐干，自觉无不适感。处方用香砂六君子丸 120g，每日 3 次，每次 6g。愈后迄今未发作。

斡旋中气，升阳每求羌葛

《景岳全书·泄泻》篇云：“泄泻之本，无不由于脾胃。”《素问·阴阳应象大论》篇亦云：“清气在下，则生飧泄。”这是因为脾胃为仓廪之官，中州升降之枢纽，一旦脾胃亏虚，则气机升降不利，清阳无以鼓舞，该升不升，应上反下，由此受纳失职，运化无权，以致摄入之水谷，化湿成滞，湿滞内阻而生泄泻。日入湿浊困滞脾阳，清气愈不能升，湿滞更为猖獗。湿浊与脾弱互为因果，于是久泻不愈。

考虑到清阳升则浊阴降，倘得中气斡旋，湿滞下走，则泄泻当止。可见对久泻患者应把升阳作为治疗关键之一。选药方面，我常采用煨葛根、川羌活之属，后者尤适用于“湿胜则濡泄”者，取风药有胜湿之功。

苏某　女，61岁。1987年12月6日初诊。

客夏数度冷食，中阳受戕，以致脘腹胀痛，大便泄泻。迁延一载有半，刻下腹痛虽止，惟仍便泻完谷不化，日必三四行，且进食未几辄如厕；胃纳欠馨，餐后脘腹或有胀时，临圊前肠鸣辘辘，面色萎黄，神情疲惫。脉象沉细无力，舌淡有紫气、苔白根腻。证因泻久伤及脾阳，清气下陷使然。法当健中升阳，兼以厚肠，治病必求于本也！升阳益胃汤主之。

处方：

潞党参12g　炙绵芪10g　焦白术10g　赤茯苓15g　西砂仁后下，3g　陈皮10g　淡干姜5g　川黄连2g　川羌活10g　煨葛根10g

二诊：服药5剂，大便渐干，日二行，胃纳渐馨，腹亦不胀，惟临圊时仍肠鸣辘辘，症情大有转机。后以此为基础，加用山药15g、炙甘草3g。共三诊，服药15剂而瘥。

久泻阴伤，养阴寓于扶阳

久泻患者之病机，非脾虚，即肾寒，此人所尽知。而泻久伤阴，或分利太过，终致阳损及阴者，临床非罕见。惜乎一经提及护阴疗法，则医患双方常难以接受。须知阴已伤而不予顾及，依然一味扶阳，其阴焉能再复？病理何时转机？惟有寓养阴于补阳之法中，才能药证相对而尽全功。

经观察，久泻重在脾阴不足，其次为肾阴亏损。性别方面，女子阴伤者多于男人。阴伤的辨证关键在于虚热之象，如见口干，虚烦，夜寐欠安，小溲黄赤，大便下迫较急，甚则舌偏红而苔净等。治宜重以扶阳轻以养阴，兼之寓清于温，以张介宾胃关煎为代表方。药用熟地黄、炒白术、炒干姜、制吴茱萸、炙甘草、炒扁豆、炒山药、附子、黄连等。

张某 女，43岁。1988年7月29日初诊。

始则饥饱失节，继则入水劳作，中气虚于先，寒湿袭于后，以致中州枢纽不利，升降失司，于是腹痛隐隐，喜温恶冷，肠鸣辘辘，大便完谷不化。证经三载余，自客冬起始，脾病累肾，又见五更泄泻，日约四五行，面黄，形瘦，询得纳少，口干不多饮，神疲乏力，夜寐多梦，小溲色深黄，脉细微数，舌正红、苔薄白、近根罩黄，阳病及阴矣，当兼顾之，胃关煎主之，四神丸亦主之。

处方：

熟地黄15g　山药20g　白扁豆15g　焦白术10g　炮姜6g　淡附片6g　淡吴萸3g　补骨脂10g　煨肉果5g　川雅连3g　炙荷蒂3枚

复诊：8月1日。前议脾肾虚寒，日久阳病及阴，予燮理阴阳、温清并进之剂，服药3剂后尚合病机，大便日仅二行，惟临圊前依然肠鸣，腹痛，纳少，口干，先后二天俱伤，非旦夕之功所可奏效也。前方去白扁豆、补骨脂，加潞党参20g、煨白芍15g。3剂。

三诊：大便日一二行，质渐转干，且思纳食，他恙亦均轻减，守原方5剂。

四诊：大便日或间日一行，质转干，后稍溏，无不适感，眠食日趋正常。用二诊方去附片、川连，加炙甘草3g。5剂。遂愈。

除上述四法外，治久泻还要考虑到二审：一审督脉之为病。由于有八脉隶属于肝肾之说，而"五脏之伤，穷必及肾"，肾阳不振者，往往累及奇经督脉，症见腰背部怯冷酸痛，此刻又宜参入壮督之品，如鹿角霜、菟丝子、小茴香等。采用温补"阳脉之海"的手法，对于元阳的恢复大有裨益。二审时令之变迁，如长夏多湿热夹杂，不妨兼投苦寒；入冬则寒邪益甚，直需益火消阴为是。

（王卫中　整理）

熊继柏

久泻需细审，祛邪乃首务

熊继柏（1942～　），湖南中医药大学教授

慢性腹泻一证，一般认为虚证多而实证少，据临床所见，单纯之虚证固然不少，但虚实夹杂之证却往往更为多见，每因邪气未去而久泻不愈，愈泻愈虚，以至邪犹存而正又虚。治疗时又多注意理虚而忽视其邪实，虽屡投健脾、固涩之剂亦不能取效。对此，务在先去其实邪，后顾其正虚，或祛邪与扶正兼施，必使邪去正安，方可获愈。

气郁久泻

杨某　男，34岁，农民。1977年2月诊。

自诉10年前患"慢性结肠炎"，曾经中西医治疗。10年来，泄泻时作时止，泄下时往往水谷夹杂，并伴胁腹胀痛、胸闷呕逆、嗳气、矢气等症。而且饮食减少，食后即觉腹胀，形体逐渐瘦弱。询其发病之由，答曰：初起原因不明，此后或由饮食不适，或因情志刺激，均可导致胁腹胀痛而触发泄泻。询其痛泻之状，答曰：胁腹疼痛与泄泻相兼，但泻后痛仍不减，必待嗳气或矢气之后，其痛始觉减轻。询知其平日亦多心烦易怒、心情抑郁不舒等症。察舌质淡红、舌苔薄白，脉弦。

此证表现一派气郁特点，由肝失条达，气逆侮脾，致气机失调，于是胁腹胀痛。脾失健运则清气不升，致使上不能纳，下不能摄，于是饮食减少而泄泻频作。遂拟抑扶脾法，用痛泻要方合四逆散治之。

白芍 20g　防风 10g　陈皮 10g　焦白术 15g　柴胡 10g　枳壳 6g　甘草 6g

服药 10 剂，胁腹胀痛明显减轻，泄泻亦缓。改拟香砂君子汤和柴胡、白芍以善后巩固，嘱其再服 20 剂，其病终获痊愈。

本例泄泻由肝脾失调所起，肝气横逆则侮脾犯胃，而脾胃乃中焦气机升降之枢纽，脾气不升则泄，胃气不降则胀，故尔胀泄并作。此即《素问·阴阳应象大论》所谓“清气在下，则生飧泄；浊气在上，则生䐜胀”。故初取痛泻要方抑肝扶脾以止泻，又恐其疏肝理气之力不足，更以四逆散合之，则其效更捷。俟气机得舒，次以香砂六君子健脾和胃，更加柴芍疏肝理气，使肝气得舒，脾气得健，久泻获愈。

寒湿久泻

张某　男，24 岁，农民。1983 年 6 月诊。

远道来诊，行立需人扶持。询其病由，谓本年初春 2 月，猝患泄泻，日下七八次，甚或十余次，泄下清稀，时见水谷夹杂。伴大腹疼痛，胀满，肠鸣有声，时作矢气，并兼畏寒肢冷、头晕、心悸、短气、乏力、食少、口渴及面浮、足肿等症。泄泻 5 个月，诸药不能愈。望其面色黧黑，舌质色淡而舌中罩有白滑苔，脉沉而细。

因询知其口渴非热则不能饮，饮冷即腹中作痛，问其小便短少而色清。析其脉症，乃属脾肾阳衰而水湿不化，以致清浊不分而为泄泻的虚实夹杂证。治以温脾肾，利水湿。用五苓散合四逆汤治之。

白术土炒，12g　茯苓 15g　猪苓 10g　泽泻 10g　桂枝 6g　附片 10g

干姜 8g　甘草 6g

服药 5 剂，泄泻减轻，日仅 2~4 次，畏寒肢冷、面浮足肿明显好转，饮食亦觉增进，舌上白苔减少，舌质转红。但腹中仍觉胀满疼痛而肠鸣有声。仍以原方去干姜、甘草，加吴萸治之。

白术土炒，12g　桂枝 6g　茯苓 15g　猪苓 10g　泽泻 10g　附片 6g　吴茱萸 6g

继进 5 剂，泄泻已止，腹胀腹痛亦除，诸症悉解。惟觉食后腹胀，困倦乏力。此脾气未复、湿邪未尽之候，乃以七味白术散善后。

久泻多虚多寒，而本例所见腹胀、肠鸣、面浮足肿、舌苔白滑以及小便短少等症，系水湿未化之征。遵仲景之旨，"下利气者，当利其小便"。河间云："湿胜则濡泻，小便不利者，可与五苓散。"故本案取五苓散以"急开支河"。盖久泻阳衰，多由脾而及肾，脾阳衰则运化无权，肾阳衰则固摄无主，于是其泻连绵难愈。时虽暑热之天气，但其寒湿已甚，故仍取姜、桂、附片以温之。加吴萸者，取其暖肝温下，降浊阴，止泄泻，故其效益彰。东垣曾云："浊阴不降，……泻痢，宜吴萸治之，……用之如神，诸药不可代也。"

积滞久泻

李某　女，40 岁，干部。1988 年 10 月诊。

自诉 1980 年秋患腹痛泄泻，经服药治疗即愈。但此后总觉腹中胀痛，时作时止，且食稍不慎则大便泄泻，每泄则服黄连素类药物，服后泻止，但不过五七日，又复泄泻，春夏秋冬无有间断。如此迁延年余之后，病情加重，出现食后腹胀，大腹部时时隐痛，泄泻时为稀水，时夹未化之食物残渣。若少食生冷瓜果或油腻之品，则腹中气胀，泄泻必作，且愈泄愈甚，于是连续服药，并经住院治疗，但却似效而不效，时止而时泄。如此留连至今，乃至饮食少进，面黄浮肿，神疲形弱，下利清谷，日泻 4~5 次。诊其舌苔黄白相兼而腻，脉滑而有力。

余思此人形弱体衰，久泻不愈，且下利清谷，极似虚证。然其舌苔垢腻，脉滑有力，却是有积之实象。疑似之间，再询患者每于食后有何不适？答曰：本不思饮食，若少食则胃中痞闷不舒，食后 2~3 小时，即觉腹中胀满，隐隐疼痛，直到大便泻后方舒。由是推测，其肠中必有积滞，因久积未去而导致泄泻留连，因久泻不愈又导致脾胃虚弱，形成了虚实夹杂之证。治当首去其积，次理其虚。乃拟木香导滞丸吞服，再以五味异功散汤剂煎服，以丸剂缓攻其积滞，以汤剂急拯其脾气，如此丸、汤间服，攻补兼施。经治 1 个月，病人饮食增进，腹痛腹胀完全消除，泄泻停止，仅觉精神困倦，大便稀溏，嗣以参苓白术散善后而收功。

饮食积滞之证，初起每见嗳腐吞酸或泻下便臭如败卵等症，但沉积久滞，则脾胃受伤，脾胃虚象一现，则积滞之象隐而难察。为医者临证必须善察隐微，谨防“独处藏肝”。朱丹溪所谓“下利脉反滑，当有所去，下之安”，此其验也。

衣震寰

久泻秘钥逐留饮，甘遂半夏起沉疴

衣震寰（1913~？），黑龙江鸡西市中医院主任医师

泄泻日久，缠绵难愈。论其病因有脾虚、肝郁、湿胜阳衰、痼冷、滑脱诸说，而参苓、痛泻、胃苓、四神、温脾、养脏诸方用之久矣。又有痰泻、瘀泻之说，故丹溪有蠲痰之剂，清任有活血之方。早年我效法诸家，亦常取效。其顽重者，虽辗转于健脾、疏肝、利湿、温阳、固涩、祛痰、化瘀诸法，往往无功，病未愈而法已穷矣。于是再求于仲景，见《金匮要略》"痰饮咳嗽病篇"载甘遂甘草相反之药同用，似较十枣、陷胸诸剂尤峻，后世殊难学步，遍考诸家，应用者鲜。我反复研讨，未敢措手。

后于1971年遇一高姓女患，久泻3年，初因产体弱缺乳，自伊民间方红糖、蜂蜜、猪脂各125g左右合温顿服，嗣后即患腹泻。3年之间，中西医药多法治疗无效。面色苍白无华，消瘦羸弱，轻度浮肿，晨兴即泻，日三五行。心下满痛，辘辘有声，短气，口干不饮，恶心不吐。上半身自汗，头部尤甚。脉沉伏、右微细左兼细滑，苔白滑。或进健脾益气更剧。勘其脉证，断其为留饮致泻。依据有五：

一则其正固虚，内必伏饮，故补反助邪，所谓大实者有羸状而虚不受补者也；二则心下满痛拒按，泻后反觉轻松，满痛亦得略减，继则复满如故，如此反复作病，与《金匮要略》"利反快，虽利，心下续

坚满”之留饮下利证合；三则口干不饮，属饮阻气化津不上潮；四则身半以上有汗，属蓄饮阻隔，阳不下通而上蒸；五则脉沉伏而左兼滑象，是伏为饮阻滑有余，主里当有所除。故据“有故无殒”，“有是证用是药”的原则，峻下留饮，予甘遂半夏汤。

甘草 10g　半夏 10g　白芍 15g　甘遂 3.5g　蜂蜜 150g

先煎甘草、半夏、白芍，取汤 100ml，合蜜，将甘遂研末兑入，再微火煎沸，空腹顿服。药后腹微痛，心下鸣响加剧，两小时后连泻七八次，排出脓水样便，泻后痛楚悉去，自觉 3 年来从未如此轻松，后竟不泻，调养 1 个月即康复，后未再发。

或赞仲景方善治大症重症，于斯尤信。其后我用此方，屡起沉痼之久泻。

运用是方之辨证要点：久泻，多晨兴即泻，脘腹或胀或痛，泻后即减，减而腹痛，脉沉，或伏或弦或细或滑。临床见此脉症，悉投此方，不必虑。一般药后泻下脓痰水液样便，常使多年夙疾顿除，或见转机，稍事调理即痊。有时遇有诸法遍试不效之久泻，临床虽未见甘遂半夏汤证，亦可相机投予。待泻下后再投先前不效之方，反收速效。如一久泻 7 年之患，诸药备尝，证属寒湿，服理苓汤 20 余剂，效不显。乃予此方先行攻下，泻下后反复投理苓，竟收速效。其后凡遇顽固难愈之久泻，可任攻下者，悉以此方先行取泻，泻后随证治之，每每事半功倍，疗程缩短。盖痰饮留结于胃肠回薄曲折之处，则对胃肠形成顽固之刺激，故久而难愈。先行攻泻，去其陈莝，推陈致新，实为治疗久泻之秘钥要着。

考后世泄泻一门，于仲景水饮致泻之义略而未及。仲景云：“水渍入胃，必作利也。”除甘遂半夏汤证外，《伤寒论》157 条十枣汤证有“下利”证，小青龙汤加减法有“若微利者，去麻黄加荛花”例皆主此义。本病之机制，喻嘉言认为是“有形之饮，留结于胃肠之间”，且提出“窠穴”说，均属卓识。饮结胃肠，下迫作泻，泻后饮热稍减，阳气略通，证似稍减，所谓“病者脉伏，其人欲自利，利反快”；而窠穴未除，水饮复聚，故满痛如旧，所谓“虽利，心下续坚满”，知非仲景之峻剂，无以摧其窠穴。即使久泻正虚，亦不可畏虚贻患，当先行攻逐，必邪去而正始复。

又此类久泻多作于清晨，似与命门火衰之五更泻相类，我从《金匮要略》“此为留饮欲去故也”一句，悟出此为正邪相争之机。盖饮为阴邪，当寅卯阳气升发之时，则气动饮行，故泻而症减一时。随其实而攻之，因其势而导之，此乃仲景立方之旨。

本方甘遂甘草反药同用，尤在泾“盖欲一战而留饮尽去，因相激而相成也”所释精当。是医亦有激将之术矣。因其相激，遂使峻毒之品，深入水饮窠穴而溃决之。故仲景立此方独取甘草之反甘遂者，以相激为用，相反适以相成；半夏之燥，和胃蠲饮；白芍之柔，缓中止痛；蜂蜜调和诸药，既缓药力，且护胃而使相反激争之药免入无过之地。据现代研究，甘遂、大戟、芫花等与甘草同用，确使毒性增加。本方用甘草，显然不仅仅是出任“国老”，从方后注明的煎服法来看，调和诸药之任，在蜂蜜而非甘草，尤注较正确地理解了仲景原义。据临床实践来看，我曾为求无过而将方中甘草去掉，结果药后不效，再加甘草方速效。用蜜亦属重要，日人汤本求真《皇汉医学》曾记吉益东洞之弟子二宫桃亭，在临床上遇此证，用本方就忽略了这点，结果药后造成事故，足以借鉴。

洪哲明

久泻重痰瘀，荡涤乃要策

洪哲明（1903~1990），吉林省名老中医

洪老对子和“夫病之一物，非人身素有之也，或自外而入，或由内而生，皆邪气……邪气加诸身，速攻之可也，速去之可也”之论十分赞服。临证主张攻逐，以使邪气速溃。经过多年体验，认为疾病可攻者多，可补者少，故主张攻邪以愈疾厄，治疗久泻亦如此，虽见有虚象，但多由痰饮瘀血内结、脏腑气化失常而致。即使是脾肾虚衰气化不及，痰饮不除，旋即内停，如果由虚致实，虚实夹杂，补则留寇助邪，攻补兼施亦有掣肘之弊。尝谓：九补不如一消，实为经验砺炼之谈，凡久泻痼疾，疏其气滞，逐其痰饮，利其水湿，决其血瘀，俾阳气畅达，阴精敷布，中焦气化自趋于常。

痰饮久泻，首重控涎

于某 男，36 岁。

腹泻时作时止，已及半载。每日腹泻六七次，量不多，势不急。泻时腹中隐痛。日益消瘦，四肢不温，畏寒脉细，舌淡苔白滑。曾服多种抗菌药、收敛药以及理中丸、参苓白术散等不效。中焦阳气虚馁，水湿不运，下趋大肠而作泻，水湿不除，泻终难止。先予控涎丹

荡涤，水饮得逐后，再议健运中州。

服控涎丹 1 丸（5g），腹痛大泻。次日腹泻大减，每日排便两次，微溏。嘱服理中丸以善其后。

控涎丹确可荡涤内外宿痰积饮、水毒垢浊，推陈致新，间接地起到健脾、扶阳、疏达气机的作用，寓补于攻逐之中。

脾为阴土，喜燥恶湿，痰饮水湿留滞，脾阳被困，运化愈加呆滞。攻逐痰饮水湿，则可解脾阳之困而健脾。确有很多久泻，中阳虚衰，水饮停滞，虽久用补阳温运而效亦不显。攻逐痰饮后非但阳衰易扶，更有不少患者不扶阳而阳气自振，以其水饮被逐，阳气有通畅之机也。

控涎丹方出陈无择《三因极一病证方论》，又名妙应丸，乃十枣汤衍化而来。李时珍在《本草纲目》中指出：控涎丹乃治痰之本，惟善用者能建奇功也。清代医家王洪绪用其治疗多种外科疾病，誉之为子龙丸。临床体会本方配伍十分严谨。大戟，《本经》云主治“十二水，肿满急痛，积聚”。甘遂，《本经》谓：“主大腹疝瘕，腹满，面目浮肿，留饮宿食，破癥坚积聚，利水谷道。”遂、戟配伍，峻逐痰饮水湿，兼入血分，破癥消瘀。尤妙伍用白芥子，利气豁痰，温中开胃，通络行滞，相得益彰。

每用上三味等量研细，炼蜜为丸，每丸重 5g。晨起空腹服一丸。服后勿进食水，得泻后，略进糜粥。一丸不瘥可再服，或减量连续服用，治久泻一般不超过三四次。

关于控涎丹治疗久泻的指征，只要是温补不效，有痰饮见症，苔滑腻者，若正气尚支，均可。

瘀血为祟，附子泻心

张某 男，27 岁。

每天诵读账目至深夜，心劳体倦，胃脘渐次不舒，痞满膨闷，食谷不化，飧泄，每日登厕七八次。恶寒肢凉，汗出气短，病及两年屡治罔效。诊见羸弱瘦削，面色无华，舌淡脉细。处以建中、理中、四神诸方，调治半月，寸功未得。细审此证，虽羸弱气短，但语音不低，双目有神，脉虽细，但重按有力。详询病史，胃脘痞满，心中烦热先于腹泻。姑且投附子泻心汤，温阳泻痞。

大黄 10g　黄连 10g　附子 15g

大黄、黄连沸水渍过，浸一夜取汁，附子煎汁，合而服之。

服药一时许，脘腹作痛，继之下血紫暗，约两小碗。胃脘部即觉凉爽舒适。翌日腹泻亦止。方悟及此证乃胃脘血瘀，以致胃失和降，脾失胃气之济辄尔下陷，因之痞满下利。嘱以糜粥调理，面色逐渐丰润。

附子泻心汤乃仲景为热痞兼卫阳不足，汗出恶寒而设，并非用其治疗瘀血。考大黄,《本经》载“下瘀血，血闭，寒热癥瘕积聚，留饮宿食，推陈致新……调中化食，安和五脏”。附子《本经》谓：“破癥坚积聚血瘕。”附子合大黄通阳化瘀，下气行结，而无伤脾败胃之弊。嗣后，治久泻兼见痞满或见血瘀征象者，常以附子泻心汤治之，疗效满意。

（徐杰　整理）

严苍山

峻逐寒积愈久泻，三物备急建奇功

严苍山（1898~1968），上海名医，临床家

久泻治疗，亦须遵循“寒则温之，热则清之，虚者补之，有积者攻而去之”的原则。其实者，成无己认为：“下利，必逐去胃中之实而已。”若积不去，邪不净，隐伏肠曲，就会拖延时日，而成为慢性腹泻。戴思恭亦说：“隔年及后期腹泻，有积故也。”《金匮要略》云：“下利已瘥，至其年月日时复发者，以病不尽故也。当下之，宜大承气汤。”这很明显地说明了积滞不去、泻利不愈之理。

但积滞曲肠，有寒结与热结之分。我在临床上应用三物备急丸治疗寒结肠中引起的腹泻，颇见疗效。

考三物备急丸方，见于《金匮要略·杂疗方》中，主治：“心腹诸卒暴百病，若中恶客忤，心腹胀满，卒痛如锥刺，气急口噤，停尸卒死者。”《医宗金鉴》释：“以备暴然诸腹满，腹急痛，及中恶客忤噤闭卒死者，故方名备急。”

本方原为救急之用，以治急性昏厥及腹满急痛诸证。后世各家引而申之，以治寒实结积引起的肠道病变。如张璐《张氏医通》说：“备急丸为治寒实结积之峻药。”许叔微《本事方》说：“治痼冷在肠胃间，连年腹痛泄泻，休作无时。”更具体地说出了本方主治泄泻的证候。

本方组成药物：大黄、干姜、巴豆。巴豆辛热峻下，荡涤肠胃；干姜温中散寒；大黄攻下通便，并制巴豆之毒。从方药上看，似难以应用于临床，尤其对长期腹泻，会产生病久体虚的顾虑。但既有寒实内结，不下则病不能去，《本事方》亦曾告诫“不可畏虚以养病”。但本方究是峻下猛剂，断不能鲁莽从事，必须用之于腹痛（或拒按）、便下不畅、声壮体实、苔白、脉沉迟任按的寒结证始可。

备急丸服用剂量，《金匮要略》为大豆许三四丸，如未瘥，更与三丸。根据本人临床经验，每次可服四分至六分（因丸剂大小不一，很难正确掌握）。得畅下七八行或十数行，若无其他不良反应，积去痛失，即需健脾和中，以竟痊功。

陆某 男，51岁。1961年11月11日初诊。

寒结蕴阻大肠，阳明传导失司，以致大便泄泻不爽。脉弦迟，苔白腻，口不渴。据述去岁曾患是疾，在3月前饮冷复发。积不去则痛不除，治宜温通阳明。

处方：

青皮4.5g 陈皮4.5g 炒枳壳4.5g 茯苓9g 甘草3g 木香3g 炒楂肉9g 炮姜炭4.5g 赤石脂包，9g 禹余粮包，4.5g 木香3g 四神丸包，9g

二诊：服2剂药后，寒结在肠，传导失司，先以备急丸温通后，继以温涩健脾，宿恙顿瘥，大便已实，日行一次。数年病根，铲除有望。予健脾厚土，佐以温煦，可期复原。

处方：

人参4.5g 党参9g 白术9g 山药9g 益智仁4.5g 补骨脂9g 炮姜3g 甘草炒，3g 黄精9g 陈皮6g 四神丸吞，9g 红枣3枚

三诊：服2剂药后，大便已复常度，半日工作尚可支持。善后之方，还宜脾肾双补，以固后天之本。

处方：

潞党参9g　益智仁4.5g　补骨脂9g　白术9g　白芍酒炒，6g　甘草炒，3g　诃子肉6g　陈皮6g　黄精9g　煨姜3片　红枣4枚

3剂。

介某　男，40岁。1962年3月20日初诊。

月前伤食起因，寒湿挟积交阻，痛泻遂无定时，纳呆力乏。苔白腻，脉象濡滑、右关较盛。治宜攻补兼施。

处方：

潞党参9g　炒枳实4.5g　茯苓9g　川朴3g　大腹皮9g　六曲包，9g　山楂包，9g　炒白芍6g　木香3g　青皮4.5g　陈皮4.5g　备急丸吞，4.5g

复诊：进备急丸，温通阳明，通因通用。据述服药1剂后，腹中雷鸣，便转不泻，盖积滞已从内自消矣。再予健脾理气消积法，调理善后。

处方：

潞党参9g　白术3g　炒扁豆3g　炒枳壳6g　青皮4.5g　陈皮4.5g　六曲包，9g　酒炒白芍4.5g　藿梗6g　木香3g　纯阳正气丸吞，6g

2剂。

（严世芸等　整理）

许兰葶

晨泄非仅肾脾虚，泄木化瘀每可倚

许兰葶（1889~1979），名春芬，山东聊城地区名中医

先祖兰葶公于五更泄泻之治，独具只眼。曾对余曰："五更泄泻，非独脾肾阳衰之一端，其病机较为复杂，往往虚实夹杂，寒热相互转化，用四神丸（汤）其效不显者，此时应细心揣测，洞察病机，从变法之中以求之，化湿升陷，泄木安土，化瘀通络每多奏效。"余随祖父临诊达15年之久，今追忆往昔，录其治验三则如下。

化湿升陷

祖父常曰：《内经》之明训，湿胜则濡泄，不可忽视，尤其是中气虚衰之人，清阳下陷，中焦湿困，脾失健运，水谷混杂而下以致泄泻；黎明之前，时值水旺之际，阴尽阳升之时，中阳见衰，阴气不散，其泻作矣。症见黎明肠鸣，大便稀薄，或水粪杂下，或有腹胀腹痛，甚者可有脱肛不收。脉濡，舌淡润、苔白腻。此证治之，应遵李东垣之旨："下者举之，得阳气升腾而愈矣。"升阳益胃汤加减用之。

赵某 男，48岁。1976年11月12日诊。

黎明泄泻已达3年之久，伴有腹胀，肠鸣，大便稀薄，面色萎黄，

少气乏力，神疲倦怠。脉细弱无力，舌淡苔白。

他医多以四神丸（汤）、理中汤治之，其效不显。邀祖父诊治，辨为中焦湿困，清阳下陷。予以升阳益胃汤加减。

药用：

黄芪 15g　党参 12g　陈皮 8g　柴胡 5g　苍术 15g　白术 12g　升麻 6g　清半夏 12g　防风 6g　白芍 10g　茯苓 15g　泽泻 12g　黄连 6g　煨益智仁 20g　炙甘草 6g

药进 5 剂，晨泄不作，又加减服至 20 余剂，诸症悉退。

1 年后随访，未见复发。

泄木安土

祖父认为，黎明之时，在天为春，其应在肝，少阳之气开始萌动，其性疏泄，“木邪干土”，留于体内之阴邪亦借机而走。邪本自找出路，遇阳气始动，焉有不走之理，故见晨起泄泻。其证多见于情志失调，或精神抑郁之人，晨醒后腹部胀痛，泻后痛减，伴有胸胁痞闷，嗳气乏力，食欲不振。脉弦，舌淡苔白。治之者，宜痛泻要方，或用四逆散食四君子汤。

张某　女，51 岁。1975 年 4 月 15 日诊。

患者染慢性肝炎达 15 年之久，时常胸胁胀闷，纳呆脘痞，心烦易怒，腹痛嗳气，体倦乏力。近 2 年来每至黎明醒后即登厕而泻，伴有腹痛，泻后痛减。脉弦细，舌淡苔白。中西医治疗两载，其泻不止，求祖父治疗，诊为肝郁脾虚。予以痛泻要方加味治之。

处方：

白术 15g　白芍 12g　陈皮 10g　防风 6g　炒苡仁 20g　煨肉蔻 10g　木瓜 15g　煨益智仁 12g　炙甘草 3g

服药3剂，晨泄不作，又加减服至10剂，诸症皆愈。

1年后随访，未再复发。

化瘀通络

祖父常引叶天士语："久病入络。"又曰："气行则血行，气滞则血瘀。"若湿热之邪，侵及肠胃，湿热郁蒸，羁留不去，与糟粕积聚，滞于肠腑，或见木郁不达，气血不畅，均可使气血凝滞，肠络闭阻。黎明为少阳升发之时，气滞血瘀，阳气不展，其泻作矣。其特点为黎明之时，腹部刺痛，痛有定处，按之痛甚，晨起必泻，泻后有不尽之感，口干不欲多饮，面色晦滞。脉弦涩，舌质紫暗。宜用少腹逐瘀汤化瘀通络、和营以止泻。

孙某 男，56岁。1977年11月21日诊。

罹患慢性结肠炎已有5年之久，时轻时重，不得根治。进冬以来，每至晨起前，肠鸣腹胀，泄泻，伴有腹痛，泻后有不尽之感，便下时有脓冻，嗳气纳呆，胸胁胀满，面色晦暗。舌暗有瘀斑，脉弦而涩。他医多以四神、连理之类治之，其效不佳。邀祖父诊治，辨为积滞日久，瘀阻肠络。予以少腹逐瘀汤合下瘀血汤加减。

药用：

盐炒小茴香20g　炮姜10g　延胡索12g　当归10g　川芎12g　肉桂8g　赤芍12g　蒲黄　五灵脂各10g　大黄15g　桃仁12g

服药3剂，下脓冻甚多，诸症均减，腹痛不作。又予以少腹逐瘀汤加诃子、焦楂、黄连。服至15剂，晨泄不作，余症悉退。至今10年来，未再复发。

祖父常谓余曰："初涉临证之人，或技浅才疏之庸医，一见五更泄泻，则用四神丸一味治之，其不效者也不知脱通套之法，另辟门径从变法求之。中医治病，贵在辨证求因，同中求异，异中求同，不能刻舟求剑，胶柱鼓瑟。临床遇到常法而不效者，必须细心揣测，探颐索隐，洞察病机，从变法求之，才能为治不殆。”

（许振亚　整理）

黄一峰

驱邪务尽，调畅气机，燮理升降

黄一峰（1902~1990），苏州市中医院名老中医

对慢性腹泻的治疗，必先辨明虚实。辨虚证应以全身出现虚象为依据，不能被局部的虚象所牵制，而辨实证则不应轻易放过一个局部的症状。因为局部的虚象，往往只能说明某个脏腑的功能障碍，如大便清稀，甚至完谷不化，舌光剥、少津等症状也可由于寒湿阻遏清气于太阴之下，使津液不能上承所致。人体的消化吸收是一个完整的、动态的过程，受多方制约，而邪气作用在任何一个局部都可以影响全身的气机升降，因而对慢性腹泻的治疗，一般应先治其实，后治其虚。

对慢性腹泻的治疗，有邪必先祛邪，祛邪宜早，祛邪务尽。慢性腹泻，邪滞日久，胶黏肠壁，用药宜早，以免邪恋伤正；用药宜猛，以直达病所，动摇其根本。祛邪一法，一般应中病即止，或衰其大半而止，然而对慢性腹泻的治疗应当不留后患，若余邪未净，阻遏气机，气机失常而易留邪，故此宿积未净，新邪又生。因此不能见大便次减或稍显实形就急于健脾，而应参入调气之品。

寓祛邪于调气之中是治本之法。气机畅通则邪无安身之地。之后逐渐转入健脾、益肾以资巩固。

慢性腹泻，大多病情复杂，治疗上应讲究实效，以法统方，不拘一格。

一、升清降浊法

适用于寒湿气滞肠道，症见临圊腹痛，泻后痛减，腹胀或肠鸣，大便溏薄或杂有黏冻，具上述症状无论病缠多久，只要正气未衰，尽可用之。

主方：

炙升麻6g　木香槟榔丸包煎，15g　乌药10g　炮姜6g　六一散包煎，15g

方解：寒湿气滞非一般肠腔积滞，虽日泻数次也不能驱之，此乃邪滞黏着肠壁，甚而侵蚀黏膜，筑有巢穴，因此非枳实导滞或承气之类可以奏效。上法以木香槟榔丸为君，有化滞、破积、攻坚作用，能深入病之根蒂。方中借三棱、莪术、青皮之破积攻坚，黑丑、芒硝之通利上下除三焦壅结之功，三黄又能清热化湿，多年痼疾使用此方常能见效。木香槟榔丸属寒下之品，终有损阳气，合炮姜暖土温中，配乌药理气止痛，炙升麻引脾之清气上升，上药有攻有守，有升有降，配合周全，而不致过于伤正。

二、开上达下法

适用于肺失宣肃，肠道滞阻，症见腹泻，腹痛，肠鸣，伴胸闷脘胀、喉间痰黏或有饮邪者，此由肺失宣肃，上焦闭结，痰湿水气留阻肠道，宜开发上焦，通调水道。

主方：

苏藿梗各10g　生紫菀3g　桔梗3g　姜半夏10g　木香槟榔丸包煎，10g　乌药10g

方解：紫菀一味，入至高而达之下，高屋建瓴，使肺胃之气通降，桔梗上浮，主开泄，紫菀、桔梗一升一降，可使上焦开发，气机升降复常。如痰湿阻遏肺气，胸闷如堵，可易前胡、牛蒡子。前胡下气去痰实，牛蒡子润肺散气、利膈，前胡之下，牛蒡上散，亦寓升降之机。

三、清热泄浊法

适用于湿热蕴毒者，症见腹痛便泄，大便杂有脓血或赤白黏冻。此症状常为季节性发作，可对症使用本方。

主方：

苏藿梗各 10g　川连 3g　黄芩 10g　葛根 10g　败酱草 15g　生苡仁 15g　蜀羊泉 15g

方解：慢性腹泻，病淹日久，湿热易侵蚀肠壁而化毒成脓，方用葛根、芩、连以清肠热，败酱草、生苡仁、蜀羊泉解毒排脓。

四、抑木扶土法

适用于肝用太过或肝气郁结。症见临圊腹痛，腹泻常在清晨，大便溏薄或有完谷不化，此乃肝气于旺时辄乘土位也。

主方：

苏梗 10g　防风 10g　白芍 15g　陈皮 6g　六一散包煎，15g

方解：本方以痛泻要方为主，去白术恐滞气，六一散通窍利水、清热和中。大便杂有黏冻可加香连丸。

五、化湿助运法

适用于湿邪阻遏脾气。症见神倦嗜睡，口甜，口腻，大便溏薄，纳呆，苔厚腻，此症虽以夏秋多见，但江南卑湿之地，四季都有发生，不必拘泥。湿邪胶稠，易同他邪结合，湿与寒合则阻遏阳气；与食结则积滞难化；湿蕴日久易化热、化火或煎烁成痰，同时也极易造成上寒下热、上热下寒、寒热交错的复杂症情，因此湿邪非一法可除，宜细分详辨，方不致误。

1. 芳香化湿法

药用藿香、佩兰、草豆蔻、菖蒲。

2. 辛苦化湿法

药用川连、吴萸、制川朴、制苍术。

3. 苦温燥湿法

药用苏藿梗、龙胆草、吴萸、煨草果。

4. 温阳化湿法

药用制附片、炮姜、肉桂、茯苓。

芳香化湿法，用于湿邪在表；若湿邪中阻，脘胀、舌苔黄厚可用辛开苦降法；湿邪阻于太阴，舌垢腻而滑或灰，宜苦温燥湿法；寒湿阻遏阳气，畏寒，苔白，便溏者可用温阳化湿袪。以上各法可合用淡渗利湿，使湿邪从小便出，因势利导则事半而功倍。健脾化湿法，用于慢性腹泻恢复期，基本方以香砂枳术丸合痛泻要方，宜作散剂。

六、健脾助运法

适用于慢性腹泻恢复期，或无明显邪郁气滞者。宜用散剂，易见成效。

方药：

炙升麻 30g　潞党参 30g　炒白术 30g　白茯苓 100g　炙甘草 10g　防风 30g　青皮 40g　陈皮 30g　炒白芍 100g　煨木香 30g　山药 300g　炒吴萸 20g　沉香屑 20g　炒木瓜 30g　广藿香 30g　川桂枝 30g　炒乌药 30g　紫河车 30g　鸡内金 60g　砂仁 20g　补骨脂 30g　炒麦芽 40g　炮姜炭 20g　江枳实 30g

上药，共研细末，每天早中晚各 6g，加糖少许调服。

总之对慢性腹泻的治疗应以恢复脾胃气机升降为宗旨，凡阻碍气机的因素均该消除。对于复杂症情可几法合用，同时要解决好兼夹症的治疗，如水湿留阻肠道，肠鸣辘辘者可用川楝子、川椒目；有食滞，嗳腐吞酸，大便恶臭者可用鸡内金、保和丸之类以助消化；肝胃不和，嘈杂，口苦者可加用龙胆草、吴萸，疏肝利胆以利升降；对于久泻而下焦不固者，不宜早用涩敛之品，先解除邪阻气滞，然后在消导中加入赤石脂、石榴皮、罂粟壳、乌梅之类。对起居、饮食、情绪调摄的指导对治疗也是至关重要的。

陈继明

温润奇阳应循新法，条达肝木勿拘旧章

陈继明（1919~1990），江苏南通市中医院主任医师

慢性腹泻以大便稀薄，反复发作，病程较长，缠绵难愈为主证。一般责之久泻脾虚，健运无权，或脾病及肾，肾阳亏虚，病机错综，必须慎思明辨，知常达变。

肝气横逆乘脾，不可拘守成法

肝失条达，横逆乘脾，脾失健运，清气不升，其证每因忿怒或忧郁，则发生腹痛泄泻，伴见胸胁痞满，嗳气食少，形体苍瘦。脉弦，苔薄白或微腻。治以利肝扶脾、理气升清为主，痛泻要方在临床上最为常用。但肝气乘脾所引起的腹泻，大都由于脾气素虚，或本有湿滞内停，以郁忿为诱因，肝气横逆而发病，正如张景岳所云："凡遇怒气便作泻者，必先以怒时夹食，致伤脾胃，故但有所犯，即随触而发，此肝脾二脏之病也。"所以肝木乘脾之腹泻，见症较为复杂，用药必须灵活。我在临床上，对于肝郁气滞较甚，症见胸胁痞满，腹胀肠鸣而痛泻，脉弦苔白者，多以本方加柴胡、枳壳、香附、桔梗之属疏理气滞；夹有食积，苔腻脉弦而滑者，则配合保合丸之类，消导和中；至于肝阴虚耗，气机逆乱，侮脾作泻，痛泻要方即不适宜，治需酸苦泄

热，甘酸化阴，药如沙参、甘草、乌梅、木瓜、山药、牡蛎、白芍、石斛、川楝子等始能合拍。盖因肝为厥阴风木之脏，内寄相火，肝阴耗伤，相火上亢，犯胃作呕，侮脾则泻，内风鼓动，眩晕以作。法宜敛肝理脾，降逆和胃。禁用耗阴升散之剂，亦忌滋腻柔润之品。可见肝木乘脾之腹泻，证情演变，非止一端，在治疗上固需知其常，亦需知其变也。

肾虚奇阳不升，治用温润升阳

慢性腹泻，缠绵难愈，不仅脾阳衰微，必然导致肾虚，肾为封藏之本，有赖脾气培养，而肾火虚衰，又转而使脾失健运，两者互为因果。方书可称“五更泻”，又名“肾泄”，其证每至半夜或黎明之际，肠鸣腹痛，大便溏泻，甚或完谷不化，腹部畏寒，有时作胀，饮食如常，形体消瘦，脉象沉细，舌淡苔白，责之脾肾阳虚之所致。临床所见，“肾泄”不必限于黎明，诊断指征在于肾虚脉症表现，一般以温补命火兼温脾阳为主治，四神丸即为此证而设。方中补骨脂温补命门之火，吴茱萸暖脾祛寒，肉豆蔻温胃厚肠，五味子收敛止泻，配伍精当，力专效宏，已为广泛应用之效方。但阳虚久泻，肾气衰惫，累及奇经，奇阳不升，下焦不固，伴见腰脊酸重，少腹冷痛，男子遗精，女子带下等症，则非四神所胜任。宜宗叶天士“温润升阳，通补奇经”之法，药如鹿角霜、巴戟肉、菟丝子、仙灵脾、当归、小茴香、白术、淡干姜、茯苓、炙甘草、赤石脂等，可获泻止痛愈之效。余用此法，治疗上述证情之久泻多例，颇能应手。深感叶氏所谓“肾虚瘕泄，乃下焦不摄，纯刚恐伤阴液”之说，确属经验有得之言。而强调奇经病变与奇经用药，对内伤疑难杂证的治疗，启发后学开拓思路，更属难能可贵。

下焦沉寒痼冷，补火需用硫黄

慢性腹泻，脾肾阳衰，其证属虚，温补有效。但若脾胃久伤，命门火衰而致沉寒痼冷，则虚中有实，症见泄泻稀粪，或夹黏液，腹胀肠鸣，反复发作，久久不愈，饮食如常，但稍食生冷或油腻即泻，脉沉细或小滑。此证因其阴寒内盛，不独脾肾阳虚，而且湿滞难化，非理中、四神所能奏功，余选用半硫丸为主方，伍入健脾温中、消导助运之品，如附子、干姜、白术、茯苓、焦三仙、鸡内金之类，多数病例，药后自觉腹中温暖舒适，则泄泻减少，大便逐渐成形，屡试屡验。或单用制硫黄（与豆腐同煮至豆腐呈黑绿色，去豆腐阴干研末，装入胶囊），每服 1.5g，每日 2 次，再配合温中助运煎剂，其效亦佳。考硫黄性大热，有助阳益火之功，能疗一切沉寒痼疾，对阳虚便秘腹泻皆有效，正如《温病条辨》所说："半硫丸通虚秘，若久久便溏，服半硫丸亦能成条，皆补肾燥湿之功也。"可见全在掌握辨证，异病可以同治，实乃中医学优越之处。

瘀血内结久泻，治在祛瘀整肠

前已论及，慢性腹泻，责之脾胃功能失调，进而由脾及肾，虚证居多，或虚中夹实。故其治疗，不外培脾益肾，斡旋枢机。但亦有瘀血实证之泄泻久久不愈者。其证腹泻反复发作，夹有黏液，腹痛而有定处，舌质紫暗，或有瘀斑，苔白薄腻或厚腻，脉弦而涩，能食形瘦，面色不泽，经补虚助运诸法无效。王清任所谓"泻肚日久，百方不效，是总提瘀血过多"，"凡肚腹疼痛总不移动是血瘀"。西医溃疡性结肠炎、肠结核、结肠肿瘤等多可见此证，而妇女冲任失调所引起的腹泻，亦时有发现。

曾治王姓女 患腹泻3年，时作时愈，西医诊为“过敏性结肠炎”，用多种西药不应。中药则从温肾补脾着手，亦苦无良效，转求余诊，其时腹泻日二三行，便后有黏液，少腹引痛，面色青黄，断其为肝木克土，予痛泻要方加乌梅、木瓜、煅牡蛎、木香等。先后进20余剂，虽有小效，但仍时作时止，不能根治，多次检查，排除肠道器质性病变，究属何故，殊堪探索。详加询问，得知经前1周，腹泻更甚，经来少腹冷痛，经行夹有血块，经后则腹痛减轻，偶尔大便亦可成形，舌色暗红，并有瘀斑，脉弦而有涩意。因思乃一派瘀阻胞宫之象，选用王清任膈下逐瘀汤原方（炒五灵脂、当归、川芎、桃仁、丹皮、赤芍、乌药、元胡、甘草、香附、红花、枳壳），连进5剂，经行腹中冷痛已罢，腹泻亦止，三载宿恙，竟告痊愈。足证王氏膈下逐瘀汤治“泻肚日久，百方不效者”并非虚语，但需辨明确系瘀血实证，方可获祛瘀整肠之效，若久泻不止，不辨气血虚实，孟浪用之，则后果不堪设想，仅举此例，以备一格云耳。

脾虚多兼湿滞，补脾宜佐消导

张景岳说：“泄泻之本，无不由于脾胃。”慢性腹泻多缘脾运失健，清浊不分，并走大肠，因泻致虚，因虚易泻，互为因果，是以缠绵难愈。故慢性腹泻以脾虚证最为常见，尤以中焦虚寒者居多，理中汤、香砂六君子之类即为此证而设。但脾胃虚寒与水湿内停是为因果。《内经》指出：“湿胜则濡泄。”又说：“诸湿肿满，皆属于脾。”脾为喜燥恶湿之脏，湿邪最易引起腹泻，腹泻更易引起脾虚，所以利湿健脾，又成为治泻的主要关键，五苓散、胃苓汤即是对症良方。但从临床观察，脾虚运化功能障碍，最多食滞停积。其症大便稀溏，或夹黏液，次数不等，日久不止，伴见腹胀，时痛，食欲不振，形瘦无力，脉象濡软或缓滑，苔薄中心垢腻。虽属中虚脾弱，而湿滞内停不化，乃虚中夹实之候，纯用培土止泻，往往呆滞难运，需在补脾之中佐以化湿导滞，对促使胃肠功能恢复，有相得益彰之妙。余用资生丸随症加减，颇能应手。此方出自缪仲淳《先醒斋医学广笔记》，由人参、白术、苡仁、茯苓、山楂、橘红、黄连、蔻仁、泽泻、桔梗、藿香、甘草、扁豆、山药、麦芽、芡实等组成。有健脾、开胃、消食、止泻之功，主治脾弱消化不良、纳少呕泻等症。举凡脾虚兼夹湿滞者，可视脾虚之程度及湿滞之多寡增损用之，对促进脾胃消化功能恢复，殊有裨益。谢利恒认为："本方既无参苓白术散之补滞，又无香砂枳术丸之燥消，能补能运，臻于至和。"颇中肯綮，从而也启发了我们，治疗脾虚泄泻，不可专恃守补一法，须佐化湿导滞之品，才能提高疗效。

脾胃气阴两虚，法当扶脾养胃

慢性腹泻，凡属脾胃虚寒，辨明脉症，治之不难。若久泻不已，脾胃两虚，生化式微，气阴并耗，其症便稀溏如水样，小便短少，伴见纳呆口干，腹部虚胀，消瘦无力，脉虚细或细数，舌淡红微干，苔少或见花剥者，用药温凉俱难，治疗最为棘手。宜从益气补脾、养胃生津、升陷止泻等全面照顾，始克有济。余常用四君子汤补脾气，白术、山药滋脾阴，葛根、荷蒂升脾气；莲肉、石斛养胃津。组合成方，随症加减，多能取效。

马某 男性，年逾花甲，素禀不足，初秋泻利，至冬不愈，不思纳谷，食后脘胀，口干咽燥，神情疲惫，面色少荣，形体羸瘦，脉虚细而数，舌干红、苔花剥，脾胃气阴俱伤，势将化源告竭。亟予扶中益气，甘酸化阴。

药用：生晒参、炙甘草、麦冬、白术、茯苓、山药、生白芍、炙乌梅肉、石莲肉、煨葛根、石斛、生牡蛎、荷蒂、炙鸡内金、谷麦芽等。

服药5剂，泄泻已减，纳谷香，舌津亦回。仍予原法去葛根、牡蛎、乌梅、荷蒂，加米炒麦冬、生扁豆、冬瓜仁、熟苡仁等。

胡翘武

治泻非扶土一途，调理审肺心肝肾

胡翘武（1915~2002），安徽中医药大学附属医院主任医师，临床家

经云：湿胜则濡泄。湿邪乃慢性腹泻的主要原因。湿邪，既有六淫所感，也有内伤所生。其中内伤致湿之因分属多途，且“湿”也并非是惟一致泄之邪，故不可以“治湿不利小便非其治”之一法以概其余。“总属脾虚”之说，虽有其理所在，但从脏腑表里、生化制约之整体观识之，导致肠腑功能失调原因甚多，故治泻并非补脾一法。泄之疾虽系于“受盛”“传导”之官失于“化物”“变化”之职，但上与肺金之宣肃不节，下与肾气之开合失度密切相关；脾之转输直接影响吸收传导，肝之疏泄也可旁达肠腑气机；君主之官，下与小肠相为表里，且经脉相通，心经有病亦可殃及小肠。是故泄泻之病位虽在肠腑，与五脏失调也不无联系，于慢性腹泻尤然。兹就临床所及，将调脏治泄之法列举如下。

清肃肺气，审度气阳营阴

肺为华盖，下与大肠互为表里，其肃降清宣之职虽启闭肺金，作用玄府，敷布津液，通调水道，但肠腑之变化传导与其清肃也不无联系。便秘治肺论治颇多，然泄泻责肺者为少，今日临床习用，考前贤对此

也有论及，如喻嘉言云：“至若秋月伤肺者，伤肺之燥也，与秋伤于燥，冬生咳嗽同是一病。但在肺则咳嗽，在大肠则飧泄，所谓肺移热于大肠，久为肠澼者也。但使肺热不传于大肠，则飧泄自止。惟务止泄，以燥益燥者多矣。”赵养葵亦指出：“治积痰在肺，致其所合大肠之气不固者，涌出上焦之痰，则肺气下降，而大肠之虚自复。”于慢性腹泻病中，治肠不应，转治他法也少效者，只要有咳喘、痰嗽、胸闷、气憋等肺系症状者，审其虚实，投以相应方剂，辄有立竿见影之验。

上焦虚寒，气阳不及配腑：症为大便溏薄清冷，无臭恶之气，多伴面色少华，形寒肢冷，口吐清涎，少气懒言，胸闷气短不接续。舌淡苔薄白，脉虚弱无力。非温养肺金气阳之剂不为功。然温补之方勿投辛热燥烈峻剂，以免有伤耗肺气之嫌。方用生脉散去麦冬合甘草干姜汤加黄芪，甘草应炙，干姜只宜在6g左右。气耗过极者，敛肺固涩之品，如诃子、罂粟壳也可加入，一药而得两用。

营阴亏虚，燥热下迫大肠：症为大便黏滞不畅，兼夹如栗之结粪，肛周灼热，矢气既频且臭，常兼干咳少痰，唇舌燥裂，咽干且痛，面颊潮红，手心灼热，舌淡红少苔，或绛而多裂，脉浮细数。治当清润太阴燥热，勿使再迫大肠，久泻之症自可向愈。清燥救肺汤去胡麻仁，易党参为南沙参，加芦根、天花粉、黄芩。选方用药只宜轻清濡润，滋腻过重之剂反有遏其治节之弊。

痰热壅闭，郁遏宣降之机：此腹泻之疾多与咳嗽痰喘之症并存，“老慢支”患者较常见。症见大便骛溏，或夹黏冻，一日数发，常随咳嗽之症转甚而加重。伴咳嗽气喘，痰多且稠，胸膈憋闷，面色青紫，舌质暗红，苔多黄腻厚浊，脉浮滑或滑数。治当清泻肺金，复其宣肃，肠腑清化，泄泻自可向愈。葶苈大枣泻肺汤合千金苇茎汤化裁。

李某 男，11岁。

麻疹后，泄泻不已2个月余，形瘦如削，身疲少神，唇赤颧艳，纳少喜饮，咳声不扬，声音嘶哑，溲少色黄，舌细瘦少苔，脉细数。此由麻毒未解，余热恋肺，上灼肺阴，下迫大肠，而发此证也，宜止泻固涩。

遂投：

百合 15g　南沙参 20g　芦根 20g　川贝 6g　甘草 6g　枇杷叶 6g　黄芩 6g　五味子 3g　天花粉 10g

2 剂咳泄减半，5 剂泄泻痊愈。

宁谧心神，亦当审证求因

泄泻与心脏似乎风马牛不相及，非但前人论之甚少，今人也无多治验。但为数不多的古今泄泻治心之验案中，细绎深究，也不难悟出真谛。录验案 2 则如下，以期开辟治泻之蹊径。《同寿录》载："一妇泻下如油，以纸捻蘸燃，与油无异，医不能疗。孙滋九先生令买补中益气汤十剂，天王补心丹四两，以煎剂下丸，服讫而愈。众诘所由，曰：惊则气下，大肠伤损所致。此妇必因惊后得此疾也，问之果然，此方书所未载。"孙氏识证之精确，用药之奇特，无不令人折服。

考心脉"起于心中……下膈，络小肠"，与小肠互为表里。心经有疾累及肠腑而发泄泻之恙，也就在意理之中了。就临证所及，有如下数端：

心火下迫小肠，使受盛之官不及化物，便泄迫急，腹痛，肛门灼热，伴口舌生疮，口苦且干，溲黄，舌红尖赤、苔薄黄，脉浮数或滑数者，非清心降火不为功，方宜泻心汤合导赤散化裁。

若惊恐气下，神不守舍，逆乱气机累及肠腑，而发泄泻，便如鹜溏，小腹隐痛，时或心悸、惊惕，面色青晦，脉舌无多大变化。此证小儿罹之尤多，治当镇心安神，提顺下逆气机，琥珀抱龙丸合升陷汤最宜。

再如，心血不足，营阴亏虚；心阳式微，痰瘀互结而发久泻不愈者，又当审证求因，或予养血滋阴宁心，或予温阳化痰逐瘀等法，择相应方药可收他法难收之效。

刘某 男，65岁。

宿有高血压、冠心病。半年来，一发心悸怔忡，泄泻即作，住院数月经治无效，患者形体消瘦，纳谷欠馨，头昏神疲，失眠易惊。唇红口干，苔薄黄，脉虚细且数。此为阴血不足，心火独炎，热扰心神，怔忡惊悸频发；下迫小肠则化物失职，清浊相混，由受盛之官而累及传导之腑，故泄泻之疾作矣。

拟方：

黄连3g 黄芩6g 阿胶另炖冲服，6g 龙齿20g 牡蛎30g 生白芍10g 莲子心5g 女贞子30g 旱莲草20g 卷心竹叶30g 甘草6g

5剂后症状稍减，再诊时予原方继服7剂遂愈。

久泻由心疾而发，不为临床多见，但却也为慢性腹泻调脏治疗之又一法也，特录此以备择用。

调束肝气，需识太过不及

肝为乙木，为阴中之阳之脏，时主春令，具生发条达之性，肝之疏泄既可助中焦之运化，也能调腑之传导。《冯氏锦囊》曰：“泻属脾胃，人固知之，然门户之要者肝之气也。”《医碥·泄泻》云：“有肝气滞，两胁痛而泻者，名肝泄。”故泄泻与肝气疏泄不及，或克侮太过也不无联系，临证务需识此。刘草窗痛泻要方即为肝气疏泄太过，克侮中土，影响肠腑传导功能而设之调肝止泻方。秦伯未于《谦斋医学讲稿·腹泻的临床研究》一文也作了较为具体的阐述。若肝气不足，疏泄不及，非但脾土失其疏条之助，肠腑乏其束要调运而继发泄泻者，也不少见。《冯氏锦囊》则曰："若肝（肾）气实，则能约束不泻，虚则失职而无杳固之权矣。"此证大多与中气亏虚，脾失健运同存，可予补中益气汤去升、柴、陈皮，加肉桂、乌梅、麦芽、防风、木瓜，变补中益气之方为温柔肝体之剂；当归、黄芪、茯苓、白术、甘草培土荣木；防风、麦芽生发疏柔肝气，俾肝之束要与疏调同步，由此所致之泄泻迎刃而解。

王某 女，48岁。

与其夫争执后，即感脘胁胀满不适，3日后腹痛且泻，日三四行，稀便溏薄多沫，矢气则舒。某医于参苓白术散化裁少效，易医香连丸亦无验，转诊。见其寡欢不悦，表情淡漠，纳少嗳气，善太息，舌淡苔白薄，脉弦细，结合病史，方悟出肝气郁结，困而不伸，疏泄不及，非但脾土失其条达助运，肠腑也乏束要调运。遂拟痛泻要方加桂枝、茯苓、乌梅、麦芽、沉香曲。疏泄束要同步，3剂痛泻有减，他症也瘥，继予原方5剂即安。

健运脾土，斟酌阴阳气虚

脾（胃）属中焦，禀受纳腐熟转输运化之职，更具升清降浊、斡旋上下之能。与慢性腹泻之瘥甚尤为密切。脾虽为至阴之脏，但也有气阳营阴之分，失健乏运所致之泄，希当视不同机因而有温阳益阴补气之异也。

中阳不足之体，或外寒饮冷过甚而伤脾阳者，虚冷之中州失运化转输之权，肠腑更乏中阳之温煦，谷物不化，水湿不运而交混下趋，泄泻作矣。此证常伴中脘冷痛，喜温喜按，口淡纳减，手足不温，舌淡苔白，脉虚迟或无力等症。治宜温中健脾之理中汤加味。寒甚者加附子，水湿甚者加茯苓，若运迟谷物难化者，加桂枝、鸡内金、炒谷芽。

脾体阴而用阳，脾阳必得脾阴之滋助方能尽运化转输之职，若热病后，或香燥药品过甚，或久泻不已而伤及脾阴者，脾运失神，累及肠腑，而致清浊不分，下趋为泄，不为临床鲜见。其证多为泄如鹜溏，身困乏力，纳谷不馨，手足心热，唇红口干，舌嫩红少苔，脉濡数等，养阴健脾之六神汤加味合拍。方中山药宜重用，党参易太子参，如石斛、乌梅、山楂、沙参、莲子也可随症选入。

中气亏虚是脾土不健的一大原因，初为清阳不升浊阴不降，甚或陷而不举，进而肠腑也少中气之提携，水湿谷物既失脾土运化转输，也失肠腑之分清泌浊，泄泻遂作矣，此即“清气在下则生飧泄”也。神疲身倦，头昏目眩，少气懒言，纳差，肠鸣且坠，舌淡苔薄白，脉虚弱为常伴之脉症。参苓白术散与升陷汤化裁，或补中益气汤增损为宜。并于此类方中少佐干姜、肉桂，可起“少火生气”之用，其量宜轻，重则反有“食气”之弊。

固肾泻浊，攻补兼施

慢性腹泻由命门火衰，下元不固，积滞肠腑者，多由素体肾阳亏虚，脾土失燠，运化不及，肠腑虚寒，水湿不化；或泻痢之疾，苦寒频投，伤及脾胃，积滞不行，衰其命火，关门失固等，遂有腹泻经年累月之苦。此泻多发五更，便稀溏薄，形寒肢冷，腰膝酸软，舌淡，脉沉等一派虚寒火衰之征。然四神频投多乏效，其理乃肠腑有积滞痹阻，或寒湿凝结，碍其变化传导。若细察其症，伴腹痛且胀，泻后减轻，或溏薄便中夹有不化之物，或味兼腐臭，或时有吞酸嗳腐，苔多薄黄黏腻，脉沉而多紧弦。此命火衰于下，积滞结于中，不温固下元不足以补虚固肾以止泻，不消导积滞也不足以祛邪理肠以安腑，非温固与消导并投不为功。温补命门，固涩胃关，四神丸颇佳。消导理肠与保和丸化裁。如为寒湿凝结者，与大黄附子汤增损。

李某 女，48岁，1986年10月16日诊。

腹痛便泄反复发作2年余，加重1个月，虽频投中西药少效。形体清癯，面色晦滞，腹痛绵绵，每于凌晨必圊，质稀量少，常夹不化之物，纳谷锐减，嗳气口臭，畏寒怕冷，腹痛不已，带下淋漓。舌淡润、苔薄白，脉沉细微弦。此肾虚命火式微，关门不固为本；肠腑积滞痹阻，碍其传导为标。治当温固与消导同步，方无顾此失彼之虑。

处方：

补骨脂10g　枳壳10g　山楂10g　小茴香10g　神曲10g　吴茱萸6g　肉豆蔻6g　五味子6g　鸡内金6g　莱菔子6g　木香6g

5剂。药后效显，便泄减，纳谷香，精神振。继予原方7剂，便泄未犯，他症亦多改善。为善后以上方为丸，连续服用3个月，至今未见再发。

滋敛肾阴，泻利湿热

慢性腹泻之由湿热内蕴，积滞中阻，失于疏泻消导，或过早兜涩，致邪结肠曲，阻碍传导变化者尤多。累月经年之泄泻，阴津无不暗耗，或再频投分消走泄，冀利小便而实大便，则阴津之伤自不待言。穷必及肾，是故肾阴亏虚为慢性腹泻常见之证也。世人但知温肾固涩为久泻补肾之法，殊不知阴阳互根，水火既济，肾气才可充足，二便启闭方能有节。阳虚虽可失固，阴虚岂能独守，如《医述·泻》

曰："元阴不足而泄泻者名曰肾泻。"赵养葵曰："治阴虚而肾不能司禁固之权者，峻补其肾而愈。"故滋敛肾阴不失为久泻固肾之大法。湿热积滞一日不祛，则肾之关门固涩之职一日不司，徒清泻更耗不足之肾阴，只滋敛又助湿热之蕴遏。此证便泄黏滞，污浊腐臭，腹痛阵作，按之更甚，肛门灼热，口干黏腻，不甚喜饮，或脘腹烦满，形瘦身热，唇颊艳红，手心灼热，头昏目眩，腰脊酸痛，小便短黄。舌红多裂、苔黄腻，脉细滑数。治此当滋敛肾阴与泻利湿热并投，方以六味地黄丸与葛根芩连汤或小承气汤化裁颇为适宜。

王某 男，51岁，1982年8月12日诊。

腹痛泄泻10年余，曾诊为"慢性结肠炎"，多方求治乏效。形瘦如削，头昏耳鸣，纳差脘痞，便泄日3~4次，腹痛隐隐，按之痛甚，大便黏泄污浊，气味腐臭，肛周灼热，溲黄短少。舌红中裂乏津、苔黄腻且浊，两脉濡滑数。此湿热久稽，营阴暗耗，非滋肾泻浊不为功。

处方：

怀山药30g 细生地10g 山萸肉10g 丹皮10g 茯苓10g 泽泻10g 葛根10g 赤芍10g 白芍10g 川黄连6g 马齿苋 旱莲草各20g 大黄4g

服5剂。

复诊：大便前3日排之甚多，腹中顿觉舒适，现已每日一行，虽未成形，但少腐臭之气，纳谷亦增。药证相安，继予原方出入调治1个月，诸症基本告愈，嘱其常服六味地黄丸以资巩固。

益肾温阳，逐痰化饮

饮痰之患多由阳虚之体，水湿内停，或素体湿盛，或恣食肥甘，久稽湿浊，失于温化，悉痰饮留滞肠腑，发为泄泻。然而内停之饮痰，又无不困遏伤耗气阳，阳虚且遏，又助长饮痰滋蔓，因果循环，饮痰稽留益甚，溏泄岂有愈日！阳虚不复无不及肾，肾虚岂能职守关门？若此虚实一体，非补虚泻实，无以标本同治，治宜逐痰化饮、益肾温阳。此证多为腹痛肠鸣，脐周冷凉，便泄溏薄，稀黏量多，或夹白黏冻液，滞下不畅，溲少不黄，纳谷不馨，口淡乏味，四末不温，腰脊冷痛沉重，舌淡润，苔白黏滑，脉沉弦且滑。肠曲稽留之饮痰，非一般化痰利水之剂所能及，失守固涩之胃关又非益肾补阳之品不为功，方用治痰涎壅盛喘咳之控涎丹。方中大戟泻脏腑之水，甘遂行经遂之水，白芥子散皮里膜外之寒痰。可三药为丸小量予服，峻药缓投，无过猛伤正之弊，于痰饮久稽肠腑之慢性顽固泄泻尤宜。益肾温阳之方，宜金匮肾气丸化裁，易凉血清热之丹皮，为温阳益肾之骨碎补尤佳，《本草纲目》于“骨碎补”条下曰：“益肾，主大小便，久泻属肾虚，不可专从脾胃也。”

秦某 男，42岁，1980年3月11日诊。

便泄半年经治乏效，来诊时腹痛阵阵，肠鸣不已，大便黏滞夹有白冻，如鼻涕之状，纳减，嗳气，腹痛沉重，畏寒怯冷。舌淡、苔白滑，脉沉紧。先予健脾化痰乏效，继予温中导滞无功，细思方悟此肠鸣及黏滞夹白冻之便乃痰饮稽留，而腰痛畏寒、舌淡脉沉者属肾阳亏虚，法拟温肾阳、逐痰饮同进。

处方：

骨碎补15g　怀山药20g　茯苓20g　附子10g　泽泻10g　山茱萸10g　肉豆蔻6g　肉桂6g　控涎丹3g，2次分吞

7剂后泻痢十减七八，白冻已无，腹痛未作。鸣响锐减，复予上方出入，亦补亦泻继服半月遂已。

填精固肾，和营泄毒

经年不愈之腹泻，无不由脾虚伤肾耗精而逐步损正，此肾虚之最也；蓄积之邪又无不由气及血、由经入络为害，此邪结之深也。泻痢久罹者，补之尤恐不及，岂敢再事攻伐？然及血入络之邪又无不化热变毒，腐灼肠曲，伤其营卫，有似疖痈之变，此非积滞、痰饮、湿热者可比，故非和营泄毒不为功。此证多泻痢赤白相兼，或黏滞不畅，日夜无度，皆脂膏肠垢积腐之物，气多腥臭，腹痛隐隐，按之不减，形体尫羸，面容憔悴，神疲倦怠，纳少脘痞，口干黏腻，不欲饮水，浊气颇重，唇色紫暗。舌暗红少津，苔薄黄或见腐浊，脉虚细滑数。如斯积虚精损、热毒腐蚀之证，治当填精固肾与和营泻毒兼施。精不足者非血肉有情者不补，络之腐者非去腐生肌者乏效，固肾泻热解毒之品也不可缺如。方宜黄连阿胶汤加白头翁、大黄、鸦胆子、乌梅、田三七、松香、乳香、没药等出入。黄连阿胶汤虽为仲景治疗伤寒少阴化热虚烦不得眠之方，但移治此证也甚合拍。考阿胶补血滋阴，鸡子黄养阴补虚，前者又为“肠风下痢……调大肠圣药”，后者“补阴血解热毒，治下痢甚验”(《本草纲目》)。芍药敛阴和营止痛；芩、连解热毒有厚肠之功；乌梅酸涩有敛阴止泻之能；白头翁凉血解毒，治热毒痢效优；大黄苦寒入血，有消肿止痛、推陈致新之用，但量不可重；田三七、松香、乳香、没药均有和营活络、去腐生肌之能，宜研末吞服；鸦胆子止痢，能清肠腑之积垢，去壳囫囵吞服用。集滋填敛阴固涩活络和营清热解毒之品于一炉，缓缓调治，可收良效。

王某　男，38 岁，1987 年 8 月 11 日诊。

腹痛便泄反复不已 3 年余，曾诊断为“慢性非特异性溃疡性结肠炎”，大便污浊如脓血状，黏滞腐臭，面色晦滞，发脱稀疏，夜寐不实，头昏乏力，纳差脘痞，肌肤枯涩如甲错状，口干黏不喜饮，浊气颇重，肛门坠胀灼热。舌淡暗、苔黄腻，脉细数无力。前医曾投健脾益气、清热利湿诸方罔效。胡老虑及热毒久稽肠曲腐损，泄泻经年精血暗耗，治此非滋填精血无以补虚，非和营泄毒不能逐邪，且伤损之处也得去腐生肌。

处方：

黄芩 10g　阿胶烊化，10g　生白芍 15g　乌梅 20g　白头翁 30g　黄连 6g

10 剂。另以田三七、制乳香、没药各 10g，松香 6g，煅牡蛎 30g，共研细末，每次 3g，日 3 次，饭前吞服；鸦胆子每次 20 粒，去壳吞服，日 2 次。

半月后症状大减，纳谷也香，继予原方服用 1 个月，临床诸症基本向愈。因多次肠镜检查已产生畏惧情绪，惜未再次检查以资对照，但迄今未发。

（胡国俊　整理）

焦树德

健脾利湿，久泻不可偏执
补火调肝，入微方臻化境

焦树德（1922~2008），北京中日友好医院主任医师，著名中医学家

对慢性泄泻，不能单从健脾利湿论治。因为泄泻年久不愈，中气渐虚，中虚则泻不易止，泻不止则中愈虚，关门不固则脾气随泄而虚衰。中阳式微，则寒从中生，寒性下降，泻必伤阴，阴寒下沉，必伤及肾。久泻伤阴伤阳，而致脾肾俱虚，所以慢性泄泻常自太阴及少阴而成为脾肾虚泻。证候的特点是：每日半夜后，清晨之前，阴气极盛，阳气未复之时，即腹泻 1~2 次，或有腹痛，或无腹痛，但每日必泻，连年累月久久不止。此因肾为胃关，司二便之开合，命火生土，助中焦之生火。肾阳虚衰，则脾不得温煦，水湿不化而下泻，肾虚大便开合失司故泄久不愈。治宜温补肾阳，使肾气足开合有权，并能温煦中焦，再兼以益气健脾，使中阳复则水湿运化，清浊攸分，泄泻自止。我在临床上常以景岳“九炁丹”的方义，结合理中丸法，减荜茇加茯苓、诃子制成下方：

熟地砂仁拌，15g　制附片 8g　茯苓 15g　肉豆蔻 10g　吴茱萸 6g　补骨脂 10g　五味子 9g　焦干姜 6g　党参 10g　白术 9g　炙草 5g　诃子 6g

另用伏龙肝 60g 煎汤代水。

此方对脾肾两虚所致的慢性泄泻（包括慢性肠炎、结核性肠炎、

慢性痢疾、溃疡性结肠炎）均有较好疗效，但需坚持服数十剂。在服10剂左右时，稍事加减1次。

肝郁乘脾而致泄泻，反复发作，时轻时重，久久不愈者，其腹泻在情志不舒时则加重，心情愉快时则不明显，随着情志变化而增减，可伴嗳气、食少、胸胁胀满、泄前腹痛、脉弦等症。此证一般常用痛泻要方治疗。我常在此方中再加调理肝气、扶脾化湿等品，药方如下：

土炒白术 10g　酒炒白芍 10g　广陈皮 9g　炒香附 9g　防风 6g　茯苓 12g　苏梗 6g　秦皮 6g　泽泻 12g　苏叶 6g　柴胡 3g　升麻 3g　厚朴 9g

本方是在痛泻要方中加厚朴、苏梗、苏叶以调肝理气和中；用香附解肝郁；秦皮酸凉清热涩肠；泽泻泻肝经之湿邪；泄久则气下，下者举之，用柴胡、升麻以举少阳、阳明清气。我在临床上这样配伍治疗肝郁犯脾所致泄泻，每收良好效果。

丁光迪

绵绵晨泄病，不尽命火衰

丁光迪（1918~2003），南京中医药大学教授，著名中医学家

晨泄又名五更泄，亦称肾泄。前二者是以发病时间为名，后者以病理变化命名。此病临床不少见，一般认为，病由肾阳不足，命门火衰，而阴寒独盛所致。因为肾司开合，主前后二阴。肾阴不足，关门不固，所以在子丑五更之后，阳气未复、阴气极盛之时，即令人洞泄不止。因此前人治疗，每用五味子散、四神丸等，温肾固涩。

但在实践过程中，用上述方法治疗，效者固多，不效者亦复不少。其故何在？曾读李东垣书，他论泄泻，认为是湿病，脾虚者，是“湿寒之胜，当助风以平之”，亦是“下者举之，得阳气升腾而愈矣”，从而深受启发。对部分用上述治法疗效不佳者，改用升阳法，并多加风药以升清，大显功效。无论病程久暂，凡属脾虚湿盛、清阳下陷的病情，近期远期疗效均佳。曾治晨泄十多年、二十多年的病例，均获显效，观察多年，亦很巩固。后读《儒门事亲》，亦有启悟。书中有一段记载，用发汗方法治疗泄泻。如一患者腹中雷鸣泄注，水谷不分，小便涩滞，皆曰脾胃虚寒，用温涩药皆不效。诊其两手脉息俱浮大而长，身表微热，用桂枝麻黄汤，以姜枣大剂煎服，连进三服，大汗终日，至旦而愈（见《儒门事亲》卷二）。其中脉息浮大而长，是表示有风邪。回顾晨泄，亦多腹中雷鸣，脉息亦不尽是沉细、沉迟，而有见

弦象者。因此，亦似可以诊断为风木郁于脾土之病。这种证候，不符合“肾泄”之病情，就不能望文生义而用药。其实，晨泄病情，亦较复杂，不能仅责之肾阳虚一端，前人亦有解释为肝脾病之病发于晨，时在寅卯，本该肝木当旺，阳气上行，但脾土不及，少阳生发之气不能上升，清气反而下陷，正如李东垣所说“乃生长之用，陷于殒杀之气”（见《脾胃论》卷下），所以清晨必泄几次，不能自止。这种解释，于理亦通。

经过多年的摸索，体会到晨泄谓之“肾泄”者，一定见有肾阳虚的证候，如畏寒冷，腰脊酸痛，脚软冷痛，阳痿不育，夜尿频多，舌质淡滑或胖，脉沉迟微弱等。虽不必悉具，但总有一些相应症状，然后运用温涩方法，才能见效。现在有些晨泄病例，阳虚的证候并不显著，而脾虚湿盛病情突出明显，如肢体困重，倦怠嗜卧，不喜劳动，动则气短，慢性腹泻，或轻或重，或作或止，反复不愈，一般腹痛不著，或腹痛微鸣即泄。无垢积，无后重。或者成为晨泄，每在清晨即肠鸣如雷，急欲如厕，泻后平安如常。舌苔薄白，脉见弦象或濡软。临床检查，大多为慢性肠炎，或过敏性结肠炎，少数为慢性胆囊炎，或消化吸收障碍等。

总之为阳气下陷、中虚湿胜的病机。亦有体征并无明显改变的，是病在脾而不在肾，宜用升阳法以治之。余常以羌活胜湿汤为基本方，化裁曰升阳止泻汤。

柴胡 5g　炙升麻 5g　羌活 10g　独活 10g　防风 10g　藁本 10g　苍术 10g　陈皮 5g　茶叶 1 方，或荷蒂 3 个　炙甘草 4g

用法：先用汤剂 5~10 剂，有时 3~5 剂即能见效，见效后改成煮散，巩固疗效。即上药为粗末，每日 20~30g，加生姜 2 片、枣 3 枚煎服。

柴、升、荷升发少阳、阳明清阳之气，羌、独、防、藁、苍术风药升阳胜湿，目的是“下者举之”，使清阳上升，挽回中气下陷之势。所以用风药较多，但用量宜轻，一本东垣之旨，使升清而微微得汗则阳气升腾，脾气来复，泄泻亦可愈。

如其泄泻水多、小便涩者，是湿胜而气化不行，略参升阳除湿汤意，选用猪苓、泽泻、桂枝、陈皮、神曲、益智仁等1~3味，升降脾胃而上下分消其湿。

如大便夹有黏液，腹中痛而便后仍不觉舒者，这是兼有湿积阻滞气机、虚中夹实之证，略参升阳益胃汤意，选用黄连、白芍、陈皮、半夏、木香、吴萸等味以佐之，苦辛通降、以祛湿积。

如药后腹痛缓，黏液除，困倦乏力，即用升阳益胃汤去泽泻、半夏调理之。

亦有阳气下陷，而虚火上冲，见头晕目眩，两脚发软，夜间盗汗等症，此乃热伤元气，舌上必罩薄黄腻苔，脉亦见滑象或数或大，此时不能纯作虚证而加重补药，应仿除风湿羌活汤意，加用黄柏、黄连等苦寒坚阴，其证即退。这种方法，一般旬日左右开始见效，1个月左右即见显效。

如便后偶见黏冻，或大便干时黏冻附着于粪便上，为有宿积，加白芷、焦枳实、姜半夏各10g祛痰化积；如见脓血者，去半夏，加红花5g、炒当归10g，其时再加赤芍10g，和营止血。有时亦为病久入络之证，脓血不多，亦加上药。

如大便泄泻，但有时又干硬如栗，泄结交替出现，此为燥湿不能互化，检查每见结肠有过敏性痉挛，或结肠、直肠有充血水肿。加焦枳实、白术各10g；干结甚时，可加桃仁或当归或郁李仁10g，滋燥以济。但得效或有时又转为泄泻，则上药均去之。

或气虚自汗，懒倦困重，加炙黄芪10~15g，炒党参10g，补中益气；便泄好转，再加当归或川芎，益气生血，有些久泻病人畏风寒、易感冒，再加桂枝10g、生姜3片、大枣5枚。药后温卧，得微汗为度，不必另用他药，着意于调和营卫可已。

如果病势迁久，又遇天气阴湿，泄泻而身体困重者，为中阳之气更被遏抑，宜重加风药，用白芷、川芎各10g。

如泄泻久延不愈，畏寒肢冷，甚时下利完谷不化，脉细舌滑者，为中虚而下焦之阳亦伤，则减少风药，加桂附理中，脾肾兼调。

如其病情已经稳定，晨泄愈止，但腹中微痛尚存，肠鸣矢气减少而未全止者，即用升阳汤善后。此方肝脾两顾，益气兼以和营活血，颇有深意。因为晨泄久延，不独气虚下隐，血亦随之损伤，每见血虚、血瘀之变。调理善后，应考虑周到。此方屡用效佳，余常加党参、白术、白芍，以川芎易当归，加强疏肝补脾、益气活血的作用。此病需要兼用养血活血药，是从东垣补中益气汤方悟出的，东垣重“阳生阴长”之理，因为脾居中土，是气血生化之源，营卫之所出。脾病而仅为气虚者，固然有之，但更多的是气虚血受伤。因此脾病而仅用益气升阳，固然不错，但其实还只能讲知其一半。必须配伍养血活血，方为照顾全面。所以补中益气汤中用当归，羌活胜湿汤中用川芎，升阳汤中用红花，均为“阳生阴长”而设。余用此法于晨泄，屡屡建功。何况红花能治诸风，腹中血气刺痛。李时珍更赞赏川芎、麦曲治湿泄之功，足证此法有良好疗效。同时，此病调理，应该顾及血分，但不宜多用熟地、当归等阴腻滋润之药，否则又能引起滑泄。即使是甘温益气，用量亦宜轻，否则亦有壅气增满之患。这是因为本病毕竟属于湿胜下陷之变，即使病情好转，但久病之体，脾健阳升，尚需有一个恢复巩固的过程。这是临床实践中的一些体会，用之殊感应手。总结多年所治病例，最快的1个月左右即愈，最长的亦不出3个月；一般愈后都较巩固，少数亦有反复几次的，再进原方，亦能很快向愈。

慢性泄泻病人，不宜用蜜丸之剂，因为难于消化，甚至有反增其病的。即上药见效，亦不宜改成丸剂，用煮散最佳。日常应避油腻，禁冷饮粗食。宜温食，保暖，多饮姜醋汤。

刘某 男，40岁。1984年4月11日初诊。

泄泻已五六年，大都在早晨发作，肠鸣窘迫即欲如厕，不能少待，泻后腹中即舒；有时连泻2次，有时泻如水注。腹不甚痛。五六年中，大便很少成形。如饮食不慎，或者饮冷受寒，泄泻亦能随时发作。经过中西药多方治疗，亦能稍为改善，但过时其病如故。曾经钡剂灌肠、肠镜检查，诊为慢性肠炎、结肠过敏性痉挛。形体疲乏，头昏且重，畏寒喜暖。饮食尚可，但谷入乏味。脉濡、按之微弦，苔薄舌稍胖。诊断为中虚湿盛，阳气下陷。病属久泻，治以升阳胜湿为法。

处方：升阳止泻汤加炙黄芪、炒党参、煨益智仁各10g。

5剂。

二诊：药后效果显著，大便渐能控制，肠鸣大减，并且嗜睡，醒后神爽，但仍然稀泄。效议再进，去羌活、藁本，加白术。减少风药，加重补中。

三诊：大便已成形，呈软条状，每日1次，小便增多。纳谷香，精神振，再为培本。原方去益智，加川芎，倍黄芪，益气养血，两调肝脾。此时本宜用当归，因大便易泄，改用川芎。脾泄之人，气虚血亦虚，及时加以益气生血、增进温煦作用，病体恢复较快。

四诊：诸症平复，形气均佳，五六年之病，兼旬显效，殊感满意，继用原方10剂，加白芍一味，两调阴阳，便于久服。改作煮散，调理巩固之。

金某 男，42岁，干部。1986年4月初诊。

泄泻10年余，时剧时瘥，生活起居稍有不慎，病即大作。腹鸣隐痛，泻如水注，泻后腹中稍安。平时亦多便溏，每在食后即泻。形体畏寒，面部微有虚浮。眠、食尚可。但不耐油腻，不能饮冷。公务较忙，即感疲乏。时方壮年，似有未老先衰之象。脉细，按之有弦意；舌润微胖，苔薄腻。

经多方检查，诊为慢性肠炎、肠道息肉。中虚之体，阳陷为泻。治以升阳胜湿之法。

柴胡 5g　炙升麻 5g　炒防风 10g　藁本 10g　白术 10g　苍术 10g　羌活 10g　独活 10g　桂枝 10g　炙甘草 4g　炒白芍 10g　陈皮 5g　炮姜 4g　连皮苓 10g　生姜 3 片　大枣 5 枚

二诊：药后微微得汗，服药 5 剂后感到全身轻快，自己又连服 5 剂，泄泻已止，小便增多。多年来大便初见成形。口微作渴，欲得热饮，偶吃水果，胃中尚感不适。效议出入再进，原方去羌活、藁本、苍术，加炙黄芪 15g、炒党参 10g、草蔻仁 5g。10 剂。

三诊：泄泻平复，原方去草蔻仁，加红花 6g、川芎 10g，改作煮散调理。

该患者 9 月下旬又来就诊，述停药 3 个月余，近出差连云港，泄泻又复发，但症状明显减轻，在原方基础上加减，药后病即告愈。

用升阳止泻方法，治中气下陷的久泻，疗效可靠，有些数十年的旧疾，亦能奏效。

（丁国华　整理）

程焕章

权衡标本温清，斟酌润燥通涩

程焕章（1930~　），上海中医药大学附属龙华医院主任医师

用中医中药治疗慢性腹泻，在辨证施治时重视下列问题，可提高疗效。

兼顾标本，进退有法

慢性泄泻，病情缠绵，临床常可见患者精神倦怠，面色萎黄，食欲不振，形寒肢冷，舌淡、舌胖，脉濡、细、缓、弱等虚象。主要是由于脾胃虚弱，生化无权而导致气血不足，由此而致脾胃虚弱、脾肾阳虚。所以，慢性泄泻是以本虚为主，治当以扶正。而另一方面，由于脾不健运，胃失和降，致湿从内生，或者气机郁滞，湿从热化，甚至热毒蕴盛而损伤脉络，因此，慢性泄泻又往往兼有标证。临床所见除种种虚象外，常有胸胁痞闷，嗳气腹胀，腹痛肠鸣，大便不畅，甚或里急后重，粪便夹有黏冻、脓血等实证，治当以祛邪。由此可见，治疗慢性腹泻，宜以扶正为主、祛邪为辅，也就是治本为主，兼顾其标。

当然，本与标是互为因果的，如脾虚不能运化水湿，可导致湿盛，而湿盛则妨碍了脾脏的运化功能，也可以形成脾虚。扶其正则有助于脾运复其常度，祛其邪则湿去气行，脏腑功能渐趋调和，同样

有利于运化功能的恢复。患者素体壮健，标证很盛，本虚不甚，第一步也可着重祛邪治标，兼顾本虚；第二步还当扶正治本为主，标本同治。如慢性泄泻急性发作，邪势鸱张，“急则治其标”，可暂先祛邪，惟宜中病即止，不然过则伤正，反为不利。而且这是指邪势虽盛而正气未虚者。若邪盛正虚，专治其标，不顾其本，不但达不到祛邪目的，而且反重伤正气，这是不足取的。

曾某　老年人，1981 年诊。

据述患腹泻已甚久，时轻时重，常常每日泻下三四次，剧发时，则在 10 次以上，兼有腹痛和后重，粪便或夹黏冻。来诊时正值腹泻大发，四诊合参，久泻本元已虚，兼有标证。

处方：

炙黄芪　炒党参　炒白术　炒白芍　炙甘草　肉桂心　茯苓　炮姜　防风炭　煨木香　川连　马齿苋　炙内金　炒六曲

服药后，腹中转和，大便次数迅减。其后以此为主法，逐渐撤出清肠药，加入温肾之品，缓图功效，治疗半年余，病有向愈之机。

对脾胃虚弱、清气不升者，常用益气升清、健脾化湿法；对虚寒偏重者，则用益气温中、健脾化湿法，以四君、六君、香砂六君、理中等为主方。若脾胃虚弱（或虚寒）而肠有湿热，又当以益气升清（或益气温中）为主，健脾清肠为辅；如果脾虚而肠中热毒蕴盛，此时则温清并用，补脾和中与清肠化湿并进，选上述诸方合白头翁汤、香连丸等；有时也可酌情暂用苦寒清热法，急治其标。据笔者临床实践，似以温清同用较纯用苦寒者为优。若兼有肝气犯脾之症，则佐用抑肝扶脾、缓中调气法，配合痛泻要方加减。对于病情复杂、虚实互见、寒热交错、气血瘀滞者，则治之以“复方多法”，融补脾燥湿、温中清肠、化瘀消滞、抑肝调气诸法于一方，但仍以治本为主，当权衡轻重缓急，灵活运用。

温清并举，须辨缓急

“温与清”和“本与标”是相关联的。前人说：“形不足者，温之以气。”脾气虚、脾肾阳虚要用“温之以气”的方法以治其本，用甘温、辛温的药物。又，慢性泄泻患者脾气虚弱，甚或脾阳不振，中气下陷，升运无力，因此要用益气健脾、温中、升阳等法，使已经失调的脏腑功能得以逐步恢复。其常用药物：益气升阳健脾如黄芪、党参、甘草、白术、陈皮、木香、砂仁、防风等。温中如炮姜、肉桂等。也多属甘温、辛热之品。补气选用炒党参、黄芪。如患者气滞湿阻明显，要注意“补而勿滞”，所以常需配合健脾理气之品，使气机通调，血行流畅。在升运脾阳方面，除黄芪外，还可配合防风，后者升举清阳之气，并取其兼有“风以胜湿”之意，进而可用升麻。升清药常需配合益气药同用。《药鉴》云：“盖阳气下陷者，可升提之，若元气不足者，升之则下益虚，而元气益不足矣。”

另一方面，由于脾胃虚弱，运化失司而气滞、湿阻，郁则化热化火，往往表现为脾虚（或脾寒）而肠热，又当兼清肠中湿热为辅。再举 1 例于下。

包某　女，43 岁。1981 年 1 月 8 日初诊。

1968 年曾患细菌性痢疾，后转为慢性腹泻。近日因饮食不当，又受寒冷，腹泻大发（外院检查：直肠乙状结肠黏膜充血、水肿）。现每日大便 4 次以上，便下夹有黏冻，里急后重，腹疼阵作，苔腻、舌微紫，脉细滑。患者目前只能吃无渣食物。面色无华，神疲肢倦。证属肠中湿热壅盛，予补脾温中、清肠化湿法。

拟方：

炒党参 12g　炒白术 9g　茯苓 10g　炙甘草 4.5g　炒白芍 10g　肉桂 1.8g　炮姜炭 6g　炒防风 9g　秦皮 12g　白头翁 15g　炒元曲 12g　红藤 30g

香连丸包煎，9g

二诊时里急后重减轻，腹痛消失；三诊腹泻即止。此患者治以上方为主，随症加减，前后共11诊，历时2个月余，诸症悉除，饮食复常。

细玩此例方药，以温治本，以清治标；以温为主，以清为辅；辛热药肉桂与苦寒药白头翁同用，颇为有效，参照病情，温清暂时有所侧重，甚或暂用清热解毒。对于纯属脾肾阳虚而久泻不止或症见滑脱不禁者，则不用清法。所以，温清同用是有一定条件的。

温清两法同用，程氏在选用温里祛寒药时，常根据寒象的轻重，依次选用苏梗、炮姜、姜黄、肉桂、附子等药。苏梗辛温，行气宽中，开胃下食，而治胀满；炮姜善温脾胃之阳而除里寒；对小腹挛急或脐腹冷痛者，则用肉桂温营血，散寒凝；冷痛甚者，再合姜黄（古方大沉香丸治冷气攻冲心腹痛，内有肉桂与姜黄为伍）；久泻伤及肾阳，命门火衰，关门不固，则用附子以温脾肾，常用之清肠药为秦皮、黄连。此2味各有其特点：秦皮清化湿热兼有收涩止痢的作用；黄连清热燥湿的功效很强，而又能厚肠。如粪便夹有大量黏冻或脓液鲜血者，则重用白头翁、马齿苋、金银花、铁苋菜、蚂蚁草、地锦草等等。在脾胃虚寒的情况下，还应注意务使苦寒不致碍脾。

燥润勿过，贵在相宜

久泻难免伤阴，治疗慢性泄泻使用温法时，应温而勿燥，免伤津液，此乃温法之要。一般的脾胃虚弱，用参、术、芪、草等平和的温药就可以了。有时则必须用燥药，如寒胜湿重，非苍术不为功；粪便夹大量白色黏冻，也须用苍术。又如脾肾阳虚阴寒内盛，则舍桂、附不足以复其阳。但使用燥药，一要对症，二要注意配伍。如舌苔白腻厚，应用苍术；脘腹冷痛，气血寒滞，当用肉桂；更见畏寒肢冷，舌淡胖，需加附子；配合白芍则可护阴。三要用量适中，药过病所，势必耗伤气阴和胃液。

慢性泄泻到一定阶段，伤阴重者，可兼见咽燥灼痛，口干舌红，甚则舌红绛光剥等症。此时阴阳两虚，寒热交错，用药掣肘，亟须兼顾为治。一方面常用甘平的党参或清补的太子参以益气，用山药、扁豆、莲肉、芡实等以补脾健运（这类药物补脾而不滋腻，化湿而不燥烈），用茯苓、薏苡仁以利湿（茯苓淡渗，性味甘平，于阴虚者无妨；苡仁渗湿益脾，不伤脾胃）。至于温燥药，或暂缓使用，或减轻剂量，或避免大辛大热，选用较为温和之品，如干姜、木香、砂仁之类；另一方面则用南北沙参、石斛等养阴生津，沙参清养气阴，石斛生津厚肠，对泄泻有利无害。天冬、寸冬虽非重浊之品，但功能润燥滑肠，生地、玄参滑润，熟地滋腻，均以不用为宜。某些慢性结肠炎患者，反见粪便干结，或下如羊矢，外裹黏冻脓血，此当应用养阴血药、润肠燥法，选当归、杏仁、桃仁等。

通可为常，涩不漫投

前文已经述及，慢性泄泻多兼有食积、气滞、湿阻、血瘀等标证，对此，需要祛其积滞凝寒，调和气机。“通以去滞”，亦即用通利之药去除气滞邪壅之证，利气、消滞、化湿、祛瘀都属于“通”。

对于通泄的病证，一般可用固涩的治法，而对现象上看来是“通”（如“膀胱湿热”的小溲频数，“热结旁流”的下利纯清水），辨其本质系属郁热、凝寒、瘀滞者，则非但不能用“补”，用“涩”，反要治以通利，正如《类经》所云：“火热内蓄，或大寒内凝，积聚留滞，泻利不止；寒滞者以热下之，此通因通用之法也。”程氏曾治一慢性溃疡性结肠炎患者贺某，泄泻不止，少腹持续掣痛4个月余，便下夹黏冻甚多而不畅。前医治以益气补脾为主，重用白术、山药各30g。患者诉服药后大便艰行而夹黏冻更多，腹痛反甚。诊之舌脉，有湿热内结之象，乃改以桃仁四物配合利气清肠，用药为当归、桃仁、杏仁、赤芍、木香、槟榔、枳壳、肉桂、姜黄、白头翁、红藤、甘草等，治不多时，大便转爽，每日1次，腹痛消失。此法中病即止，其后继用标本兼治收功。此外，在扶正治本时，为了使“补而勿滞”“补不碍胃”，在补剂中常须加入理气健脾的陈皮、砂仁、蔻仁、木香、佛手等通利之品，以更好地发挥其补益作用。

至于“涩”的问题，久泻脾肾两虚，中气下陷，甚或滑脱不禁，温补肾脾、涩肠止泻原为常法。临床体验，即使病人每日大便次数较多，若伴有腹胀、腹痛、粪中夹有黏冻，仍不宜收涩之法；又如大便次数虽多，腹中也无明显胀痛，但便行不畅，则亦以不用收涩为妥，以防留邪、助邪。在治疗慢性泄泻中，通利与收涩二法也可同用，惟需仔细辨证，注意配伍。在选择收涩药时，可采用既能清热化湿，又能涩肠止痢的药物如秦皮、椿根皮等；还可选用除有涩肠止泻功能外，尚兼有“抗菌”作用的药物如石榴皮、乌梅、五倍子等。收涩一法，若无把握，宁可不用，不可漫投。

既重整体，又取局部

对症状表现为热毒蕴盛，灼伤脉络，泻下夹脓带血，病变局部限于大肠端的慢性泄泻病人，除用汤剂调理脾胃，另以清利湿热、和营化瘀药令煎汁保留灌肠，使药液直达病所，充分发挥清除热毒瘀滞的效力。像这样整体与局部同治，曾取得比较理想的疗效。

灌肠基本方为：

黄连 3~6g　马齿苋 30~60g　三七粉 3~6g　锡类散 1~2 支

对这类病人，单用一法，则疗效差，即或见效于一时，也往往难以巩固。

李克绍

腹泻治法发微

李克绍（1910~1996），山东中医药大学教授

腹泻虽是一种常见病，但有时又是一种较难治愈的病，尤其是慢性腹泻。但只要辨证准确，用药针对性强，取得佳效也是不难的，下面举先生治例说明之。

杨某 男，50岁，山东兖州人。1982年初夏就诊。

患者腹泻频繁日数十次半年余。不敢食油腻、生冷之物，西医曾怀疑为肠癌，多方治疗无效。望其舌苔黄腻，经问知大便泻而不爽。

处方：生大黄30g，黄酒适量，以酒煎服。一剂后泻的次数减半，再剂即自觉痊愈。4剂之后，任食生冷瓜果，亦不再泻。后隔数月，患者前来道谢，告曰：其子结婚喜庆之日，吃喜酒数杯，亦安然无恙。

大黄《本经》称“下瘀血、血闭、寒热，破癥瘕积聚，留饮宿食，荡涤肠胃，推陈致新，通利水谷，调中化食，安和五脏”。本例腹泻属肠垢不尽，热泻不止，用大黄正是取其“推陈致新”的作用，又以黄酒助其药力，达到泻止病愈之目的。此方又名将军饮，在治泻法中属“通因通用”的疏利止泻法。

明代李士材曾总结出治泻九法，先生把这九法加以扩充，并附以简方和有启发性的医案，以供临床参考。

一、渗利法

本法适用于：大便稀薄如水泻，小便短少，腹部胀满，没有里急后重感，也没有脓血混杂。这样的腹泻，病灶一般在小肠。因为小肠不能泌别水分下出膀胱，使水液直趋大肠，才致成腹泻。治疗这样的腹泻，应当用利小便的药物，使水走前阴，大便才能不泻。这种方法叫作“渗利法”。

《苏沈良方》有这样一段记载：宋代文学家欧阳修，得了急性腹泻，请太医院里的国医治疗，丝毫没有效果。他的夫人对他说，市集上有人卖治腹泻的药，三文铜钱一帖，服过此药的人，都说效果很好，咱何不买一帖吃吃看。欧阳修说，咱们这些人的体质，和劳动人不一样，他们敢吃的药，我们却不可轻试。可是夫人瞒着他买了一帖，搅在国医处方的药剂中，给欧阳修服下。只服了这一剂药，欧阳修的腹泻就完全好了。治好之后，他的夫人才把详情对欧阳修讲了，欧阳修也着实佩服，便把卖药人叫来，答应用很高的代价请他传方。卖药人最初不肯传，经欧阳修百般动员，才说：这方是车前子一味，碾成细末，每服6g，搅在稀米粥里服下。

车前子有利小便以达到止泻的作用，所以清朝赵学敏编写的《串雅》中，有一张方名叫分水神丹，即白术30g、车前子15g，水煎服。治疗水泻，非常有效。明末罗国纲的《罗氏会约医镜》提到治疗水泻的秘诀，是在药方中加入一味萆薢。萆薢也能渗利小便，和车前子的作用差不多。

二、升提法

本法适用于：稀便中夹有气体，泻下泡沫，排便时连续有排气声响，脉搏可能见浮脉。这种现象，中医叫作飧泄。因为有气体，便把病因归属于风，治疗时必须用治风的药物，如防风、荆芥、麻黄、桂枝、葛根等。凡是风药，都能鼓舞胃气上升，胃气一升，大便就不会泄泻，气体也就消失了。

《邵氏闻见录》记载：夏英公得了腹泻证，太医院里的医生，认为是虚证，用补脾药治疗，始终不效。有一个姓霍的老医生，问明了大便的性状，说这是肠中受风，开了一个有藁本的药方，服下后，腹泻就好了。

李延罡《脉诀汇辨》记载：闽中地区有个太学生张仲辉，终年喝酒、吃瓜果，一天，忽然得了腹泻证，从半夜到天明，泻了二十多次。医生们先给以渗利小便的药，无效，又给予健脾药，泻得更加厉害。后来李延罡看了，六部脉都轻轻一按就能摸到，这是浮脉，认为浮脉是感受了风邪,《内经》早就指出："春伤于风，夏生飧泄"，非使患者出汗不可，给开了一张有麻黄、升麻、葛根、甘草、生姜等有发汗作用的药方。先前看过此病的医生嗤笑说："这书呆子，好奇行险，麻黄是发汗重剂，连伤寒病都不敢轻易使用，这种腹泻证，却用麻黄，这岂不是用药杀人吗？"仲辉听了，也犹疑起来，不肯服李延罡的药。可是越停病越重，没有办法了，说道："服下此药，听命吧！"服后得汗，腹泻很快就好了。

据以上二例，可见飧泄是外风引起的肠胃功能失调。外感风邪的症状，存在也好，已不存在只剩下脉浮也好，脉象也看不出风邪，仅从大便看出是泄也好，用祛风药治疗，都能取得疗效。不过脉浮或风邪表证明显的，服风药应当发汗。没有风证表脉，只是大便溏夹有气体的，服风药是提升胃气，就不需要发汗了。

三、清凉法

清凉法是用于热泻的，热泻的特点是：大便的时候，觉得肛门灼热，粪门弹响连声，粪色深黄，酸臭难闻，小便赤短。在这种情况下，只有苦寒泻热药才能起到泄热止泻的作用。李士材说：用清凉法治热泻，就像炎热的夏天刮起一阵凉风一样，使热气消散。这也是《内经》“热者清之”的治法。

古方治热泻，用黄芩汤，即黄芩、白芍、甘草、大枣四味药，水煎服，效果很好。

《本草汇言》记载：有一个患腹泻的人，不论吃什么粥、饭、蔬菜，一入口，咽喉就有针刺的感觉，吞咽时，喉中觉得很辣，腹部满痛，大便时，肛门灼热，弹响连声，脉洪大而数。给予黄连 9g、白芍 6g、甘草 2.5g，一剂药就好了。这一处方，实际就是黄芩改成黄连，又去了大枣，原则未变，所以效果很好。

《寿世保元》还载有一方：有个病人，每次进食后，就腹中鸣响，响完就泻，以致不敢进食。服了不少治泻的药方，都不见效。后来有人传方，将红柿核用湿纸包裹多层，放在炭火上煨熟吃下，吃三四个就好了。这也是治的热泻，而方更简单，效果也不弱于上面所讲的黄芩汤和黄连方。

四、疏利法

疏利法是用于肠道内有陈旧性未消化、未排泄净的食物、瘀滞或粪块。这些陈旧的物质，留滞在肠道之中，就像行水管道积存有泥石浊垢等沉淀物一样，它使水不能从管道内顺利流出，却又不断地使水向外溢出。所以治疗这样的腹泻，必须像疏通管道那样，除掉肠道里的废杂物，使大便按时排泄按时停止。排除这些废杂物的办法，叫作“疏利法”。

《冷庐医话》记载：谢时素有腹泻病，已有三十年之久，未能治愈。后来鄞县名医周公里，用礞石滚痰丸与服，服了三付，这多年的顽固久病就痊愈了。滚痰丸是治顽痰的效方，用它来治愈的腹泻，也必然是肠道中有稠痰一样的黏浊物质，这样的病人大便时不但不爽快，泻出物中也可能带有这样的黏液。

肠中有像痰一样的黏浊物质所致成的腹泻，中医叫作痰泻，痰泻除了极顽固的须用滚痰丸一类较为猛烈的药物以外，其余病程较短，症状较轻，只是阵发肠鸣，大便夹痰夹水的，用二陈汤加味治疗，也很有效。

还有伤食致成的腹泻，也适用疏利法。这样的腹泻，常嗳出腐败难闻的伤食气味，腹中鸣响，连连放屁，泻出的稀粪之中，常兼有未消化好的硬块。可用平胃散加神曲、麦芽等治疗，使积食消除，大便也就正常了。

腹泻证中有一种慢性久泻，时轻时重，也是肠道有瘀滞，但用一般的疏利药物治疗，总不见效。这是瘀积的时间太长了，就像我们用过的器具上有年久沉淀的积垢一样，初得时容易去掉，但时间久了，就洗不掉，刮不净，所以一般的常用药不易见效。即使暂时见效，但病根未去，过一段时间又会反复，甚至会按照最初得病的季节，按时复发，形成“休息痢”。在这样病情极为顽固的情况下，必须改用较为剧烈的药物，才能达到除邪务尽的目的。这些顽固的瘀滞，根据其不同的症状表现，可分为积热、痼冷两大类。简述如下。

泻下黄赤、黏浊，或如鱼肠、烂肉、腹胀、腹痛、舌赤，反不敢吃凉物，五心烦热，不喜油腻辛辣，口黏口臭等症，属于积热。积热兼湿的最多。

泻下如白冻，或谷食不化，不臭而腥，脉细肢冷，喜温恶寒，属于痼冷。

治积热或痼冷，现举两个代表方如下。

将军饮（《医鉴》方） 治腹泻如痢疾，经久不愈，脓血稠黏，里急后重，日夜无度。并治休息痢，愈而复发，止而复作。

大黄切片，30g　好黄酒两大盏

同浸半日，煎至一盏半，去大黄，将酒分二次服下。

蜡匮巴豆丸　治多年凡吃生冷和肉类即泻者。

明朝大医学家李时珍在他编著的《本草纲目》中有这样一段记载：一个老年妇女，约六十多岁，患腹泻已经五年，无论吃肉食或者别的油脂性食物，或者生冷之物，吃下后就必腹泻。服过许多调理脾胃药、升提药、固涩药，不但不好，反而腹泻得更重。她请李时珍看了看，脉搏沉滑。李时珍认为，这是脾胃功能损伤的时间太长，有冷性积聚结在肠道，予蜡匮巴豆丸五十丸。服下以后，一连二天未大便，腹泻从此好了。以后时珍又用此方治好了久泻的患者近百人。蜡匮巴豆丸，就是巴豆一味，用蜂蜡作皮，把药封起来。这样，巴豆到达胃中的时候，有蜡皮封裹，不刺激胃，直到肠中才完全化开。巴豆是热性泻药，对顽固冷积别药不效时，巴豆能发挥良好的作用。

蜡匮巴豆丸有这样几种做法：《危氏得效方》治夏天水泻，用巴豆一粒，去壳，插在针上，在植物油灯上烧，存性，再把蜡化开，包在巴豆外面，冷却后就是一丸。如果是治小儿，要把丸做得更小。用巴豆一个，烧法同前，再用豆粒大一块黄蜡，在灯上烧化，滴入水中冷却，取出，同巴豆一起捣烂，做成黍米大的小丸，每服五丸到七丸，莲子或灯心煎汤送下。

五、甘缓法

有的腹泻，次数太多，可能每天数十次，而且一觉得要大便，就必须急忙奔向厕所，稍一晚了就跑不及。中医学认为，这是脾虚下陷，当用味道甜的药治疗，因为甘味药能减缓泻下的程度，这叫“甘以缓之”。《罗氏会约医镜》的甘缓汤，就起到这样一种作用。

甘缓汤方

人参　白术　茯苓　炙甘草各5g　升麻1.5g　陈皮2g　苡米炒　芡实炒，各6g　木瓜　白蔻仁　砂仁各3g　红枣4枚

水煎服。

如嫌人参价贵，可改用山药12g代替。本方若加入肉豆蔻3g、木香（煨）1g，亦很好。

六、酸收法

腹泻的时间太久，虽然不是急不可待，却也频繁入厕，粪便量不多，也没有热痛酸臭等症状，这是久泻耗气，气虚不能固摄的缘故。治这样的腹泻，可在相应的处方中，加入石榴皮、乌梅、五味子等酸味药，才能起到止泻的效果。《罗氏会约医镜》的酸收丸，就是这样一张方剂。其方是：

人参　山药　炒白术　炙甘草各90g　良姜45g　诃子肉60g　石榴皮醋炒，60g　五味子30g

上药共研细末，用醋煮面糊做成丸剂，米汤送下。

又如《扶寿精方》治腹泻兼口渴，用乌梅一味，煎汤代茶常服。《肘后方》治腹泻证，在肠垢已经很少的情况下，仍频繁作泻，用乌梅肉20个，水一盏，煎六分，食前分二次服下。又如五味子一味，煎服治五更泻。

七、固涩法

固涩法和酸收法有些相似。二者的主要区别是：周身无力，频泻量少，正气耗散的，用酸收法，以酸味药为主药；肛门下坠，或兼脱肛，虚坐努责，是大肠已滑，用固涩法，以涩味药为主药。但是，涩是酸的变味，滑脱也必兼气虚，所以酸收和固涩可以借用。主要是没

有大便也虚坐努责，并兼有脱肛的，当用固涩法；只是气虚，有大便即泻，努责并不突出的，用酸收法。酸收是收敛正气，固涩才是固涩大肠。无论酸收或固涩，都是在邪少虚多的情况下才可使用。也就是说，肛门不灼热，大便不酸臭，舌苔不厚腻，脉搏不弦数，才可使用，这样可防止治病留邪。

涩肠的常用药，有罂粟壳、赤石脂、枯矾、木贼、龙骨等。

《三因方》治大肠脱肛，焙木贼存性，研末，掺之，以手按入。也可加入龙骨末。

《经验方》治水泻不止，罂粟壳，去蒂膜，一枚，乌梅、大枣各十枚，水一盏，煎七分，温服。

《太平圣惠方》治老人泄泻不止，用枯白矾 30g，诃子（煨）15g，共为末，每服 6g，米饮调服。

《寿世保元》治久泻，大便滑泄，用五倍子（炒）150g，研末，面糊为丸，每服五丸，米饮下，每日三次服。

八、健脾法

凡腹泻证，大便稀溏，又兼身体疲倦懒惰，食欲不佳，腹部发满，就是脾脏虚弱。脾的正常工作，是把饮食消化之后，又把营养物质运送到全身各部，医学术语叫作脾主运化。如果脾虚脾弱，不能很好地吸收，致使水谷直趋大肠，就会出现腹泻。治疗方法，应当加强脾的功能，如人参、白术、莲子等药，促使其吸收，这叫作健脾法。健脾药中，最好也加入一些渗利小便的药物，如茯苓、车前子等，效果更好。常用方如胃苓汤，平胃之中，有健脾利湿的作用。

苍术　厚朴　陈皮　白术　茯苓各 5g　泽泻　猪苓各 3g　肉桂 1.5g

水煎服。

九、温肾法

温肾法，是用温肾的药物把肾阳发动起来。肾阳也叫命门火，它对脾胃来说，正好和灶下加火一样，是脾胃热能的来源。因此，在脾阳大衰，并出现命火不足的情况下，温补肾阳就是第一要着。

怎样才知道是命火不足呢？凡大便溏泄，饮食少，全身懒倦，没有别的严重症状，是属于脾胃虚寒，如果再兼有四肢发凉，脉搏沉迟细弱，大便清稀像鸭粪一样，或者每天在天明之前五更的时候，按时腹泻，这就是肾阳不足，命门火衰。除此之外，凡脾虚寒的时间太久了，用温脾药治疗不效，也大都是肾阳虚衰，也必须改用温肾药。

温肾止泻的常用药，有补骨脂、骨碎补、附子、肉桂、益智仁等。又因所有的腹泻，差不多都与脾有关系，所以温肾止泻药中，也常加一些温脾健脾的药物。现举例说明如下。

《世医得效方》记载：凡腹胀忽泻，日夜不止，诸药不效，这是气脱，用益智仁 60g，水煎服即止。益智仁温脾固肾，所以有这样的效果。

《本草纲目》记载：魏刺史的儿子，患腹泻很久了，请了不少医生治疗，都不见效。病情逐渐危重。名医李时珍看了，用骨碎补研成细末，另用猪腰子一个劈开，把药末加入其中，放在火里煨熟，令病人吃下，腹泻很快就好了。

四神丸（《证治准绳》方） 治久泻腰酸，四肢发凉，不思饮食，或五更泄泻。

肉豆蔻面裹煨　五味子炒，各 60g　补骨脂酒浸一宿炒，120g　吴茱萸淡盐汤泡炒，30g

以上共研细末，另用生姜 240g，切碎，红枣 100 枚，清水煮烂，去皮核，与药末同捣，和丸，梧桐子大，每服 50~70 丸，饭前米饮、开水或淡盐汤送下。本方中的肉豆蔻，就是用来温脾止泻。

以上这几个方子，都治久泻、寒泻。凡寒泻日久，必伤肾阳，所以都用温肾药取得满意的效果。

上面提到四神丸能治五更泻，为什么泻在五更？五更泻为什么用四神丸也有治不好的？下面就谈谈这个问题。

五更泻是肾泻中的一种，因为是在半夜以后，天未亮以前，必腹泻一二次或多次，其余的时间不泻，每天如此，丝毫不爽，所以叫五更泻。为什么泻在五更呢？正常人排便，一般是有一定的间隔时间，而且大都在起床之后，未起床之前很少有想大便的，医学认为，肝主疏泄，疏泄就是疏通、发泄；肾主闭藏，闭藏就是关闭、收藏。排便是属于疏泄的，但又可以暂时不排，这是由于肾能闭藏的缘故。这样，肝肾协调，互相制约，疏泄与闭藏统一，大便就会正常，反之，如果肝气太强，疏泄太过，肾气太弱，不能闭藏，就会不分昼夜，大便频繁。另一方面，如果肾闭藏太过，肝不能疏泄，又会大便闭而不行。这都是病态。肝气生于子时（夜 11 时到次日凌晨 1 时），旺于寅时卯时（3~7 时）。也就是说，人从睡眠休息到半夜以后，全身的脏腑气血功能，都逐渐地重新恢复活动，这叫作肝气萌动。脏腑活动，包括大肠，它积存了一天的粪便，也要开始传导、排便等活动，但在肾阳充足，能闭藏固摄的情况下，可以从容不迫地等到起床以后，而在起床之前，不会有急于大便的要求。而肾阳虚的五更泻。却是半夜之间，或刚过夜半，肝气略微萌动，就急不可待，马上要腹泻。这就说明五更泻的关键，在于肾而不在于肝。所以四神丸以五味子、补骨脂、吴茱萸温肾为主。又因泄泻大都与脾有关，所以四神丸中也加入肉豆蔻温脾健脾。

治疗五更泻要注意一个问题，就是不要把所有起床以前腹泻的人，都认为是肾阳虚。因为天明前后，有许多情况都可以出现腹泻。

譬如有酒积的人，常常在早晨还没有起床就想大便。但是他的大便溏黏，或夹杂粪块，午后却仍然是好粪。也没有手足发凉、脐下冷痛等肾阳虚的症状。用二陈汤加酒煮黄连、红曲，共研末，再用陈酒曲打糊为丸，乌梅煎汤送服，即可逐渐治愈。

也有的白天还好，一到傍晚就肚腹膨胀，一夜不安，在天将明时，腹泻一次，泻后症状减轻，这也不是肾泻。因为大便不是鸭溏，也没有手足发凉、精神衰惫等肾阳虚的症状，而且在半夜之前肠胃就已经有不舒适的感觉。这是脾湿太盛，与肝肾没有关系，可用胃苓汤加木香、砂仁，或者理苓汤加木香治之。

如上所述，可见泻在五更也好，不在五更，任何时候都泻也好，只有在出现手足不温、大便鸭溏、食少、怯寒、舌淡、脉迟等命门火衰症状时，才算肾泻。如果大便酸臭，腹满膨胀，舌苔黄腻，脉象弦数，这虽然泻在五更也不是肾泻，用温肾法治疗，是不对证的。

此外，肾阳虚腹泻，一般都是久病体弱，或者是其他慢性腹泻的进一步发展。没有一个平素健壮的人，忽然在极短的时间内出现肾泻的。这一点，也有助于临床诊断时作参考。因此，凡慢性久泻，只要出现了一两个肾阳虚的症状，就要考虑在相应方剂中，加入一些温补肾阳的药物，如骨碎补、益智仁。

还有一点需要说明，凡治五更泻，必须在临睡之前服药。若服在起床后，距离腹泻时间太长，效果就差。

十、平肝法

中医讲“肝主筋膜之病”，“在变动为握”。“握”，就是痉挛的意思。因此，凡腹泻而兼有痉挛性腹痛的，就当采用平肝法。平肝止泻的代表方是：

痛泻要方（刘草窗方） 治痉挛性腹痛腹泻，痛一阵，泻一阵，脉弦。

白芍、防风、白术、陈皮，水煎服。

白芍和防风，能疏肝解痉挛；白术健脾，陈皮理气，有增强肠胃功能的意义。总之，本方的作用，可以归结为平肝扶脾。

平肝止泻法，不论是新病，或常年久病，也不论是不是泻在五更，只要见有脉弦，或兼痉挛性腹痛，或其他能说明是肝气太强的症状，就可以采用平肝法来止泻，下面举两个很有意义的例子。

《罗氏会约医镜》记载：罗国纲治了一个二十多年的腹泻患者。患者的特点是每年春天发作，夏天即不治自愈。发作时，每天寅、卯时（上午 3~7 时）一连泻十几次，其余时间差些，肝脉弦，脾脉弱。服了不少补脾止泻药无效。罗国纲看后，拟了一张平肝补脾汤，只吃了一剂病就好了，而且没有再发。

处方：

白术、茯苓、沙参、白芍、当归、木瓜、肉桂、白豆蔻、炙甘草。

这个腹泻的特点：脉弦，是肝旺的脉象，春天是肝旺的季节，寅卯是肝旺的时间，又兼脾脉弱，所以是肝强脾弱。方用白术、茯苓、白豆蔻、炙甘草健脾，白芍、肉桂平肝，当归、木瓜、沙参养肝。肝气得养，刚性变柔，不去凌脾，腹泻自然就好了。

再举先生治例：朱某，男，青年职工，每天五更天未明时，必腹痛，痛而即泻，泻后痛暂减，一会儿又痛又泻。脉弦，舌淡红、苔薄黄。病程四个多月，服过不少四神丸、健脾药、固涩药，一概无效。先生为其处痛泻要方：白术 15g、白芍 15g、防风 9g、生姜 2 片。睡前服下。服第 1 剂，腹泻推迟到次日 11 时，大便比以前稍干，泻时仍腹痛。又服第 2 剂，腹泻推迟到下午 5 时左右，腹泻量少，腹痛大减，大便已成形。后因吃西红柿过量，又泻在五更，又与前方加木瓜、吴茱萸，痊愈。

综上所述，腹泻病因病机较为复杂，中医据腹泻特点辨证施治。先生在明代李士材总结治泻九法的基础上，并搜集前人治泻效方，结合自己临床体会，整理归纳为：渗利、升提、清凉、疏利、甘缓、酸收、固涩、健脾、温肾、平肝十法，可谓汇集诸法，博采众长，所谈的腹泻的临床特点及辨证要点，亦颇合临床实用。

曹永康

久泻治从八法，临证务求入细

曹永康（1917~？），镇江医学院教授

泄泻之本，无不由于脾胃。饮食不节，寒暖失调，使脾胃受伤，水谷精微不能输化，而泄泻作矣。因泻致虚，寒从中生，而脾阳不运；泻久伤阴，或营血亏虚，而脾失滋荣。此皆本脏功能失常，致成慢性泄泻者。如肝邪内扰而脾气郁滞；肝阴不足而木气横逆；肾命火衰而关门不固。此则由于脏腑相乘，生克相因，累及脾胃，久泻不愈。

在辨证上，要重视诊察舌苔。因气虚阳弱，湿涉上泛，必见于舌有苔垢，故舌苔之变化，对诊断病情的轻重演变，是个明显的客观指征。其次是临床最好能进行“腹诊”。因腹部是脾、胃肠的外廓，而有经络及气化相联系，内脏一有病变，势必反映于腹部。此对验明病人体质，推断病理转归，可以提供辨证依据，具有实际临床意义。

脾虚湿胜，六君进商

脾虚运化失健，水谷不归正化，水酿为湿，谷反为滞，湿滞交阻，脾胃受伤，而病泄泻。其症大便时溏时泻，反复发作，稍进油腻厚味，即便次增多，面黄乏华，神疲肢困，食欲不振，食后腹胀不舒，舌苔薄白或白腻，脉象濡软，按腹部满而哗哗鸣响。治以六君子汤为基础方，健脾运中化湿。脾虚运迟，易生气滞，如七分脾虚，夹三分气滞，见脘痞嗳噫，纳胀难消，便溏不畅，舌苔白腻，则本方去草、枣，改白术为苍术，加香、砂、枳、朴兼以理气疏滞。脾脏虚弱，易招外湿，湿郁化热，如七分脾虚，兼夹三分湿热，见大便黏腻，小便色黄，舌苔微黄，则本方暂去参、术、草、枣，合葛根芩连汤兼以清泄肠胃湿热。气虚生寒，寒湿为甚，而见小腹鸣痛，便行稀溏，舌苔淡白，则本方改生姜为干姜，再加肉桂以温中止泻。

阳虚脏寒，理中循章

脾阳不振，寒从中生，脏寒生满病。以腹满时减，复如故，腹中雷鸣切痛，泻后腹更胀满。诊腹板窒弦急，为临床指征。凡症见脐腹鸣响冷痛，泻下溏薄，面浮色淡，舌苔白滑，脉濡细或弦者，治用理中汤为基础方温中健脾。如寒甚于湿，见形寒肢冷，小腹冷痛，泻下次频，舌苔冷白，脉来沉细，则本方加附子，改干姜为炮姜兼温中下；如脾寒胃热，伴有脘痞作恶或泛酸，舌苔根白中苔黄腻，脉来濡滑则用连理汤，即本方加黄连（或再加半夏）兼以和胃降逆；如阳失展化，气机阻滞，兼见脘痞不饥，腹痛支胀，脉弦苔白，兼见腹窒冷痛，腰痛尻酸，肢冷尿清，舌淡苔白，脉象微细，则以启峻汤即本方加肉桂、肉果、沉香、当归、黄芪等益火崇土，以启中下之阳运。此理中随症加减之法，古有章法可循。

脾阴不濡，参苓白术

气虚无以化生阴液，泻下又复伤阴，久则脾津日损，气更不振。症见食欲不振，知饥嘈杂而不思食，食后脘痞，大便时溏时结，头昏神倦，口干思饮，形体日瘦。舌红少苔甚或光红如镜，脉细弦。腹诊腹部绵薄欠丰腴。治宜甘润滋益，养脾阴以升精微，方从参苓白术散化裁，选用太子参、山药、炒白术、扁豆或扁豆衣、建莲子、芡实、石斛、苡仁、甘草等味，佐以和中悦脾，如陈皮、砂仁、谷芽等。如大便溏泻，可加酸甘之品，如土炒白芍、乌梅、山楂等以敛阴止泻。此证用药宜补而不滋，化而不燥，滋阴兼能益气，以怀山药、扁豆衣、太子参、建莲肉等为首选之品。另外，此证可辅以食疗法，按胃之所喜而选取之。如湘莲肉、食用山药、南芡实（糯性）、鲜藕，煮烂加白糖食用；黄牛肉（霞天曲意）、猪皮（猪肤汤意，刮尽油垢，煮清汤勿过煮成稠质），少加食盐，服用汤汁，有滋阴增加肠胃营养之功能。

营虚泄泻，归脾参详

脾主统血，营出中焦，因泻伤营，脾胃营养不良，功能减退。临床表现为大便松散次多，食后即泻，腹痛喜按，腹肌欠泽，按之虚软乏弹力，面色萎黄或虚胖，疲倦懈怠，头晕心悸，舌淡少苔，脉虚缓或芤而无力。此证因虚致泻，因泻致虚，营养非但不被吸收，且不断从泻下而丧失，久则导致高度贫血，徒事止泻无益。治宜温养补虚，方选归脾汤养心益脾，取火土合德之义。方中木香理气醒脾，使补而不滞；亦可加炮姜以守中止泻。如营虚生寒，血热低微，形寒肢冷，面白无华，脉虚芤迟，则以十全大补汤大补气血，温中以厚土。如泻下洞泄，暂用粟壳涩肠止泻。

肝气乘脾，痛泻要方

肝失条达，横逆乘脾，脾运因乖，郁则生湿，清气不升，湿郁致泻；欲泻之前，腹中急痛，痛即作泻，泻后痛减；发病往往与情绪不快有关。此为“肝脾泻”的临床特点。伴有胸胁痞闷，嗳气纳少，舌淡红苔薄，脉弦等。治用痛泻要方加木瓜、神曲。取白芍、木瓜抑肝止痛；白术、陈皮健脾理气；佐神曲运化中焦，使肝脾协和，痛泻自止。方中防风达肝而能升运脾气，且有“风药胜湿”之义；神曲用鲜藿、佩、紫苏等生药原汁捣麦麸经发酵而成，具有芳化调气去陈腐之作用，非单为消食设也。

阴虚木横，酸甘驯良

阴虚肝失柔养，气多郁逆，因时而动，乘脾则泻，泻下不爽，泻后腹中仍感隐痛，舌尖红少苔或中部有薄腻苔，腹部喜按抚而有隐痛感。此证特点是泄泻定时而作，黎明寅卯木旺之时，肝气升动，木来疏土，故清晨腹痛泄泻；又因木气抑郁，故腹痛而泻下不爽。肾泄因火衰关门不固，而无抑郁之气，故暴注而痛微。以此为辨。治当柔肝敛阴、濡养脾阴，用白芍、乌梅、木瓜、清炙草、扁豆衣、煅牡蛎、橘皮、生谷芽等。如舌苔黄，大便酸臭，阴虚夹有湿热，可加黄连以泄化肠间湿热。我曾撰“晨泄别论”以申其说。

阴寒冷泄，当归四逆

血以温而主藏，水以寒而主泄。阴寒过盛，血中热度太低，不能蒸气以化水液，水即停滞为湿，湿伤中阳，发为冷泄。其症脐腹冷痛，泻下清稀而量多，或完谷不化，小水不利，恶寒肢冷，腹痛阵作。脉象微细，舌淡紫苔白。腹诊：腹部板窒拘急。此血温低而寒水为泻，治用当归四逆汤。取桂枝汤甘温增进血热，且能扶脾阳；细辛、木通散寒行水；当归温运血脉，使血热蒸气以化寒水；加吴萸散肝脾之寒而除脐腹冷痛；生姜改炮姜暖土守中以止泻。血热增高，血脉通利，寒水自化，寒湿祛而冷泄当止，此用当归四逆汤治血寒冷泄之意也。

肾命火衰，四神擅长

肾阳不振则命门火衰，下焦不暖则蒸化无能，火不生土则脾阳不运，当黎明阳气将至未至，阴寒乘隙而动，夹寒水下注肠间，腹痛随作，洞泄难忍。兼见脐下小腹冷痛，按之弦急，尾闾酸楚，腰酸足冷，小便清长。舌淡苔白，脉来沉细。此证脾肾虚寒，责在阳虚火衰，泻下物多稀水样而不甚臭，泻后脐腹部板窒更甚，乃脾肾虚寒，泻后阳气愈困之故。治用四神丸补火暖土，温中祛寒，固肠止泻。如偏于脾虚而见腹满不减，或泻后腹满不松者，可合理中汤加减治之。

钟新渊

热非邪实，宜甘润甘凉
泄非湿聚，循缓中存津

钟新渊（1923~2013），江西萍乡市中医院主任医师

泄泻之由于湿者多，故言湿多成五泄。脾土强健能胜湿邪，则湿不易蕴集为患。纵有寒热之邪犯脾，也不易成五泄之疾。此理固然如此，若对慢性腹泻虚寒者而言，未有不当；对虚热者而言则尚不尽然。从一般辨治言，虚寒较易而虚热较难，即此故也。欲调治得效，既靠医有定见定方，更须患者耐心受治。

虚热腹泻，其泄水样便或稀薄液，皆为热性急迫，迅即下趋，谷水难留之象。热虽热矣，却非实邪；久泻脾虚，热与虚合而成虚热，其治法可遵循《医宗必读》“甘能缓中，善禁急速”之法则。其缓为治虚热之正治，即针对“急迫”而设。辨治以急迫为要点，此其一也；腹泻无腹痛，此其二也。若泄泻而腹痛，则有实邪。实邪之泄，泻后痛缓，此为木乘土。木郁土中之象，宜木郁达之，用疏肝达木，与甘缓之对虚热腹泻者治法完全不同，不可不知。

甘缓之法，用药可取多味，也可单味，缓调之而不可求急功。甘缓用之不当，可使腹泻加重，故辨治宜细心。

甘缓滋润之所以能疗虚热之泄，并非治“肠中之湿”。若属肠中湿邪，岂可用甘缓以恋邪益疾！可见，不必囿于泄泻由于湿之观点，

概作从湿论治是不妥当的。而这种泄泻实由脾虚热迫，虚为本，热为标，热迫肠动过速而泄作。

甘缓黏稠之剂能使肠动减缓，水谷之液得以久留，以利运化吸收，泄泻得以停止。试观喻嘉言治沈若兹乃郎肠澼危证，沈郎3年中腹胀泄利，服消导药无算，皆无效。泄出无度，腥水不臭，暮热朝凉，大渴饮引。喻氏予阿胶地黄门冬等类同蜜熬膏1500g，日服10余次，半月药尽而愈。此方甘寒润滞，竟能愈3年泄利，泄出腥水非“湿邪”可知。方中阿胶治泄，实有殊功。

1989年间，门诊一张姓妇人，年五十许。据称曾患慢性腹泻二三年，每因劳累或受凉，饮食失慎，则大便稀溏，日数次，一有便意，急不可耐，须立即上厕，稍迟则粪染裤裆。去冬服阿胶250g，日进约15g，腹泻从此不作。

而另有一种虚热水泄，虽不宜胶黏润滞，却可用甘凉液汁以止泻。这等水泄，也不可作肠中湿邪论。20世纪60年代曾治廖某，男，三十许。患慢性腹泻，发作多由胃脘部受凉引起，胃脘部甚畏凉，常以手温抚之则感到舒适。夏日该处也不能袒露。可他处并不畏冷，膝以下皮内肌感阵阵灼热，甚则如火燎。稍有不慎，胃脘部受凉风吹拂即水泄阵作。医以一般治泄之方，泄不止。我见其唇舌红干，苔薄黄少津，时觉口干，认为胃肠虚热，胃脘部畏寒实乃假象。于是药用甘凉。给鲜石斛60g、瘦猪肉30g，同煮，取汁频服，约3日腹泻渐止，胃脘部畏凉也随之消减。以后几年间，每逢腹泻发作，口干津少，辄用此方服之即愈。鲜石斛味甘，宗奭曰：“石斛治胃虚热有功。”猪肉味甘微寒，时珍云：“以猪属水，气寒，能去火热。”我疏此方，取猪肉之补虚合鲜石斛解热，仍不失甘寒之意。石斛干品用之少效，这是由于干品不如鲜者汁液多之故。

综观上述治疗慢性腹泻，不论温补或甘润凉补皆应守方持久用药，以待胃肠功能恢复。至于虚热之慢性腹泻，临床殊不多见，因之，其治法往往被疏忽。虚热之特点，泄泻急迫，腥而不臭，粪稀薄或如水，无腹痛，也易误作气虚不摄。虚中夹热之泄，热非实热，泄非湿聚，是以甘温、淡渗、升提等法，皆不适宜。临床若见虚热腹泻疑似之证情，考察病机不应掉以轻心，甘润缓中，存津留液之治法是否可行，不妨先以小剂试探，无碍的话，再进而图治，疗效可得。

唐良佐

敛养脾阴疗久泻

唐良佐（1922~　），四川省德阳市人民医院名老中医

慢性泄泻临床多责之于脾胃气虚、命门火衰、情志失调，其治则不外健脾除湿、补肾暖土、扶土抑木等法。而久泻阴液亏耗，治以敛养脾胃之法，前人则较少论述。唐老借鉴叶天士治孙某久泻阴损液伤案、张锡纯治泄泻用薯蓣粥等经验，结合多年临床实践，将此类泄泻分为脾阴亏耗和阴损气陷二种，治法以敛养脾阴为主，益气升提为辅，自拟“敛养脾阴方”随症施治，经反复运用，收到较好效果。

袁某　女，38 岁，干部，1983 年 10 月 5 日初诊。

腹泻 9 年，经多方检查亦未找出原因，屡服中、西药皆少效。症见面色萎黄，困倦乏力，泄泻溏薄，泻而不畅，量时多时少，有不消化物。一日八九次，无腹痛，若食油腻、辛辣食物或水果等，则腹泻加重，并时有矢气，纳食尚可，食后脘腹痞闷不舒，口中有味，燥而不饮，心烦失眠，午后足跗浮肿，小便黄，伴见齿衄，晨晚为甚。舌嫩红少苔，脉细弱。证属久泻脾阴亏耗，运化统摄失司。治宜敛养脾阴，佐以益气。

怀山药 30g　谷芽 30g　冬瓜仁 30g　粳米 30g　太子参 20g　石斛 15g　莲肉 15g　白芍 12g　炒乌梅 9g　佛手花 6g　甘草 6g　荷叶 4g

服上方 12 剂后，大便成形，1 日约 2 次，齿衄减轻，精神睡眠

如常。此系脾阴渐复之象，于前方加炮姜4g，冀其阳化阴生，运化有权。又服6剂，大便每日1次，诸症悉除。再以上方守服1个月，迄今未再复发。

张某 女，2岁，1986年4月19日初诊。

病儿1985年11月发热、咳嗽、呕吐，经西医治疗数日，热退，咳、呕均止。继即泄泻黄绿色水样便，量多，日10余次，大便常规检查无异常发现，经中、西医治疗罔效。症见全身消瘦，烦躁不安，手足心灼热。大便仍日10余次，有少许黏液，泻后似有大便不尽感，腹胀，尿黄短少，口舌有溃疡，唇舌鲜红。苔薄黄而燥，脉细数。证属久泻阴损液耗，脾气下陷，治宜敛养脾阴，佐以升提。

药用：

怀山药15g 石斛10g 莲子肉10g 太子参10g 白芍10g 谷芽10g 花粉6g 扁豆6g 乌梅6g 银花6g 柴胡4g 升麻3g 腊梅花3g 甘草3g

服药2剂，泄泻止，小便增多，烦躁腹胀等症均减。效不更方，原方又服2剂，诸症霍然若除。

再拟：怀山药30g、粳米30g、炒鸡内金4g，煮成稀粥，用熟鸡蛋黄1枚研烂拌入粥中，分3次服，服用半月后，患儿颜面红润，体重增加，食欲及二便正常。

泄泻主因脾虚湿胜，由于脾为阴土，喜燥恶湿，故临床上治疗泄泻时对于甘润阴柔之品，一般都避而不用，恐其助泻生湿。唐老认为，脾为后天之本，全赖脾阴和脾阳的相互协调，才能正常运化水谷精微，升清降浊，若阴阳一方失调，均可导致脾的生理功能失调，运化无力。至于久泻不止者，脾阳气式微者固多，而泻久阴液亏耗或过服温补燥湿之药致脾阴受损者，临床并不少见。

唐老通过临床反复实践，认为凡久泻而见大便溏薄，便次虽多但不畅，知饥能食，食后痞闷本舒，尿短黄，口渴不欲饮，面色萎黄或形体消瘦，或伴有低热，或齿衄口疮，舌净无苔，或舌红绛、苔薄黄燥，脉细软或细数等症，当责之脾阴不足，用敛养脾阴法多能获效。

久泻敛养脾阴，在选药上当顾其脾之生理特征，以滋而不腻、补而不滞、敛而不留邪为度。唐老临床选用怀山药、莲肉、石斛、白芍、乌梅、甘草、谷芽、佛手花、太子参、冬瓜仁等，组成“敛养脾阴方”，对脾阴亏损之久泻，常能药到病除。

如又见脾虚下陷之证，则少量加入柴胡、升麻、荷叶以升脾之清气。综观全方，药性甘平不燥，养阴而不碍脾，益气而生津，既能醒脾，又可敛阴。如泄泻日久，可借炮姜之温，守而不走，反佐于敛养脾阴方中，使阳生阴长，运化自如。

（彭暾　整理）

李翼农

液伤泄泻与脾肾阴阳两伤泄泻析微

李翼农（1890~1984），东莞市中医院主任医师，临床家。

一、肺液伤泄泻

王某　男，8岁，石排人。

据述病泻多日，医用清热、分利、燥湿，均不效，所泄清水而色微白，脉之，右寸涩散，苔白薄而干，口渴身热，烦躁不宁，咳嗽无痰。脉症合参，为肺燥化火上炎，为热为渴，火迫津液下行为泻，加以燥利之药并投，肺之津液更伤。宜以救肺为急，润燥汤加减主之。

花旗参另煎和服，4.5g　生石膏9g　南杏9g　麦冬9g　杷叶蜜炙，9g　冬桑叶9g　北味肉1.5g　甘草3g

净水3碗，煎成1碗温服，徐徐咽下。服后颇能安卧，泄泻稍止，再投2剂，泻止渴除而康。

二、胃液伤泄泻

叶某　女，6岁。

病泄已1个星期，叠医不止，今则出黄如糜，身大热，口大渴，诊其脉右关濡小而数，舌中心光绛而干。以脉之小数，症之热渴，有类于湿热，惟湿热之舌苔必白滑而不光绛，此盖因用清利之药太过，致伤胃注大肠而为泻；非大增胃液，以救其津，则火热愈炽，一身之真阴尽驱而下，将见有躁烦并下脱之虞矣。方用增液汤加减，胃津一复，而火自平，泻自止矣。果服1剂，如言而愈。

方用：

生地60g　麦冬60g　元参60g　雪梨汁1杯　马蹄荸荠汁1杯　人乳汁1杯，和服

1剂而泄止，再剂而病愈然。

三、肾液伤泄泻

杨某　10岁，住中堂。

初病身微热，医与辛凉平淡解热之剂，而热不退，更加泄泻，水色微黑而热。诊其脉左尺数小而虚，舌绛而枯萎不荣，口微渴，夜难安寐。此阴虚而阳不能与之交故也，须补阴以媾阳。方用自制媾阳汤。

阿胶12g　云连9g　生熟地各15g　杞子9g　山药9g　夜交藤9g

净水煎服。明朝诊之，数脉颇减，症亦微轻，再剂加蒸枣仁9g，并加咸鸡子黄1枚与服，病乃大减。又将前方与服1剂而安。

常平乡周某之子　年约四五龄。病泄泻多天，叠投燥湿、清热、淡渗分利之剂，而泄泻不为少减，更加烦躁，身大热不休，大渴引饮，泻水如注，时或痉厥，或拟惊风，而用刚燥，或拟慢脾，而用辛热，曾不少减，痉厥频加，已经气息奄奄。请余诊视，脉息微如丝不绝，舌光而干，此乃过用刚燥劫夺肾脏真阴。拟六味汤以生其真阴，加花旗参以回其真液，以珍珠末镇其痉厥，1剂而起，3剂而厥回津复，诸症尽灭而安。

四、肾阴阳两虚泄泻

叶某 男，32 岁。

初患泄泻，医用五苓等药分利而不效，有用辛香消导而更剧，有以为脾虚，用四君子汤加减；有以为中虚下陷，用补中益气升补中阳，均不中肯。循至阴液更亏，舌光，微渴，旋投以白芍、生地育阴之药，而手足冷冻，谷食不消，更以为肾火虚衰，而投以桂附扶阳之品。寒凉温补，服之迨遍，均无寸效，病经多时，已奄奄一息矣。后求余诊治，视其脉，两尺皆虚细弱而无神；视其舌，光红而略干涸；问其症，手足厥冷，完谷不化，所泻无臭秽之味，所食只一二匙，时或呕恶。此证经久不愈，寒热补泄遍投，未有执中之道，其尺脉虚弱，手足冷，泄泻多时，舌色光红，此系肾中真阴既亏，阳火无以维系，因而阳亦不足，非偏于一阴一阳、一虚一实而可以得其要领者，须平补阴阳，始得其中和。《内经》所谓："阴平阳秘，精神乃治。"虽非为此证而言，而论证用药，须悟此旨，庶得其治。思仲景治消渴，以饮一溲一而用肾气丸，今此证泄泻不止，与饮一溲一虽然不同，而揆之肾主二便，其窍不同，而其去路则一。便多而求水救，虽肾水亏，其与久泻舌光，为阴水之虚，亦同一理。其小便之多，泄泻之久，均为阳火之虚乏无疑。此证阴阳失其平衡，故亦以肾气丸加味主治，方中有附桂之辛热，以补肾中之真阳，熟地、萸肉之酸甘，以填肾中之真阴；茯苓、怀山之甘平，以补中枢之真气，泽泻以导其流，丹皮以清其源，俾水火既济，阴阳得平秘之用；更加扁豆、生白术，以培补中枢之阴阳。果然一剂投下，泄泻大减，三四剂后诸症悉平，后循法调补而康。

五、脾阴阳两虚泄泻

陈修园先生对于景岳新方，砭之不遗余力，观其言论，有合于治理者，亦有不合病机者。兹就其胃关煎一方而论，景岳于胃关煎方下自注谓："脾肾虚寒作泻，甚至久泻，腹痛不止，冷痢等症，均可以此方治之。"施诸实践，益信其言不谬。

余尝治一久患泄泻之病人，身羸特甚，肌瘦如柴，脘腹虽无胀痛，而舌质却有淡红之象，兼以舌苔也白而薄，饮食不思，时以开水漱口而不欲咽。面色皖白无神，脉象微缓无力，尤以右关为甚。前医以为寒湿，药用温燥，或以为中虚下陷，而用升补，或以为肠滑下脱，而用固涩，对于脾肾两治之法，服之殆尽而不见功。请诊于余，以其久下伤阴而元阳亦为不足。以仲景桂附八味丸合理中丸与之，惟投之殊无影响。窃思此证乃阴阳亏乏，似无疑义，何以用之殊无效果，继思景岳有胃关煎一方，自注谓为脾肾虚寒作泻之治。今病者舌质淡红，兼之久泻，不思饮食，可为脾肾虚之确证。其脉微缓无力，右关尤甚，面色皖白，为脾阳之虚寒无疑。遂书胃关煎与之，一服而泄泻大减，三服而泄泻告愈。

陈修园认为此方（胃关煎）苦燥辛温剂中君以熟地，不顾冰炭之悬殊，讵知仲景肾气丸地黄与桂附同用，何尝不寒热同剂，刚柔并用，而不嫌其反。《神农本草经》谓：地黄气味甘寒，填骨髓，长肌肉。叶桂注谓：气寒入足少阴肾经，味甘入太阴脾经，肾主骨，益肾则水足，而骨髓充，脾主肌肉，润脾则土滋，而肌肉丰。此诚见地之言。至后人以砂仁拌蒸，复加日晒，名曰熟地黄，则甘寒之品，变为甘温，有温养之意，润而不滞，大益于脾，以之润养脾阴，尤觉相宜。况佐扁豆、山药、甘草之甘平，则滋生脾阴之力更大，又合吴茱萸、白术、干姜之温燥，不嫌与滋养脾阴之品相碍而健运脾阳。盖缘人身阴阳二气，互相维系，阳为阴之卫，阴为阳之根，交互为用，故《内经》云："阴平阳秘，精神乃治。"此证乃脾阴不足以配阳，故单用温燥之药，百无一效。如但见脾阴不足，只知填补而不兼顾脾阳，则阴无阳以生，亦足偾事。仲景之附桂八味，为维系肾经阴阳之方，景岳之胃关煎为维系脾经阴阳之方，此二方对于脾肾两经，各能维系阴阳，实不期而暗合，若能掌握权宜而善用之，何患疾病之不瘳？

叶益丰

虚实疑似，必审的证

叶益丰，浙江省松阳县古市区医院老中医

临证常遇慢性泄泻，虚实疑似之证，若不认真审察，易于误治，致久治不效，或日渐而危者。余在40余年临床中，积累部分资料，兹择要介绍如下，供同道参考。

状若湿热稽留，实乃脾阳虚衰

脾阳虚衰，运化功能失常，症见大便次数增多，粪质稀薄，肠鸣矢气，发热口渴，疲乏无力，纳呆腹胀。苔白黄，脉洪大。易于误诊为湿热稽留肠道，而投苦寒燥湿之剂。然细察其证，便次虽多而肛门不红，粪质稀薄而无黏液，虽发热而汗多，四肢不温，口虽渴喜热饮，饮食后腹中作胀，苔虽白黄，而不腻不燥，且舌质淡，脉虽洪大，按之却无力，小便必清白，可资鉴别。治宜温中扶阳之品，药如党参、白术、制附片、甘草、肉豆蔻、补骨脂等，既不可妄投苦寒燥湿之剂，也不宜轻用甘温滋腻之品。

陈某 男，51岁，1975年3月6日初诊。

泄泻年余，四处求医，屡投苦寒燥湿无效。某医院检查诊为慢性肠炎，住院月余，证情有所改善，但大便始终未成形。近来自服苦丁茶，病情又日趋严重，延余诊治。诉说大便日5~6次，质稀薄，肠鸣矢气，纳食呆滞，食后腹胀，发热汗多，四肢不温，体温38℃，口渴喜热饮，小溲清白，面色不华，两颧泛红，神疲肢倦。舌质淡、苔白黄，脉洪大无力。辨证为脾虚中寒，虚阳外浮。治宜温中扶阳、收敛固摄，方投附子理中汤加味。

处方：

边条参另煎兑入，10g　炒白术10g　干姜10g　制附片10g　甘草10g　肉豆蔻10g　五味子10g　煅龙骨30g　煅牡蛎30g

水煎服，日1剂。3剂后热退汗止，四肢转温，大便转稠，舌苔薄白，脉和缓。继进5剂，诸症悉除。再以原方增损调理月余而康复。

证似湿热蕴阻，实乃脾阴亏损

脾阴亏损，胃肠功能紊乱，症见大便次数增多，质稀量少，泄泻不畅，烦热口干，纳呆腹胀。舌质红、苔薄黄，脉细。易于误诊为湿热蕴阻，投苦寒燥湿之剂。然细审其证，便次多而肛门不红不肿，粪质稀而无黏液，便后不爽，烦热多在傍晚或夜间，口干燥却饮不多，食后腹中作胀，舌苔黄而不腻，可作辨别。治宜补益脾阴之品，如北沙参、怀山药、鸡内金、白扁豆、金石斛、明玉竹、生谷芽、宣木瓜、乌梅等。既不宜投苦寒燥湿之剂，亦不可用健脾渗湿之品。

李某　女，42岁，1984年9月16日初诊。

泄泻已8个月余，屡进苦寒燥湿之剂乏效，改投健脾渗湿之药亦无功，后转诊于余。刻诊每日大便3~4次，排便量少质稀，便后不爽，纳呆少食，口干咽燥，饮而不多，食后腹胀，时感烦热不宁，尤以夜间为甚，小便短黄，面色不华，午后两颊泛红。舌质红、苔薄黄干燥，脉细数。辨证为脾阴不足，肠道失司，治宜补益脾阴，调理肠腑。

处方：

怀山药 30g　生白术 10g　明玉竹 10g　宣木瓜 10g　生谷芽 10g　麦冬 10g　乌梅 10g

水煎服，日 1 剂。连服 5 剂，病情好转，便次减少，小便量多，口中转润，纳食渐增，继进 15 剂而获痊愈。

形如久泻脾虚，实乃邪实积滞

慢性泄泻，时久不愈，症见形体瘦弱，精神衰惫，身疲倦怠，言语无力，四肢不温，不思饮食，腹痛泄泻，舌苔白厚，脉细等。其形如久泻脾虚之象，然其大便稀，便前必腹部胀痛拒按，泻后胀痛明显减轻，苔现浊厚，脉虽细按之滑而有力，乃属邪实积滞之征。此即古人谓“大实有羸状”，不必虑其久病为虚，形体衰弱，可在辨证基础上大胆使用“通因通用”之法，以通腑导滞之剂，使邪去则正安，其积滞一旦得以排除，则其形神自然逐渐恢复，切忌滥用补涩碍邪之品。

包某　男，38 岁，1983 年 10 月 28 日初诊。

泄泻 1 年余，大便每日 3~4 次，便前必腹部胀痛，泻后腹痛明显减轻，曾多处医治，投泻肝和脾、健脾理气等法无效。某医院检查诊为慢性结肠炎，用抗菌消炎输液等治疗，及庆大霉素灌肠均无明显效果，疑为癌症。因此身形逐日瘦削，精神萎靡不振，形寒怕冷，四肢不温，倦怠乏力，声音低弱，食纳不振，后经人介绍延余诊治。见面色暗滞，口中干燥，舌质红、苔浊厚，脉细滑有力。辨证为肠道积滞不消，形神逐渐损伤，致成邪实正虚之证，治宜通腑导滞以除积。但此时正气大伤，恐其正气不支，不任攻逐，然积一日不除，形神必不能复。寻思良久，乃处下方：

木香槟榔丸 10g　边条参 15g　淡附片 10g

嘱先吞服木香槟榔丸，隔 2 小时后煎服参附汤。使其攻邪而不伤正，扶正而不碍邪，一举两得。药后泻下 2 次，粪便甚多，色如酱渣，精神好转，此后痛泻消失，继投益气健脾之剂，调理月余而康复。

证象阴阳两虚，实乃肠络瘀阻

慢性泄泻，久治不愈，症见形神俱衰，自汗恶风，四肢不温，夜间发热谵语，或烦热躁扰，口渴纳呆，腹痛绵绵，大便溏薄，舌苔薄，脉细等，证象阴阳两虚。然其发热谵语，烦热躁扰必在夜间，天亮后必自退，口虽渴但不欲饮，腹痛绵绵，而有明显固定压痛点，其痛不随利后而减，舌质紫暗，或有瘀点等瘀血特征者，属肠络瘀阻，或久病入络，不必虑其久病全虚，可在辨证基础上，放心参入活血化瘀、通络止痛之品，如三棱、莪术、当归、丹参、红花、乳香、没药、桃仁、地鳖虫、田三七等。其瘀血得行，痛泻得愈，形神自然逐日恢复。切忌专用补益之剂，或滥用固涩之品。

周某　女，35 岁，1986 年 3 月 4 日初诊。

腹痛泄泻时已 2 年，屡治罔效。近 3 个月来更增自汗恶风，四肢不温，入夜发热谵语，午夜后热自退，口干不欲饮，纳食呆滞，身形日瘦，精神益差。某医见此状，误投益阴扶阳、清利湿热之剂，方用乌梅丸加减，其病益甚，痛泻更剧，后延余诊。除见上述症状外，腹痛绵绵不休，大便稀泻日 6~7 次，腹痛不随利后而减，按之脐左有明显压痛点，面色㿠白，舌质紫暗、苔白润，脉细涩。辨证为脾阳虚衰，肠络瘀阻。治宜温中扶阳，活血祛瘀，通络止痛。方投理中汤合活络效灵丹加味。

处方：

丹参 10g　当归 10g　制乳香 10g　制没药 10g　三棱 10g　莪术 10g　党参 30g　白术 15g　干姜 15g　细辛 5g　甘草 5g　田三七末研吞，3g

此方温中与逐瘀两法同用，扶正与驱邪并行不悖。故服药 5 剂，诸症均除，腹痛消失，泄泻亦愈。继投健脾养血之剂，调理月余收功。

步玉如

健脾利湿应为主，酌用固涩并升阳

步玉如（1914~1994），中国中医科学院西苑医院主任医师

泄泻多由脾湿所致。泄泻虽分为诸证，但论其病位则在脾为多，究其病因则以湿为最。《素问·阴阳应象大论》谓：“湿盛则濡泄。”六淫中独言湿邪作泄。《素问·至真要大论》说：“诸湿肿满，皆属于脾。”将湿之所病归于脾，可见泄泻是以脾湿为最主要的病因病机，临证所见，亦确如此。内伤之生湿，在于脾之运化被阻或运化无力。外感之成又必同气相求伤于脾土，二者均多产生泄泻，但终以脾虚为本。沈金鳌说：“泄泻，脾病也，脾受湿而不能渗泻，致伤阑门无气，不能分别水谷，并入大肠而成泻。”又说：“风寒热虚，虽能为病，苟脾强无湿，四者均不得而干之，何自成泄？是泄虽有风寒热虚之不同，要未有不源于湿者也。”

临证之际，除少数命门火衰，土虚木贼和食积之泄泻外，大量的是脾湿为患，于其中进一步分清寒热虚实，施以不同治法，即可把握泄泻之大半。

治疗当以健脾利湿为主。由于泄泻的主要原因是湿，病机重点在脾，故治疗当以健脾利湿为主。俾脾土健旺，湿邪从小便而去，则大便自可转调，利小便实大便也。而利湿之法，又须根据不同情况有所区别，兼风者，健脾利湿佐以疏风；湿兼热（暑）者，则利湿清热或

祛暑利湿；湿而脾虚甚者，健脾为主，佐以利湿。

在诸利湿药中，我体会冬瓜皮较好，因其性凉味甘，淡渗利湿而不燥，味甘微寒兼补脾，故对于泄泻初期、内湿较盛者，甚为相宜。

细察病机，斟酌应用固涩药。泄泻不禁者，可适当应用固涩药，不可拘于“初泻祛邪，久泻固涩”，应以脉证为据。凡年老或体虚患者，多在暴泄几日内，现气虚之证。而有些患者，则反复泄泻几月或数年，虽正气有衰，但临证仍以积滞为主，治疗当以祛邪为主，切勿滥用固涩，误予收涩，则病必深痼不解。

在诸固涩药中，我习用生牡蛎，据临床观察，其不仅可固涩阴液，且有泻热利水之功，可兼顾余邪，有通有补，对久泻虚而有热最宜。

风药的应用。关于在泄泻治疗中配用风药，历代医家有不少论述，尤其东垣广泛应用风药于泄泻治疗之中，既以之升提中气，又取“风能胜湿”之义，借风药以助升阳除湿，这些理论和经验是十分宝贵的。

我临床体会，对于泄泻初期兼表证及湿盛或脾虚下陷者，均须配用风药，才能取得良好疗效。风药不仅可以疏表，更重要的是其具有升阳散湿之功，切不可轻视其作用。我一般习用升麻、柴胡、防风等，随选数味加入方中。

对于土虚木贼之泄泻，我常在痛泻要方中加入甘草，取《伤寒论》芍药甘草汤缓急止痛之义，其效亦确如此。

李曰伦

温燥升补不应，平秘阴阳收功

李曰伦（1888~1972），天津名医

泄泻一证，有不少病例虽发病较急，且有表证，但外感是标，而生冷内伤脾胃为本。以李氏告诫，虽有表证，亦不宜先表后里之法或纯用发散药。李氏体会：忽然作泻，有内因外因之不同，外因即外感六淫，内因即内伤饮食生冷。亦有内外二因同时致病者，有发热或不发热者，脉象有沉紧者，有浮大者，紧者寒重，浮大风重。舌苔白者居多，虽发热不可纯用发散剂，要以止泻为主，泻止热即退。若纯用发散药，则外愈散，而内愈空，不但泻不止，而热且加重，则缠绵不愈，非转痢即为久泻矣。

胃苓汤，健脾利湿。凡泄泻初得，肠胃之中水分过多，此水系部分组织之水。凡人身一部有病，他部之气血即起而救济之，其救济之气血，不能再返回，散布于各组织即停蓄肠胃间，以待排泄而后已。若治之不愈，非转痢即为久泻。治之者，一方面助肠胃吸收，一方面助肠胃排泄，俟泄出病愈。胃苓汤之功能，吸收与排泄并行不悖。有寒者，加温热药，如干姜、吴茱萸、附子等。服此药虽有效而不收功，是药力尚小，即以附子理中汤补以济之，若过此不愈，恐成脱证，从速借用治霍乱之法，急救回阳汤，尚可补救于万一，再不救则脱水矣。

六合定中汤，此方以健脾利湿，散风补虚精之，凡泻证初得，高热脉浮大者，宜用此方。但老年人脉多浮大无力，青年人脉多浮大有力，必泻止热退，始脉静身凉。或云六合汤有参，泻证初得，似于参不宜，恐补住邪气，热不退，泻不止。不知此证之脉，浮大即正气之虚馁，无参不能鼓动其健脾利湿发散之力。老年气血衰弱，故脉虚大无力；青年脉浮大有力是气血之充实。张山雷曾有发明，此方用参之量不宜超过苓术等药方为合法。

以上两方，治泻法初得，用之得当，加减合法，无不愈者。胃苓汤之干姜、吴萸、附子 3 味，可效恽铁樵之用法，初得则姜倍萸、萸倍附，病之末路，则附倍萸、萸倍姜。盖泻之初得，病在太阳者多；末路病在少阴者多，以穷必及肾也。至于温寒之药，轻则藿香、紫苏，稍重则故纸、肉蔻、益智等，皆可随意选用。固涩之药，如禹余粮、赤石脂、樗皮、石榴等药。初泻者治之合法，不必用固涩即愈矣。

李氏对此证，忌纯用发表药，亦是经验所得。

纪某 男，37 岁。

腹泻 4~5 年，日 2~4 次，脘腹痞闷，食欲不振，面色少华，舌苔白少津，脉缓。大便多次化验均正常，曾用补中益气、附子理中等方治疗，效果不显，故请李氏会诊。

方拟：

大熟地 15g　生山药 10g　生扁豆 10g　生白术 10g　炮姜 1.5g　炙草 3g

二诊：服 2 剂，腹泻减轻，日 2 次，脘腹痞闷减轻，脉、舌苔同前，原方再服 3 剂。

三诊：腹泻止，余症大减，为巩固疗效，又服 5 剂（隔日 1 剂）。

李氏谓：泄泻有初泄、久泻之别。初泄多实，久泻多虚，病位在肠，病本在脾。若初泄者，治之及时，一剂知，二剂已，不致久泻。

若失治误治，久不愈，变为久泻，恐难速效。本方从景岳五阴煎、胃关煎化裁而来，凡泄泻越年不愈，服温燥固涩、升补之剂不应者，本方颇宜。盖脾经阴阳，失其平秘而久泻不愈。方中地黄为君，《本经》言气味甘寒、填骨髓、长肌肉；叶天士谓，气寒入足少阴肾经，味甘入足太阴脾经。盖肾主骨，肾水足而髓充，脾主肌肉，脾润则土滋而肌肉丰，后人取以蒸晒，名曰熟地，甘寒变甘平，以之濡养脾阴，尤为相宜。熟地辅以山药、扁豆、白术、甘草之甘平，生用不燥，则滋生脾阴之力更为雄厚。并合吴茱萸、干姜以温脾阳。《内经》云："阴平阳秘，精神乃治。"人身之阴阳互为其根，久泻之证，脾阴不足以配阳，而温燥之品，更伤其阴，百无一效。如但见脾阴不足，意填补，而不知兼顾脾阳，亦背轩岐平秘之旨，病必不除。然姜、萸之量，仅能取山药、扁豆之量六成之一，过则伤阴矣！

俞长荣

参苓白术方，化裁贵得宜

俞长荣（1919~2003），福建中医药大学教授，著名中医学家

治疗久泻，我较常用的是参苓白术散。方虽无奇，在应用时若能因人、因病、因证等具体情况而灵活化裁，亦能臻佳境，得心应手。

参苓白术散原为散剂，我是作汤剂用，因汤剂便于加减制宜。本方共有10味药（据《局方》），其中人参、莲子、砂仁、桔梗在选用时颇有讲究。

久泻多虚，虚者补之。但补有峻补、平补、温补、清补之别。久泻虽属虚证，但仍常夹有湿滞，以平补为佳，故人参一般用潞党参。但潞党参性偏温，若夹湿热，我常用明党参。明党参方书少有记载，《本草从新》谓能补肺气，用以治咳祛痰。我认为本品能健脾，其治咳祛痰是由于补土生金和澄清生痰之源而产生的作用。

莲子清心涩精众所周知，但能“厚肠胃”则很少有人注意。本方之用莲子，实侧重于后者。若腹泻而见胃脘胀、舌苔厚腻者，为湿重气滞，常以荷叶易莲子。因莲子味甘，长于清补收涩；荷叶味淡微辛芬，长于升清降浊。

砂仁温中理气，为本方重要佐药，但其性偏温，若湿热偏重，腹泻虽频而大便黏腻不爽者，宜少用或不用，亦可改用佛手或陈皮。

桔梗在本方的作用，前人谓能“升提开肺气”，可作为诸药舟楫载

之上浮。便频黏腻不爽，用之使肺气开而腑气通，恰到好处；若是大便滑泄，多属下虚，不宜宣开之品；久泻而兼见恶心呕吐者，亦不宜再用桔梗升提。

久泻可见许多病种。就个人所见，参苓白术散对非特异性溃疡性肠炎、局限性肠炎、结肠功能紊乱、小肠吸收不良、肠阿米巴病、慢性细菌性痢疾以及慢性萎缩性胃炎伴发的腹泻等效果较好。但不是见到这些病都可以用此方，而是针对具有脾（或脾肾）气阴两虚所致者而施。

我赞成中医可以使用西医学病名，其好处是：有助于诊断和判断疗效，有利于总结和交流经验，便于交流信息，而且知己知彼，能了解内外学科发展趋势，更好地发挥中医优势和特色。关键在于不可“见病套药（方）”，而是要按中医临床思维方式，据中医理法施治。有的人遇见霉菌性结肠炎，各种抗生素不能再用，就想从中医方药中寻找能抑制霉菌的中药；遇见肠结核腹泻，希望从中药中找到抗痨药；遇见阿米巴肠病或阿米巴痢疾，西药无效就改用能抗阿米巴的中药等等。其出发点未尝不善，但临床思维不对，故颇多行不通。

蒋某　男，33 岁，原籍福建长乐，在湖北工作。

腹泻间歇性发作数年，每月发作 2~3 次，每次持续 1 周左右。屡经治疗，用过多种大量抗生素未见效果，最后诊断为霉菌性肠炎，医生和病人均失却治疗信心。1976 年春节返原籍探亲，怀着试探态度来我处就诊。当时大便日行 2~3 次，有里急后重感，粪便稀溏并含有少量黏液，舌苔黄厚，脉细弦缓。诊为久泻脾虚，湿热内留，腑气失调。先宜苦芬合化、祛湿行气、酸甘敛阴，予导气汤 5 剂。服后里急后重解除，舌苔转薄黄，遂以参苓白术散带回老家调治，并嘱其忌食油腻。在服药 1 个月中，大便基本正常。病人喜出望外，后又带原方回工作单位继续服用。同年 8 月来信告云，此方（参苓白术散）续服

10余剂，大便正常，已停药半年未再复发。

李某 52岁。

1965年因肠结核术后腹泻长期不愈，大便清稀含少量黏液，1日3~5次。1975年又发现大便有阿米巴包囊及滋养体，先后用过多种抗阿米巴西药未效，反增恶心，食欲不振，精神疲惫，改中医治疗，于1976年7月15日来诊。患者大便仍稀含少量黏液，日行5~6次，脉左小弦右细，舌偏红苔薄黄腻。诊为脾虚湿滞，久治不愈中气受戕，累及肾阴。拟参苓白术散健脾祛湿兼能益肾，徐徐调理。服药30余剂后，临床症状解除，大便基本正常，食欲增进，精神好转，但大便复查包囊体未消失。某医认为病者体质已经恢复，可以再用抗阿米巴药，但西药已长期更替用过无效，不宜再用，遂嘱以鸦蛋子灌肠。岂料事与愿违，灌肠后腹痛再发，大便又日行5~6次，食欲锐减，见食物就恶心。再次邀诊。我说，久病脾肾俱虚，调治犹恐不及，怎能再挫伤中气？嘱仍继续服用参苓白术散，劝其宽心缓图，只要中土得安，自能康复。1个月后诸症好转。

以上2例，一为霉菌性肠炎，一为肠结核术后伴阿米巴痢疾（肠病？）。从参苓白术散的组成看，到目前为止尚未发现其中哪一种药有抑制霉菌或抗阿米巴的作用，当时处方的思路也不是从这一点出发，而是本着“久泻多虚，治从脾肾”原则，根据证候表现，采取健脾益肾、调理脏腑气化，缓图收功。2例至今已10余年未见复发，疗效可以承认。

参苓白术散临床应用不仅以甘缓图功，调理善后见著，应用得当有时还能救危应急。

李某 女，60岁。1997年4月诊。

患慢性腹泻2年，每日大便5~6次。半个月前因饮食不慎，腹泻增至每日10余次，便稀色黄，便时肛门有灼热感。服用过多种抗生素，腹泻虽减至每日7~8次，但脘腹逐渐胀满，食欲大减，3日来竟至点滴不进，进则恶心呕吐。伴心悸，盗汗，左胸窒闷，口干不欲饮，小便短黄，面色萎黄，精神萎靡，双目失神，声微气怯，面及下肢轻度浮肿，腹水征（+）。舌红绛光剥而干，脉沉细弦。大便检查：脓细胞（++），红细胞（+），黏液（++）。患者腹泻达2年之久，脾肾已虚，气阴大损，近来竟至饮食点滴不进，进食则吐，已呈胃气衰凋之象。有胃气则生，无胃气则死，际兹论治，亟宜救扶胃气，使能纳食则吉。

疏方：

吉林参糯米炒，6g　白术6g　怀山药10g　扁豆炒黄，10g　麦冬炒黄，10g　莲子炒黄，15g　橘络　砂仁3g　姜炭3g　甘草3g

本方系参苓白术散加减。原方茯苓、苡仁渗泄，故去之，而加麦冬养胃阴，姜炭助胃气。进食即吐，不宜桔梗升提，加橘络通经络之滞气，其性平，配砂仁能和胃而去胀满。方中吉林参益气生津，同糯米炒能资谷气；莲子、扁豆、麦冬炒黄，使滋阴而不碍胃。立方之义全在救扶胃气，服2剂，知饥能食，大便减至日2~3次，精神振作。舌较前稍润，脉细弦。胃气得复，病已转机，再予前方。服5剂，纳食继续进步，其他诸症好转。继以六味地黄合生脉散调理，半个月后，大便基本正常，纳食接近平时，诸症明显改善，能料理轻微家务。随访5年，腹泻未再复发。

本例久泻不愈而至格食拒纳，已濒胃气衰败，用参苓白术散加减，服2剂即挽回危局，续5剂，胃气复元，诸症好转，可见寻常之方，若能度理化裁，亦能应急救危。用药如用兵，“将在谋不在勇”，信夫！

秦进修

桃花理中汤，久泻可循方

秦进修（1918~？），河南中医药大学第二附院主任医师

余临证有年，每每尝用经方，以为仲景方，方便而效神。对于治疗慢性腹泻，每用桃花理中汤治疗，常获显效。

谨守病机，明辨一主三次症

脾虚湿盛是泄泻的病理基础，腹泻日久，必伤脾阳，气不化湿，湿为阴邪，伤残阳气，脾阳更虚。前人认为慢性腹泻："浅者在脾，深者在肾"，久泻不止或水湿互胜，伤在肾中真阳，命火不足，不能温煦脾土，运化失常而引起久泻。但究其源，肾中之阳为一身阳气之根本，真阳不足，阴霾四起，寒证丛生，必定伤及脾阳，健运无力，清浊相杂，泄泻由生。所以治疗慢性腹泻，或单施温中健脾以止泻，或温补脾肾并行以止泻，未见温肾而不顾脾者。此说并非是忽略肾阳虚作为久泻之病机，而是强调临证应以脾阳虚为慢性腹泻病机之着眼点，诚若《景岳全书·泄泻》篇所谓"泄泻之本，无不由于脾胃"。在抓住本病病机关键的基础上，要明辨慢性腹泻的"一主三次症"。主症：大便时溏时泄或黎明泻，迁延不愈。次症：食少纳呆，面黄神疲；形寒肢冷；舌淡苔白，脉细弱。

循方用药，圆活变化之机

桃花理中汤系由《伤寒论》中理中汤合桃花汤化裁而成。

方用：

党参 15g　干姜 10g　白术 12g　赤石脂 30g　怀山药 15g　炙甘草 10g　大枣 5 枚

理中汤原是温中健脾的代表方剂。桃花汤为治疗“少阴病下利，便脓血者”。经云主少阴病下利，知其具有温补脾肾、涩肠固脱之功。原方易粳米用山药，“益肾气，健脾胃，止泄痢”（《本草纲目》）。两方为伍，温补、固涩熔为一炉，脾阳得复，肾阳亦暖，泄泻可止矣。方中赤石脂用法当遵古训，半全半末，粉末冲服，以增强收敛固涩之性。若兼上焦有热咽痛者加黄连 3g；腹泻次数较多者加米壳；偏肾阳虚，腰酸肢冷明显，或腹痛者加附子 9g。慢性腹泻发病缓慢，病程较长，故使用本方要守方进药，免留后患。服药期间，患者忌食生冷油腻之品，注意饮食调养。

在临证中，运用桃花理中汤治疗慢性腹泻，患者一般多具有“一主三次症”，但也可见只有主症而次症并非明显，用之亦可收功，特别是老年患者，素体中阳虚弱，泄泻经年，但不严重者。

（张世民　整理）

陈耀堂

证病同辨疗腹泻，化裁藿香正气方

陈耀堂（1897~1980），上海中医药大学附属龙华医院主任医师

慢性腹泻多因外感六淫、内伤饮食后，延久失治而来，少数与精神刺激等因素有关，并与脾肾等脏腑功能失调有一定关系。《景岳全书》有："泄泻之本，无不由于脾胃。""肾为胃关，开窍于二阴，所以二便之开闭，皆肾脏所主。"这些都是经验之谈。但临床上对慢性腹泻应予辨证与辨病相结合论治，才能提高疗效和治愈率。家父对慢性腹泻有一通用方：

藿苏梗各 9g　大腹皮 9g　梗通草 9g　苍白术各 9g　茯苓 12g　炙甘草 9g　赤白芍 15g　川朴 9g　谷麦芽各 15g　木香 9g

此方为藿香正气散加减，但用于腹泻，也有较好疗效。此外还结合辨病用药，如慢性非特异性溃疡性结肠炎，常有血性大便，常在方中加入乳香、没药各 9g，荠菜花炭、蚂蚁草各 30g，并结合用白头翁汤加锡类散灌肠；对于由于慢性细菌性痢疾引起者，大便中常夹有脓液，化验见白细胞很多，常加黄芩、黄柏、川连、秦皮等清化湿热，有时也佐以白头翁汤方灌肠，以提高疗效；大便中黏液多者，系为结肠过敏或肠功能紊乱，常加用痛泻要方中柴胡、炒防风。其他疾病也可适当加用针对病之药，疗效甚好。在慢性腹泻缓解期常用香砂六君子丸加人参健脾丸少量长服以缓图收功。同时应结合食疗，病人饮食

宜清淡，易消化。民间用山药研粉煮粥，或用山药蒸熟当点心；烧酒浸杨梅，每服 5~10 个，有一定疗效，可以试用。

（陈泽霖　整理）

顾丕荣

久泻调理唯求入细，末治厥阴乌梅化裁

顾丕荣（1912~2009），上海第四人民医院主任医师，临床家

我治泄泻，常初、中、末三期分治。大凡暴泄治法，尽人皆知，兹不多赘。但方书所述中期治法，尚嫌简略，以致临床不能曲尽其用，而末期治从厥阴，又为医家所罕取。兹就中、末期之治加以论述。

久泻调理，务求入细

脾泄（又称滑泄），通常以参苓白术散为主，但临床治疗往往投剂无效，当细审而辨治。如食后即泄，苔腻者，乃脾虚湿滞：清阳不举之候，应予东垣升阳除湿汤加参术治之。药用党参、焦白术、陈皮、焦麦芽、厚朴、柴胡、炙升麻、防风、羌活、猪苓、茯苓、泽泻、甘草等。

食后即泄，苔薄净者，为中州气馁，“清气在下，则生飧泄”，以东垣补中益气汤加减。药用党参、白术、炙黄芪、柴胡、升麻、山药、芡实、茯苓、陈皮、炙甘草等。

泻久不止，腰膝酸软，此乃脾肾两虚，脾虚则水谷与湿合污而下，肾虚则封藏之本失于职守，老年人更为多见，当予脾肾双补丸加减。药用炒党参、焦白术、茯苓、山药、芡实、莲肉、益智仁、肉豆

蔻、补骨脂、五味子、菟丝子、炙甘草等。

倘神疲纳差，舌红少苔，此为脾阴亏损，气陷于下，但滋阴之品，润肠助泄，宜甘酸以化阴，敛肠以止泻，佐加牡蛎，吴鞠通称之谓“一甲煎”，养阴敛肠，一举两用。药用炒白芍、生白术、乌梅、木瓜、石斛、麦冬、葛根、山药、芡实、炙甘草、生牡蛎（宜60g以上，研碎包煎）。

如上述方无效，当侧重补肾，改用傅青主阴虚下陷方主之。药用生地、山药、山萸、五味子、肉桂、茯苓、生白术、炙升麻等。

舌质淡，边有齿痕，四肢清冷，为中阳式微，脾为柔脏，得阳则运，附子理中汤加减。药用炒党参、焦白术、炮姜、淡附片、芡实、益智仁、茯苓、炙甘草等。

肝泄（一名痛泻），每泻先腹痛，痛责之肝，泻责之脾，脾责之虚，肝责之实，以痛泻要方主之。药用焦白术、炒防风、炒白芍、陈皮、茯苓、煨葛根、干荷叶等。

如上方不效，佐之戊己丸，偏热者川连重用，偏寒者吴萸重用，寒热相等则等量用之。

如痛泻泄而不爽，当用四逆散加减。药用柴胡、白芍、枳实、炙甘草、薤白、茯苓等。

肾泄（又名五更泄、晨泄）通常以四神丸治之。如药后无效，腹部怕冷，少腹坠胀者，为肾阳不足，肝气虚寒，宜开合暖肝煎，双管齐下，可奏良效。盖治肝者，以五更为风木司令，阴盛阳衰，所以肝木难以升发，阳气无以用事。药用肉豆蔻、补骨脂、五味子、吴萸、当归、枸杞子、小茴香、沉香、肉桂、乌药等。

久治不验，治从厥阴

通过以上治法，温之不应，清之乏验，治脾不效，补肾鲜功，而脉、舌、证情每兼见寒热错杂，改用末治法。宗刘完素所谓：“末治久泻法，仲景论厥阴经治法是也。”以乌梅丸化裁，换肠丸主之。此方适用于西医学诊断的黏液性结肠炎、溃疡性结肠炎、肠结核等，很有效验。药用川黄连、炮姜炭、淡附子、川黄柏、乌梅、艾绒、炙甘草等。随症加减：每泻先腹痛合痛泻要方；泻下黏冻加蛇舌草、苡仁；泻下杂红加当归、阿胶（合驻车丸），或加参三七、地榆炭；溃疡性结肠炎合金匮苡附败酱散；肠结核加夏枯草、煅牡蛎。

药后病情减轻，方书谓“泻不离脾”，佐之参苓白术散，疗效更显，可竣全功。

慢性非特异性溃疡性结肠炎，如按上法治疗无效者，仿疡科托里排脓法，常获理想疗效。药用生芪（20~50g）、党参、当归、白芍、败酱草、淡附片、熟苡仁、银花炭、生甘草等。加减法：腹痛甚者加炙乳没；便下脓多者加蛇舌草、桔梗，重用苡仁；便下杂红者加当归、阿胶、参三七、槐花炭；脱肛者加炙升麻、柴胡；脓血杂下者加人参、樗根皮。

范某　男，40 岁，农民。

腹泻已延 20 年，晨起为甚，食后即泄，中西药叠进无效。面晄神惫，舌淡红苔薄微黄，脉濡缓无力。因初病湿热阻于肠间，延久邪入厥阴，厥阴为寒热错杂之证，寒则怯冷，热则口苦便臭，但泻不离脾，拟换汤剂以和厥阴，参苓白术散佐以葛根健脾升清。

炒党参 12g　焦白术 12g　山药 15g　茯苓 10g　芡实 15g　葛根 9g　川连 6g　炮姜炭 6g　川柏 6g　淡附片 6g　乌梅 9g　艾叶 3g　炙草 6g

10 剂药后大便已实，嘱常服山药粥以调养之。

陈某　女，49 岁，教师。

当脐痛，痛甚则有形突起，临暮肠鸣腹泻，病延 10 余年，诸医罔效。前以邪入厥阴论治，用换肠丸加减，连服 20 剂，痛缓泻减。近来临暮腹部微痛，气通则舒，舌淡红苔薄微黄，脉弦缓。厥阴肝，体阴而用阳，寒热虽已平调，肝气乃欠疏泄，再予前方，佐之柴胡疏肝散以疏理之。

柴胡 6g　炒白芍 12g　炒枳壳 9g　制香附 9g　陈皮 6g　乌药 12g　川连 3g　炮姜炭 3g　乌梅 6g　炙草 3g

5 剂。剂尽证平，半年后路遇告述，痛泻迄今未复发。

张某　女，50 岁，教师。

痛泻六载，日泻四五次，泻下中杂黏液，每食肉肴，便泄黏液更多，浮在水面，状若银耳。乙肠镜提示：黏液性结肠炎。由于湿热胶阻肠间，热伤气分则便脓，久病邪入厥阴，肝强脾弱，故令痛泻，舌质红苔薄白腻，脉弦细。宜培中伐木，佐之苦辛酸法，参合清肠涤垢治之。

焦白术 12g　炒白芍 12g　炒防风 6g　煨木香 9g　川黄连 6g　炮姜炭 6g　淡附片 6g　黄柏 6g　乌梅 9g　艾绒 3g　红藤 6g　白头翁 12g　蛇舌草 30g　生甘草 6g

上方连服 12 剂，痛止泻减。前人谓“泻不离脾”，佐之参苓白术散，调理匝月，宿疾告瘳。

（汤叔良　整理）

麻瑞亭

脾湿肝郁病，每仗仲景方

麻瑞亭（1903~1997），西安市中医院主任医师

慢性腹泻，系因脾湿肝郁，下陷二肠所致。

谷入于胃，脾阳消磨，精华归于五脏而化气血，糟粕传于大肠而为大便。水入于胃，脾阳蒸腾，化为雾气，上归于肺，肺气降洒，其清者化为津液，其浊者化而为水，注入膀胱，而为溲溺。糟粕贮于大肠，水液渗于膀胱，盛满之时，肝木行其疏泄之令，则为便溺。因而溺不至于闭癃，便不至于滑泄，所以不病泄泻。由于劳伤中气，或因饮食不节，或因郁怒伤肝，或因外感寒湿之邪，损伤脾胃，肝脾郁陷，致使水谷不分，同趋二肠，摧注而下，是病泄泻。

脾湿运迟，水谷难化，肝郁而行其疏泄，故症见大便稀溏，或纯系黄水，或见完谷不化。脾主大腹，脾湿肝郁，郁而克脾，故症见大腹作痛。肝木郁冲，行其疏泄，故而腹痛即泄。泻后腹内舒和，肝郁遂减，故而泻后痛减。移时大肠壅满，故痛泻复作。肝郁不得上达，盘郁大腹，故症见大腹胀满。久泻不愈，摧剥脂膏，故症见便下清稀，兼杂肠垢白滑。肝脾下陷，胆胃上逆，故兼见恶心呕吐，不思饮食。肝脾郁陷，故脉见细濡、稍弦、关尺大，舌苔白腻。治以健脾渗湿，疏肝升陷，敛肠止泻，温暖中下。

方用：

云茯苓 9g　焦白术 9g　粉甘草 6g　桂枝木 9g　粉丹皮 9g　潞党参 15g　煨豆蔻 3g　炒干姜 6g　罂粟壳 5g

云茯苓、焦白术、粉甘草健脾和胃，渗湿燥土；桂枝木、粉丹皮疏肝止痛升陷；潞党参补中益气；炒干姜、煨肉蔻、罂粟壳温中暖下，敛肠止泻。

腹痛重者，加炒杭芍 9g，疏肝以止痛。大便稀溏，滑泻不收者，加赤石脂 12g，敛肠以止泻。

恶心呕吐者，加法半夏 9g、广木香 6g、鲜生姜 9g，和胃顺气，降逆止呕。

久利不止，脘腹胀满，腹内奔气冲激鸣响，脉见细濡稍弦，关寸大，舌质红如辣椒，无苔者，为火旺血热之证，原方去桂枝木，加川连 3~5g，清君火以凉血。

夜热者，去桂枝木，加炒黄柏 6~9g、川黄连 3~5g、乌梅肉 6~9g，清君相之火以退热，酸敛以止泻。

发热，下利轻呕吐重，脉见细濡，稍弦数，关寸大，舌苔黄腻者，用黄芩半夏生姜汤加味。

炒黄芩 9g　法半夏 9g　鲜生姜 9g　炒杭芍 9g　粉甘草 6g　粳米 9g

忌生冷、辣椒、酒及刺激性食物。忌腥荤，勿食不洁及难于消化之食品。以食清淡、易于淡化之食品为宜。

慢性腹泻，多因脾肾湿寒，肝木郁陷（间有木郁而生风热者），故治疗以温燥水土、疏肝升陷为主。若大肠寒滑不收者，用桃花汤，温暖中下、涩肠固脱以治之，若肝郁化热生风者，脾肾仍属湿寒，谓之厥阴下利，用乌梅汤温燥水土、润肝息风以治之，若外感风寒，太阳少阳合病，不利，不寒，但有上热者，谓之少阳下利，用黄芩汤平胆泻热以治之。凡泄泻而不受温燥者，皆少阳、厥阴下利之类。

（孙洽熙　徐淑凤　整理）

朱良春

补火益土求奇经，兼顾虚实仙桔方

朱良春（1917~2015），南通市中医院主任医师，国医大师

慢性泄泻是临床常见的疾病，往往病程迁绵，反复发作，疗效难以巩固。吾师素对久泻悉心研治，辨证用药均有独到之处，介绍如下。

脾虚为本，补火需求奇经

泄泻论治，一般以暴泻、久泻为纲。暴泻责之湿盛，久泻咎于脾虚，因此久泻必须从脾论治。不仅要明确“脾虚则健运无权，湿浊内生，泄泻以成”，而且还要掌握脾病及肾，或他脏之病及脾，相互影响，相互兼夹转化的特点。如“久泻脾虚，累及肾阳，命火式微，釜底无薪，火不暖土，脾病及肾，肾病及脾，如此互为因果，恶性循环，泄泻焉能瘥耶？”久泻虽有轻重程度不同，脾肾病变的区别，但若久治缠绵难愈者，往往脾肾同病，临床上难以截然区分。恒以泄泻不止，水谷不化，肠鸣腹胀，腹部隐痛，甚则五更泄泻，舌淡苔薄，脉象沉细作为辨证的依据。朱师指出，脾旺不受邪，“脾虚为本，重在益火补土”。治疗上多以健脾运中为主，佐以温肾益火。用药时参、术、苓、薮量宜加大，旨在脾旺方能磨谷。泻久体虚配用芪、升、柴

益气升清，鼓舞脾气。泻下滑脱不固酌加诃肉、榴皮收敛止泻。

益火之品肉桂、附子用量宜小，因久泻不仅伤阳，且伤阴，体弱多有不耐桂、附刚愎之剂者。朱师认为督脉总督一身之阳，督脉之气是敷布命火的动力，通补督脉则阳回。擅用仙灵脾、鹿角霜、菟丝子、补骨脂、赤石脂等温肾壮督之品，以振奋肾阳，温壮督脉，往往获验。

王某 教师。1986年12月诊。

泄泻反复发作3年，叠经中西药对症抗炎、常规辨证治疗，收效甚微。诊得：面色萎黄，形瘦神疲，大便溏泻，水谷不化，纳呆腹胀，腰酸畏寒，脉沉而细。察舌淡苔薄，一派脾肾两虚、阳微阴凝之象。拟健脾温肾法。

药用：

潞党参18g 生黄芪20g 炒白术18g 炒山药30g 广木香6g 砂仁3g 仙灵脾15g 补骨脂10g 赤石脂20g 仙鹤草20g 熟附片5g 甘草6g

5剂药后便次显减，调治半月痊愈。

虚实夹杂，责在补泻并施

慢性泄泻，叠治不愈、缠绵难解者辨证往往既有脾虚气弱的一面，又有湿热滞留的存在，呈现虚实夹杂的征象。所以在治疗上，既要补脾敛阴，又需清化湿热，才能取得效果。朱师所拟之仙桔汤即据此而设。仙桔汤主治脾虚湿热型慢性泄泻。适用于久泻便溏，夹有黏冻，纳呆肠鸣，腹胀隐痛，苔腻舌尖红，脉象濡细等症（包括过敏性结肠炎、溃疡性结肠炎、慢性痢疾等）。

方剂组成：

仙鹤草 30g　桔梗 6g　乌梅炭 5g　白槿花 10g　炒白术 10g　广木香 6g　炒槟榔 2g　甘草 5g

其中仙鹤草除善止血外，并有治痢、强壮之功。《滇南本草》载："治毒白痢。"朱师指出，本品不仅可治泻，还能促进肠吸收功能的恢复，而对脾虚湿热型慢性泄泻最为有益，可谓一药数效。桔梗，《别录》载："利五脏肠胃，补血气……温中消谷。"《本草备要》亦谓其治"下痢腹痛久泻用其排脓治痢，凡大便溏泻夹有黏冻者，用桔梗甚效"。白术、木香健脾调气；白芍、乌梅、甘草酸甘敛阴，善治泻而缓腹痛，腹痛甚者可加重白芍、甘草之用量，白芍可用 15~30g。白槿花甘平，清热利湿凉血，对下焦湿热能迅速改善症状。槟榔本是散结破滞、下泄杀虫之药，小量则善于行气消胀，对泄泻而腹胀较甚者，颇有功效。至于湿热较盛者，芩、连宜少用、暂用，因苦寒之味，过则伤脾，损阳耗阴，久泻脾虚尤需注意。白头翁配白槿花，可增强清泄湿热之效，而无弊端。脾虚湿热之久泻，处理不当，往往顾此失彼。甘味健脾之品，过则助湿生热。苦寒燥湿之属，重则伤阳损阴。仙桔汤具健脾敛阴、清泄湿热之功，对虚实夹杂之证补泻并施，多能应手收效。

葛某　溃疡性结肠炎。1988 年 3 月诊。

起病两载，形瘦神疲，纳呆腹胀，有时泄泻 1 日多达 10 余次，伴有黏冻，甚则失禁不固。脉细，苔腻舌尖红。证属脾虚不运，湿热逗留。予健脾运中，渗化湿热。

处方：仙桔汤去槟榔，加诃子肉 12g、炙升柴各 5g。

服药 4 剂，大便软溏，日行 1 次，黏冻消失，精神明显好转。服药 20 剂，大便正常，改用健脾助运之剂善后，诸症均瘥，肠镜检查，炎症、溃疡均已消失。

从证探因，详察明辨

朱师论治久泻，每多顾及病者的素质，旧有的宿疾，平时的嗜好，以及饮食、居住、药敏等情况，结合久泻的性质和轻重而论治。强调因人制宜，审证求因。指出，素体丰腴者，多见气弱混湿滞，需注意气化的流畅；形质瘦削者，常伴阴液暗耗，当顾及气阴的生化。凡久泻者，不可概以脾肾虚寒而论治。临证中，非因虚致泻的因素，屡见不鲜，如情志不遂，肝木乘土的泄泻；水土不服，肠胃功能紊乱的泄泻；食物、药物、异体蛋白过敏所致的泄泻……权在详察明辨，不可忽视。

季某　泄泻。福建人。1987 年 9 月诊。

因调动工作来南通 4 个月，泄泻几无间断，肠鸣辘辘，纳食不馨，大便稀薄，倦怠乏力。舌苔薄白，脉细。就诊前曾服参苓白术散、附子理中汤等，未能收效，追问病史，乃得之水土不服所致。

投以四君加徐长卿、炙乌梅肉、宣木瓜、木香、苏叶梗。4 剂即瘥。

（蒋熙　朱婉华　整理）

李寿山

运脾重三法，达药大黄炭

李寿山（1922~2013），大连市中医院主任医师

暴泻易治，久泻难疗，棘手于正虚邪恋、寒热交织之故。余积验多年，认为久泻难愈者，要害在湿，关键在脾。盖久泻脾伤，多夹湿滞，湿遏日久易生积滞而化热，以致水反成湿，谷反为滞，脾虚湿滞，因果互为作用，故使病情反复迁延而难疗。脾虚为本，湿滞为标，旁及肝肾，本虚标实，寒热错杂。在治法上，贵在施运，运法得当，湿滞去而病解。善后调理亦不逾此。然运法各有不同，大致言之有三，一曰健运，二曰疏运，三曰导运。

脾虚湿困，治以健运

久泻脾伤，中阳不振，湿困中州，清阳不得升发，脾之运化失常。症见大便时溏时泻，迁延反复，食少难消，或饭后即泻，完谷不化，倦怠神疲，甚则面浮足肿，面色萎黄。舌淡苔滑，脉细弱或濡缓。治以健运法，以温药和之，温中燥湿以助运，离照当空阴霾自散。拟健运止泻汤，药用：党参（太子参）、白术、炮姜、酒大黄炭、乌梅、炙甘草。如有畏寒、腹痛、腹胀加炮附子、佛手；如食滞胃呆者加神曲、砂仁；如久泻有后重感或有脱肛者去酒大黄炭，加黄连、

升麻；有面浮足肿加生薏苡仁、茯苓；兼五更泻者加吴茱萸、肉豆蔻、补骨脂等。

尚某 男，46岁。

腹泻史3年，经常大便软溏，日二三行，或食后即泻，含不消化物，常因饮食不当，受寒加重，伴有腹胀，肠鸣，腹痛绵绵，纳呆食少，消瘦，倦怠。西医诊为“慢性肠炎”“消化不良”，治疗不愈。脉沉细，舌淡苔滑。证属飧泄，久泻伤脾，湿尤夹滞，运化失常所致。予健运止泻汤加减，进药3剂肠鸣腹痛大减，大便日1~2行。再进6剂，大便成形，日1行，续服10余剂，诸症消失，胃纳日增。嘱注意饮食调摄，合服参苓白术散加焦楂炭末，早晚各服5g，治1个月，面色红润，体重增加2kg。停药观察半年，未见复发。

脾虚气滞，治以疏运

久泻脾虚，肝木侮土以致气滞湿郁，是临床常见之证。

常因情绪紧张或忧思恼怒而泄泻发作或加重，肠鸣，矢气多，腹胀攻痛，泻后痛减，反复发作，迁延不愈，舌淡脉弦。治以疏运法，疏肝理气，和脾助运。拟疏运止泻汤。药用：柴胡、炒白芍、白术、炒枳壳、酒大黄炭、广木香、甘草。屡发不愈加乌梅、木瓜，里急后重者加薤白、黄连。

王某 女，36岁。

腹泻史2年，患者平日多愁善感，月经失调，经前乳胀腹痛伴腹泻，经后诸症消失。常因忧思恼怒而腹泻发作或加重，腹胀有气攻冲，肠鸣矢气多，腹痛泻后则缓。西医诊为“慢性肠炎”“肠功能紊乱”，屡经中西医诊治未愈。诊脉弦滑，舌红苔薄腻。证属痛泻，肝郁气滞犯脾之病。予疏运止泻汤加减，3剂痛除泻止，继进3剂诸症消失。继用逍遥散加减调和肝脾，月经正常，经前乳胀腹痛泄泻均愈。嘱饮食调摄。随访半年未见复发。

脾虚热瘀，治以导运

久泻伤络，湿郁化热由气及血，以致脾虚热瘀，伤其肠络。其症见泻后有不尽之感，大便黏滞不畅，腹痛如刺，痛有定处而拒按，口干不欲多饮。舌质暗红边有瘀点有紫气，脉弦或涩。此证虚中夹实，既有湿，又有滞，湿郁化热由气及血而成热瘀。经久缠绵而难愈。治以导运法，清化消瘀，健脾助运。拟导运止泻汤。药用：炒枳实、炒白术、焦楂炭、炒山药、酒大黄炭、延胡索、五灵脂等。如大便夹有赤白黏者加黄连、秦皮；如少腹冷痛者加干姜、炒小茴香、肉桂。

范某 男，40岁。

腹泻史1年余，叠进健脾、收敛止涩诸法而不愈。时燥时泻，大便不畅，有后重感，便夹黏液，少腹左下腹部坠胀刺痛，按之有索条状物而拒按，西医诊为“慢性结肠炎”，经治不愈。诊脉沉弦而滑，舌红无苔。证属久泻，湿郁化热由气及血损伤肠络，有变滞下之势。予导运止泻汤加减，3剂痛减泻缓，6剂泻止。原方加减续服20余剂，诸症消失。为巩固疗效，嘱焦楂炭、生山药等量研末，红糖为引，早晚各服10g，白开水调和糊状吞下，服药3个月后一切正常。随访半年未见复发。

余治久泻用“三运法”，意在调理脾运之功能，而达止泻目的，实乃治本之法。所用方药温中助阳、疏理气机、消瘀导滞等均以施运为法。所拟三方虽其主治不同，而皆伍以酒大黄炭者，欲止先行，邪去正乃安，盖久泻脾伤，多夹湿滞故用之。且大黄经酒制成炭（注意须按法制成炭），其苦寒之性已去，服用小量（每剂1~2g），变消导而收敛，导滞不破，泻中有补，是一味调理脾胃、治疗久泻理想的药物。再根据不同病证配以对药，则相辅相成，其效益彰。如健运止泻汤中酒大黄炭配乌梅，祛湿助运，益阴敛肠而止泻；疏运止泻汤中酒大黄炭配广木香疏肝理气、和脾以止泻，导运止泻汤中酒大黄炭配焦楂炭清热化瘀、导滞以止泻。不同证情，不同配伍，寓补于通，寓通于敛，寓激为运。故能收到满意效果。久泻用运法，实乃标本兼顾之良法也。

（李小贤　整理）

朱进忠

治久泻须知三戒，成方圆必循八法

朱进忠（1933~2006），山西省中医研究所主任医师

慢性腹泻，中医根据不同的临床表现分别称为久泻、久痢、痛泻、五更泻等，寒热并见，虚实夹杂。根据先师李翰卿先生的经验和个人体会，慢性腹泻的治疗必须首先注意辨证。临床所见以木邪乘土、脾虚不运、脾肾阳虚者较多。

寒热夹杂者，症见胃脘痞满，食欲不振，吃冷、硬、肉食后加剧。其中热多者痞满而不痛，时见腹中雷鸣，脉滑，治宜生姜泻心汤。兼胃脘压痛者酌加枳实；吃肉食后加重者酌加焦山楂。寒多者，时见脐腹冷痛，或饮冷遇冷时腹痛，脉弦细，治宜连理汤。若手足厥冷、脉紧者，加肉桂、附子；恶心、脉弦者，宜黄连汤。

阴虚者，时见口舌生疮，五心烦热，舌质红而少苔，吃辛辣则口舌痛，脉细数，治宜缩脾饮加减（陈皮、木瓜、菖蒲、连翘、乌梅炭、砂仁、炙甘草）。

虚实夹杂者，症见大便1日数次，黏液稀溏便，里急后重。其中遇冷或吃冷性饮食则腹痛，脉沉细弦者，治宜理中大黄汤加减（党参、白术、干姜、木香、乌药、山药、大黄）；脉弦紧、肢冷者，加附子。五心烦热，或时见脓血便，脉弦滑数者，治宜驻车丸加减（黄连、干姜、阿胶、党参、莱菔子、木香、焦槟榔）。

木邪乘土者，症见胁痛，或脐旁一侧痛，或少腹一侧痛，生气时加重，痛则欲泻，泻后痛减，头晕头痛，失眠心烦，脉弦细者，治宜逍遥散合痛泻要方加减（柴胡、当归、白芍、白术、干姜、炙甘草、防风炭、陈皮）。

小腹坠胀，头晕头痛，脉沉者，治宜绀珠正气天香散加减（香附、乌药、木香、陈皮、砂仁、焦槟榔、焦白术、干姜、防风）。

脾虚失运者，食后即泻，大便稀溏，疲乏无力，脉濡缓，治宜参苓白术散加减（党参、白术、茯苓、炒扁豆、砂仁、陈皮、炒薏苡仁、桔梗）。夜间或劳累口干者，加葛根；食后胃脘胀满者，加焦三仙、肉豆蔻、芡实、莱菔子。

脾肾俱虚者，黎明必泻，泻前腹痛，泻后痛止，偶腰酸，舌苔白，脉弦，治宜四神丸。若胃脘、脐腹时痛，脉弦大紧，加附子、肉桂、党参、白术、干姜、炙甘草；若腰困而冷，大便不爽，加硫黄0.2g，每日1次。

在辨证立法基本正确时，久治仍然无效，可能有以下几点审识不细，亦当引以为戒。

（1）辨证不细。例如：脾虚失运的泄泻久用参苓白术散无效，多兼有食后满胀的食滞不化，应加消食导滞的焦三仙；若仍不效则多因处理寒热不当所致。如夹热者，少佐黄连；寒者，少佐干姜、肉豆蔻即可。

（2）认证有误。例如五更泻，久用四神丸无效，其或因兼脾胃虚寒而未温中，或因把兼有早晨泄泻的1日数次的寒湿泄泻，误认为五更泄泻。

（3）用法有误。例如：虚中夹实泄泻，或温之过甚而火炽，或消之而伤正，或寒之而伤阳。故久泻难止者，特别强调缓图，或微予导滞而停药数日，或以丸、散少进，至正气自复而渐可愈。

谷振声

脾胃虚寒重附子，下利痞满仗泻心

谷振声（1918~　），温州医学院教授

痞满下利，苦辛通降，调气导滞

中脘痞满下利，包括单纯性胃炎、十二指肠溃疡、慢性结肠炎、胃肠功能紊乱症等胃肠道疾病。前二者中医称之为“痞满”，后二者称之为“下利”。下利一词，后世也有直接称为“下痢”者，但与传染性疾病，应有所区别。《伤寒论》三泻心汤证，汪昂《医方集解》称：“半夏泻心汤，治伤寒下之早，胸满而不痛苦者为痞。”又称：“本方除人参，亦加甘草一两，合药四两，名甘草泻心汤，治伤寒下利，腹中雷鸣，心下痞硬而满。”又称：“本方加生姜四两，名生姜泻心汤。治汗水解后，心下痞硬，干噫食臭，腹中肠鸣下利。”这二方是指痞满与下利并存的证候。我的经验，三泻心汤方，除对胃炎和胃溃疡有卓效外，对慢性结肠炎、胃肠功能紊乱症，如果同《温疫论》芍药汤（槟榔 10g，白芍 5g，当归 5g，厚朴 5g，甘草 3.5g，生姜 1 片）合用，再加白蜜、防风、锡类散等，效果尤良。

泻心汤本方，除有升清降浊的作用以外，其中槟榔、厚朴调气导滞；当归、白芍和血止痛；防风鼓舞胃气，健脾止泻。泻心汤和芍药汤加减合用，再加上述三药，对于慢性腹泻，确能缩短病程，提高疗效，且能根治。方中姜枣可随证施用，不可拘泥。

脾肾虚寒腹泻，补火胜于培土

脾胃虚寒，导致脾肾虚寒，大便长期溏泻，临床较为多见，此胃肠功能紊乱症，如因循失治，就有这种现象。其临床表现，主要是大便长期溏泻，甚至五更泻，消瘦，面色无华，容易疲劳，舌淡胖嫩，苔白腻滑，脉沉细濡弱无力。病程较长，可达三四年，甚至十余年。我们认为：土为火之子，火为土之母，虚则补其母，实则泻其子。启玄子称："热之不热，责在无火。"对于这样的证候，我主张重用附子，佐以干姜、川椒、公丁香等药，以充阳明胃气，更以藿香、半夏等药，以除太阴湿气，使脾胃健运，升清降浊。附子用量一般为，重症可用至60~90g。如在15g以上，必须先煎1小时，降低其毒性，预防中毒。因为附子的毒性，在加热1小时后，多能消除或减轻到不致中毒的程度。本人使用附子已数十年，经久煎以后，并无毒性反应。因为剂量用足，毒性降低，而其温中补火之力倍增，效果准确可靠。《医方集解》云："理中汤治伤寒太阴病，自利不渴，寒多而呕，腹满粪溏，脉沉无力。"又称本方加附子，名附子理中汤。汪称："仲景吴茱萸汤，治少阴吐利。"足太阴属脾，足少阴属肾，脾肾虚寒，火不生土。余每以此二方为主方，补火即所以补土，即虚则补其母之义。易取不换金正气散（即平胃散加藿香、半夏）及除湿汤（陈平汤加藿香），二方随症加减，每获良效。

疳积腹泻，泻肝胜于补脾

小儿肝常有余，脾常不足，此语很有道理。治疗小儿疳积腹泻，主张培土健脾，如钱氏白术散、益黄散等方，较为常用。主张平肝泻火者，则较为少见。其实，小儿疳积腹泻，多数为肝木克脾土所致，乃肝强脾弱之故。仲景云：“见肝之病，知肝传脾，当先实脾。”对于治疗小儿疳积腹泻来说，重在泻肝火，往往胜于补脾土。先世有小儿疳积经验方，不敢自秘，愿公诸于世。方：莲子草、儿童草、谷精草、夜明砂、望月砂、赤芍、蝉蜕、焦谷芽、生甘草。

施之临床，治数千例，每获奇效。此方的药物组成，多数由平肝泻火之品组成，如莲子草、儿童草、谷精草、夜明砂、望月砂、蝉蜕等，都是平肝泻火、退翳除星的药物。莲子草学名长萼鸡眼草，儿童草学名地胆草，均为中草药，药源充足，采集方便。这些药物为什么会取得效果，道理就在于：重在泻肝，胜于补脾。盖小儿肝常有余，脾常不足，肝强脾弱，泻肝就是为了补脾。肝火一平，脾土不受贼；脾不受贼，自能健运水谷，则疳积腹泻，不止自止矣。钱氏称：“盖儿至小，易虚易实，多即生热。”所谓生热，实指肝火而言。钱氏有“小香连丸，治冷热腹痛，滑肠方：木香、诃子各一分，黄连半两（炒）”。余稍易其量，与上方合用，效果更佳。《幼幼新书》

“治五疳泻痢”和“疳痢久不和方”，方中有夜明砂，或称光明砂，首先提出使用泻肝药物。

姜春华

温清酸涩，寒热并用

姜春华（1908~1992），复旦大学上海医学院教授，著名中医学家

慢性腹泻是临床较为常见的胃肠道慢性疾患之一，因其病因复杂，病程日久，症情反复发作而为顽固难治之症。先生认为慢性腹泻主要包括无菌性和有菌性或病毒性两种情况。

无菌性腹泻，先生认为主要以脾肾两虚、肝逆犯脾、脾胃虚弱最为常见。脾胃虚弱者可用益气健脾药物，如党参、黄芪、怀山药、白术、茯苓、太子参、扁豆等。而久病入肾所致脾肾两虚者，则可在补脾的基础上加壮火温肾之药，如益智仁、补骨脂、附子、肉桂、干姜、良姜等药。肝脾失调者，常遣平肝和脾之药，如柴胡、芍药、甘草、木瓜、金铃子、枳壳等。

有菌性（病毒性）腹泻，先生认为多是湿热为患，久蕴肠道，扰乱气机，损伤血络，致使大便中时有红白脓血或腹痛等气血失调症状。治疗则应针对病因，清热祛湿为先，常用药有黄芩、黄连、黄柏或白头翁、马齿苋等。此为一般慢性腹泻治疗之大法。另外先生根据其丰富的临床实践所得，又提出以下观点。

宜燥湿不宜利湿

泻多由于湿。《内经》云:“湿胜则濡泄。”《杂病源流犀烛》曰:“湿盛则飧泄，乃独由湿耳。”因此利水渗湿、分清别浊历来是治疗泄泻的主要法则之一。如丹溪曾云:“泻多由于湿，惟分利为上策。”景岳说:“治泻不利小便，非其治也。”李中梓则把淡渗利水列为治泻九法之首位。然而先生认为急性腹泻或慢性腹泻均宜燥湿而不宜利湿。盖因津液具有载气、化气、濡润全身之功能，是维持人体生命活动的重要物质。临床上常可见气随津脱、津竭气亡之现象，故仲景对汗、吐、下法的应用十分慎重，后世医家亦有“存得一分津液，便有一缕生机”之说。小便乃由津液所化，慢性腹泻丧失津液已多，再利小便势必导致其津液愈枯而使病情更趋严重复杂。慢性泄泻之湿，乃是脾虚失运所致，惟有健脾燥湿才是治病之根源，利小便实有犯“虚虚”之误。《杂病源流犀烛》曰:“脾强无湿。”故先生主张运用川朴、苍术、白术、砂仁或黄连等健脾燥湿药，从根本上杜绝其生湿之源。从现代药理研究可知，此类药物均有控制肠道病菌的作用，故用于慢性腹泻的治疗常取得较好的疗效。如一患者泄泻3个月，多则日行七八次，少则二三次，便溏有异味，口苦，苔黄而腻，显系中焦湿热。先生运用黄芩、黄连苦寒燥湿，枳实、木香消导积滞，甘草、芍药甘酸化阴以缓急，药仅6味，连服3剂，泄泻即瘥，后用六君子之类调理而愈。

温清酸涩，寒热并用

久治不愈的慢性腹泻，先生常温清酸涩并用，正气、邪气、病因、症状综合调节治理，以截断扭转病势，使病情向良好的方向发展。

温，即用温阳益气药以扶正固本。先生认为，慢性腹泻久久不愈，并不是邪热之盛，而是正气不足所致。《内经》曰："正气存内，邪不可干。"正气旺盛，即使感受病邪亦往往一药而愈而少有后患；正气不足，无力驱邪，则病邪留滞，迁延缠绵，遂成慢性之疾。因此温阳、益气，增强机体抗病能力，是驱逐病邪的先决条件。先生在临床上温阳多用附子、肉桂、干姜、补骨脂等，益气主用黄芪、党参、白术、怀山药。其中黄芪、附子二味先生尤为推崇。黄芪补中益气，具有提高机体免疫功能的作用,《别录》谓其主"藏风邪气，……主腹痛泄痢"，故在临床上常重用黄芪以扶正祛邪，一般常用量为30g。附子能振奋功能之衰减，振奋全身细胞之活力，虞抟云其"能引补气药行十二经，以追散失之元阳，引补血药入血分，以滋养不足之真阴，引温热药达下焦，以驱除在里之寒湿"。临床运用常有力起沉疴之功。

清，即清热解毒以消除滞留肠道的湿热邪毒病邪。湿热邪毒常为慢性腹泻的致病原因之一，湿性黏滞缠绵，与热相结，壅滞肠道，致肠道气机堵塞，传导失司，或伤及血络而致气血失调。因此消除湿热之邪是治病求本之道，先生常用地锦草、蚂蚁草、鸡骨草、铁苋菜、秦皮等清热解毒药，临证取用，以清除湿热邪毒，达到清肠和络之功效。现代药理分析表明，此类药物具有良好的抗大肠埃希菌的作用，部分药物如白头翁、铁苋菜等还有抗痢疾杆菌的作用。

酸敛收涩，历来医家往往视作畏途，因而用之颇慎，如丹溪所曰："世俗利用涩药治泻……为祸不少。"李用粹则认为："兜涩不可太早，恐留滞余邪。"先生认为，酸敛收涩有截断病势发展之功，关键在于如何选药。慢性腹泻为正虚邪恋之证，正虚为邪恋之基础，正气愈虚，邪气愈恋，遂成恶性往复循环，久而久之，正气衰竭则危象生焉。因此在扶正祛邪、治病求本的同时，适当加以酸敛收涩之药，不仅能收敛耗散之正气，亦能截断邪势之发展，更有利于扭转病情恶性循环之局面。先生常喜用乌梅、石榴皮、五味子等药，因这些药物具有收敛正气及驱除邪毒双重作用，如乌梅据现代药理研究其对痢疾杆菌及肠致病菌有抑制抗菌作用，诃子对 4~5 种痢疾杆菌均有较强的抗菌作用。但并不是所有具收涩作用的药物均可选用，有些酸涩药如罂粟壳之类，先生认为不宜使用或多用。由于正确地把握住正气、邪毒、虚实之关系，施以温清酸涩等多头并进，各司其职，标本兼顾，因而取得较好的效果。如治一男性患者，23 岁，由细菌性痢疾引起慢性溃疡性结肠炎，五年迁延未愈，面色㿠白，形体羸瘦，畏寒肢冷，腹痛下利，一日数行，舌淡苔白润，脉来沉细无力，曾用消炎药未见效。先生用附子、肉蔻振奋阳气，铁苋菜、鸡骨草、胡黄连清热解毒，诃子酸敛收涩，5 剂药后，病愈。

谢昌仁

祛风胜湿，燮理寒热

谢昌仁（1919~2008），南京市中医院主任医师，临床家

慢性泄泻，余以祛风胜湿为主要大法，经多年观察，效果明显。

风淫湿盛，肠腑传化失职

本病多由急性腹泻久治不愈而成。初起多由外邪侵袭，或饮食不慎，以致风湿之邪蕴于肠中，病证日久，脾土受戕，肝木乘之；肝乃风脏，其偏旺者，乃生风；脾为阴土，土能制水，其病则湿气偏盛。内外之风与内外之湿相合，聚于肠中，以成久泻。其临床主证，肠中鸣响，大便溏薄。肠鸣者，风蕴肠腑，“风胜则动”，故而肠中鸣窜不休；便溏者，湿邪内困，“湿胜则濡泄”，故而大便溏薄次多。可见风湿二邪是导致泄泻的重要因素，风淫湿盛，肠腑传化失调，为泄泻之主要发病机制。

一般认为，暴泻实，久泻虚。故慢性泄泻者，多以为由于脾气、脾阳、脾阴及肾阳之虚。余以为，本病迁延时间较长，水谷精微不能吸收，难免造成脏腑之虚损。然其虚之所成，良由泄泻而来，而泄泻乃因风淫湿盛为病，故其病久者，仍以虚实夹杂为主。虚者，脾肾两虚；实者，风与湿邪困于肠中。邪实留恋不去，则正气难复，故而

病多迁延，或虽能缓解，稍实者亦不多见，多为虚实夹杂，或虚多实少，或虚少实多。久泻必虚，然多伴腹痛肠鸣，或大便滞下，或粪中夹有黏液，乃邪实之故，此虚实夹杂之明证也。

祛风胜湿，燮理寒热

泄泻主要由风蕴肠腑，湿邪内困所致，又以“湿”为主要病理因素。因此，其治疗方法一为祛风，二为祛湿。何以祛风？一者风能胜湿，风药具有祛湿止泻之作用；再者风药又能鼓舞胃气，振奋脾胃功能，健运而升清；其三还可祛肠中之风，使肠腑传化恢复正常。从现代医学观点来看，风药尚有抗过敏作用，而慢性泄泻者多与结肠过敏有关，故而效之。《医宗必读》言：“又如地上淖泽，风之即干。风药多燥，且湿为土病，风为木病，木可胜土，风亦胜湿，所谓下者举之是也。”至于祛湿之法，则以芳香淡渗之药物，使湿邪渗利而出，前人有“利小便实大便”之论述，为治疗泄泻不可缺少的方法。

基本方：

羌活 6g　防风 6g　苡仁 12g　茯苓 10g　泽泻 10g　苏藿梗各 6g　川连 3g　炮姜 3g　楂曲各 10g

方中用羌活祛风胜湿；苡仁、茯苓、泽泻淡渗利湿；苏藿梗芳香化湿；川连、炮姜和中止泻；楂曲消导积滞。

中阳不运加木香、砂仁温运和中；脾气不足加太子参、白术健脾益气；腹痛加陈皮、白芍、甘草理气缓急止痛；大便解而不畅加枳壳调气以除后重；湿邪化热加炒芩、大黄清热理肠；大便有黏液多加地榆炭、槐花炭，与炮姜三炭合用，为余临床之验方。

本病为时较久，虚实夹杂，余以为用药不可失之偏。寒者易伤脾肾之阳；温者易助湿化热，且恐伤及脾阴。故而常喜寒温并用，其代表药物川连配炮姜。川连苦寒，苦能燥湿，健胃厚肠壁；寒能清化湿热，并可消除炎症。炮姜辛温，温运和中止泻，兼治黏液便。二药合用，取川连健胃理肠，炮姜和中止泻；以川连制炮姜之温，炮姜化川连之寒，使之苦而不寒，温而不燥，堪为妙法。

任继学

久泻不愈求肝肺，方用危氏和安散

任继学（1926~2010），长春中医药大学教授，国医大师

慢性泄泻之久治不愈，或复发者，亦不鲜见。余在临床遇此类患者，常从肝肺入手治之，往往有效。方用危氏和安散。药用：前胡、桔梗、川芎、木香、青皮、柴胡、当归、甘草、茯苓。

余在治疗时，经常增莲肉一味以助茯苓渗湿止泻之功。若服而不效者，再增乳汁浸 3 日荜茇一味，其效较著。

李某 男性，37 岁。

患慢性腹泻已 12 年，症见胸闷，脘腹胀满，胸胁闷痛而胀，纳呆乏力，大便溏薄，每天 4~5 次，小便色白，颜面苍黄，毛发不荣，体瘦，舌淡红、舌体胖、两侧有齿痕、苔白腻而厚，脉沉濡有力。经用健脾利湿、和胃止泻不应。本证系由久泻伤脾，脾气呆滞，升降阻滞引起肺失治节，肝失疏泄，则大肠乏其传导之力，久泻不止。故用宣肺疏肝、理脾和胃之法，方用和安散加莲肉 30g，进 10 余剂而愈。

路志正

“理气散瘀”治濡泻

路志正（1920~　），中国中医科学院广安门医院主任医师，国医大师

詹某　男，65岁，干部。1992年6月19日初诊。

患者形体消瘦修长，面色微黄中透有青紫之气，木型之质。自述身体素壮，除偶有感冒外，未患过其他疾病。1990年体检时偶发现有胆囊炎、胆结石，本人却无任何不适。惟10余年来一贯便溏，便下不爽，有不尽之感。睡眠较少，每日约4~5小时。余无异常。多年来经中西医治疗，收效甚微。近日有加重之势。舌质暗、苔白滑，脉弦细数。四诊辨析，为肝木疏泄太过，脾土长期受制，阳气不伸所致，即《素问·阴阳应象大论》所云“湿盛则濡泻”是也。

壬申岁运之年，为少阳相火司天，厥阴风木在泉。丁壬化木，属木运太过，脾土不及之岁。况少阳与厥阴经脉相络属，互为表里，同气相求，且兼“同天符”之年，风木与相火相煽，热蒸湿腾，湿蕴化热，但脾阳素虚，湿热之势亦微，而内仍呈以“寒湿”为主之候。正如《素问·六元正纪大论》所言：“风热参布，云雾沸腾，太阴横流，寒乃时至”，其民病“寒中”，“内为泄满”。宿有“泄泻”之疾者，逢木运太过兼同天符之年，脾土受抑愈甚，腹泻自然加重。情志抑郁，久则化热，胆失定谧，故心烦眠少；心主血脉，舌为心之苗，气滞血瘀则舌质暗晦；面色黄而透青紫之气者，为肝木横克脾土之征。

河间云："气有余便是火。"据此，当清泄风木、调畅气机为治。但患者泄泻经久，其本已虚，虽值运年湿热淫溢，然"壮火食气"，热则气耗阳微而阴盛，故不宜用辛凉或苦寒之品。依据《素问·五常政大论》中"气温气热，治以温热，强其内守，必同其气，可使平也"的理论，以疏肝和络、调气畅中为法。方用四逆散与新绛汤意化裁治之。

药用：

橘叶 10g　柴胡 12g　桃杏仁各 9g　炒枳壳 10g　青皮 9g　郁金 10g　金钱草 12g　醋莪术 6g　赤芍 10g　旋覆花布包，9g　甘草 3g

方中橘叶、柴胡、金钱草为君，橘叶、柴胡入厥阴、少阳，调畅气机，达木培土，使太阴运化有权；金钱草味淡性平，走厥阴、少阳、太阴，清利三经湿热，令三焦行其决渎之积。青皮、赤芍、枳壳、旋覆花、桃仁、杏仁为臣，和络行气化瘀，荡腑通幽，开肺气利大肠，达到通因通用的目的。郁金、醋莪术为佐，活血通脉，下气宽中，开胃消积。甘草味甘性平，调和诸药，柔肝缓急，为使。诸药合用，清而不寒，疏而不峻，肃而不伐，木气得平，达到土运自复之功。

二诊：6 月 24 日。进药 4 剂，泄泻大减，纳谷见增，惟睡眠少如故。脉来右弦细，左弦细数，舌象同前。左脉数者，为郁热未尽之象。效不更方，加黄连 3g，以清心经郁火，使热去神藏则睡眠自安。

三诊：6 月 30 日。服药 6 剂，肝木调畅，湿热亦杳。大便虽已成形，但仍发软。脉沉滑，舌质淡、苔白。是乃脾虚夹湿之候。再以健脾益气、行气利湿之剂，5 剂而愈。

本例脉证与岁运相参，方药与病因病机相合，组方严谨，遣药精当，共奏行气祛湿、化瘀消痰之功。方中未用一味止泻药物，而收到止泻捷效。

张志秋

痛泻乃良方，化裁更应机

张志秋（1909~？），上海中医药大学附属医院主任医师

痛泻要方原名白术芍药散，为《景岳全书》引刘草窗方。本方主治肠鸣腹痛泄泻之症，每因愤怒即发生腹痛泄泻，平时常有胸胁痞闷，嗳气食少，或大便黏冻，舌淡红苔薄白，脉两关不调弦而缓，或弦。张志秋老师用此方治疗慢性泄泻、慢性肠炎、慢性结肠炎、溃疡性结肠炎、慢性痢疾等取得了较好疗效。

久泻主要病机是肝气乘脾。肝主疏泄，其性条达。“怒”本不伤脾而伤肝，其所以引起泄泻，是由于脾气素虚，肝失条达，横逆乘脾，则气机失调，脾失健运，清气不升，故腹痛泄泻。张景岳说：“凡遇怒气便作泄泻者，必先怒时挟食，致伤脾胃，故但有所犯，即随触而发，此肝脾二脏之病也。以肝木克土，脾责之虚，脾虚肝实，故令痛泻。”防风能发汗解表，祛风除湿，疏达肝气，升发清阳。白术能补益气血，健脾燥湿，甘温益脾胃之阳气，苦温燥脾胃之寒湿。脾司运化，得阳始运，故白术又有燥湿利水之功。陈皮具有促进胃液分泌，增强胃肠蠕动，促进气体排出，调整胃肠功能，止吐健胃等功用。白芍平肝柔肝、养血缓急止痛，治腹痛下利，肝柔脾不受侮而痛除。芍药能泻肝之急，甘草能缓肝之急，故芍草二药相伍有酸甘定痛之功。

基本方：

防风 15g　白芍 12g　陈皮 10g　白术 12g

外感风寒加荆芥 15g；畏风寒加桂枝 9g；内寒加炮干姜 6g，淡吴萸 6g；寒湿内盛加川朴 9g，苍术 12g，半夏 9g，砂仁（后下）3g；脾胃虚寒合附子理中汤，去白芍；热泻加川连 45g，白头翁 30g，葛根 12g，黄芩 12g，去白术；湿热加青蒿草 30g，地骨皮 30g；实热加知母、黄柏各 12g；热结旁流加川军（泡饮）3g，焦楂、曲各 15g；小便短少加车前子 30g，赤、猪苓各 15g，六一散（包）30g；苔腻加赤、猪苓各 15g，苍术 12g，生苡仁 30g；腹痛加生甘草 9g，木香 12g，砂仁（后下）3g；腹痛剧加延胡索 12g，白芍视腹痛的程度斟酌其用量，甘草 9g；脾虚加山药；脾阴虚去白术加山药；气虚加党参、黄芪各 15~20g；脾阳虚加附子理中汤；肾阳虚加四神丸 9g，1 日 2 次，生硫黄粉 0.3~3g（吞服）（生硫黄透明的可服）；慢性痢疾有红白黏冻样便者加马齿苋、白头翁各 30g，秦皮 9g；久泻不止，病虚脱滑泻加赤石脂 30g；胃纳不佳加焦楂、曲各 15g，炒谷、麦芽各 15g。“运用痛泻要方，只要辨证准确，施治得当，无不得心应手，用药时必须灵活变通，不可执一。”

赵某 女，30 岁。

左侧少腹痛历时 1 年半，大便稀薄不实带黏冻，日行 1~2 次，胃呆纳少，舌苔薄腻，脉弦而缓。经某医院做乙状结肠镜检查，诊为溃疡性结肠炎。证属湿阻气滞，肝脾不和，肝气乘脾。治宜抑肝扶脾，佐以清热利湿。

药用：

防风 15g　白芍 45g　白术 12g　辣蓼 30g　马齿苋 30g　白头翁 30g
陈皮 10g　川楝子 12g　延胡索 12g　六一散包，30g

7 剂后，大便成形，日行 1 次，已无黏液，偶有小腹微痛，苔薄，脉弦而缓。药已对证，按原方连服 21 剂后诸症均瘥。后以四君子善后调理，以巩固疗效。

（刘云翔　整理）

徐景藩

术芍连脂巧配伍，口服灌肠两结合

徐景藩（1927~2015），南京中医药大学教授

久泻者脾必虚，肝易郁阳易衰

泄泻迁延未愈，历3个月以上，反复发作，时轻时重，便下1日数次，水谷运化不健，脾气必虚。在脾气虚的基础上，还会导致脾阴虚、脾阳虚。

久泻常见腹痛，腹痛必有气滞。或因肝气失于条达，腹痛而兼胀；或湿热内留肠腑，侵及黏膜，其痛较甚且常见赤白冻；或脾胃虚寒，寒凝气滞，则腹痛绵绵，遇寒尤甚。脾气既虚则肝气易郁，肝愈郁则脾愈虚，土木两脏之病理相互影响，此为临床最常见者。此外，久泻脾虚，肾火不足，因火衰而脾气尤虚，温养无权，水谷腐熟运化受影响。故久泻病位以脾为主，以脾为先，继及肝、肾，以致治疗用药既应重在辨证，又需妥为兼顾。

术芍连脂，巧为配伍

据数十年临证实践，总结用药经验，常以白术、白芍、黄连、补

骨脂 4 味为方中之骨干药，随证而巧为配伍，治久泻每获良效。

健脾益气药甚多，治久泻以白术为最好，因其健脾燥湿，又补又运，补而不滞，配加茯苓、甘草、炒山药以增其效，山药又兼补养脾阴。白芍酸柔肝木，又兼和营，缓急止痛，痛久血瘀者，与赤芍同用。腹鸣且痛，白芍配伍防风敛阴疏肝而祛风，白芍用量 10~30g，据情掌握其量，凡舌上少苔，便前辄见腹痛者，白芍宜重用。以上术芍二药均宜炒用。

补骨脂温肾涩肠，为治久泻之良药。配以黄连，一则清除肠腑“潜在”之热，久泻脾虚，必有湿浊，湿蕴于中而化热，尽管无明显之热象，也应考虑“潜在”之热；二则辛中有苦，温中寓清，使涩肠而不致敛邪，坚阴而不致过温。补骨脂与黄连之比为 7~8：1，如补骨脂 10g，配黄连 1.5g、补骨脂 15g、黄连用 2g。久泻粪质甚稀，补骨脂配益智仁，以增温脾之功。

高良姜一般用治胃中寒，脾胃相合，脾寒胃寒，常兼有之，故脾胃虚寒，久泻脘腹隐痛绵绵，均可用高良姜，亦可与炮姜（或炮姜炭）合用。

此外，仙鹤草亦有治泻痢之功用，久泻常可用之。其他治久泻药当有不少，随证选用，不一一列述，总以术芍连脂为主，配伍得当，可提高疗效。

汤散结合，上服下灌

关于治疗久泻之剂型与给药途径，一般习用汤剂口服，但据久泻脾虚生湿的病机，历来不少医家早就重视散剂口服。《圣济总录》曾谓：“散者，渐渍而散解，其治在中。”“中”主要是指脾胃。散剂利于在小肠逐渐吸收而发挥药效，并可黏附肠壁，减少肠腔内渗液。余在临床上对一般脾虚久泻患者，常用散剂配服，用炒白术、炒苍术、怀山药、茯苓、炙甘草等药研极细末，过筛，加入2倍米粉，酌加糖少许，根据病情而定剂量，一般每次用药粉20g、米粉40g，淡水调，边煮边搅，煮熟呈糊状服，既有治疗功用，亦有营养价值，尤为儿童病员所喜服。

对久泻顽疾采用煎剂浓缩，经直肠给药的方法，利于直达病所，提高治效，现已广泛运用。个人经验方用：地榆30g、石菖蒲15~20g、白及10g。

三味药浓煎成150~200ml，每晚大便后取右侧卧，药液保持40℃，以每分钟60滴速度徐徐滴灌，灌肠后臀部垫高约20cm，右侧卧、平卧、右侧卧，各5分钟，然后平卧，能保留8小时以上。每晚1次，连续用5日，停2日再灌5日，持续1~2个月，效果甚好，加服汤剂（以术芍连脂等药）则其效尤增。治疗百余人，有效率达90%以上。最近系统观察甲组口服兼保留灌肠30例，乙组单纯内服药41例，丙组为西药对照组26例，治疗50天左右，按症状、体征，理化检测统计，近期治愈率甲组47%，乙组24%，丙组8%；显效率甲组30%，乙组29%，丙组8%；好转率甲组20%，乙组39%，丙组42%；总有效率甲、乙组与丙组 $P<0.01$，效果以甲组为优。说明“上服下灌”治疗久泻（慢性非特异性结肠炎）效果良好。

王祖雄

久泻疏肝

王祖雄（1919~　），贵阳中医学院教授

慢性泄泻属于肝旺脾弱证的范畴，方书中常用刘草窗的痛泻要方治之，以泻木补土。方证固属相符，但验之临床，此方药面窄，用后疗效往往不显。我在治疗时，常再加上费伯雄制定的抑木和中汤和扶抑归化汤中的厚朴、青皮、木香、蒺藜、牛膝等抑肝下气之品，并配以山药、扁豆等健脾，增强其效力，其疗效尚佳。如病迁日久，兼脾气下陷，症见泄泻有坠胀感者，可酌加少量升麻、葛根在内，疗效尚可，泄泻得以自平。若有肝郁化火而乘脾象，症见口苦咽干，急躁易怒，胁腹胀痛，泻下酱色之物，且有热臭，解时黏滞不畅，脉弦数，舌红绛者，则应以泄肝为主、疏肝为辅之法治之，方以金铃子散、左金丸（黄连、吴茱萸按 6∶1 的比例），再加上柴胡、黄芩、山栀、木香、郁金等品进治。患此病者通常需要连续服用上方 10 剂左右，并在治疗过程中注意保持心情愉快，其疗效尚可。

赵绍琴

晨泻别肝肾，久泻当升阳

赵绍琴（1918~2001），北京中医药大学教授，著名中医学家

晨泄分虚实，肝肾有不同

晨泄又称五更泄，世人多从肾虚论治，故又称为肾泄。然赵老认为从临床上看，晨泄因肾虚者有之，但更多的肝经郁热之证，临证须细辨。肾虚晨泄，一般见于老年久泻之人，形体虚衰，其脉也必虚弱无力，伴有形寒肢冷、腰膝酸软等。乃因肾阳不足，不能温运脾阳，黎明之前，阳气不振，关门不利所致。而肝热晨泄，其病程也较长，但其脉多弦，尤其沉取多弦数有力，伴有心烦急躁、夜寐多梦等。乃因五更时分，为少阳初升之时，易致厥阴肝热下迫，木乘土位，使脾胃升降失司，而致大便泄下。肾虚晨泄当以实脾泄肝为法，以疏泄肝经郁热，恢复脾胃功能。

吴某　男，56 岁，1986 年 12 月 6 日诊。

腹泻已有 2 年余，晨起腹泻必作，腹痛即欲泄。曾多方求治，中西药杂投，未见好转。观前所服，多四神丸辈，言晨泄已久，当为肾阳不足，故以温阳固摄为法。今查其脉弦细且滑，按之有力；舌苔白腻浮黄略干，舌边尖红。自述心烦多梦，晨起口干且苦。此乃肝经郁

热，不得外泄，克犯脾胃，升降乖和，故作腹痛腹泻之证。治当以清其肝热，调其脾胃，以缓痛泻。

方用：

荆芥炭 10g　葛根 10g　黄芩 10g　马尾连 10g　木瓜 10g　白芍 10g　甘草 10g　陈皮 10g　川楝子 10g　防风 6g　灶心土 30g

日 1 剂，水煎分 2 次服。1 周后症情大减，再以原方续服半月而告愈。

久泻当升阳，补涩宜慎用

泄泻日久，往往医药杂投，而致病情复杂，其中之虚实当明审之。赵老认为，纯虚之证或有之，但较少见，更多的是虚实兼夹之证。治疗切莫一见泄泻日久，不辨脉舌色症，不明证之寒热虚实，而概以“久泻必虚”论之，投以补涩之剂。若虚中夹实或实中夹虚之证而误用补涩之法，则极易留邪滞病。赵老认为治疗久泻之证，总宜升阳和胃为主，疏调中气，以助运化，使脾胃功能恢复正常，则泄泻自愈。

马某　女，43 岁，1987 年 6 月 4 日初诊。

自述腹泻已有 10 余年，时作时止，久治不愈。近半年来病情加重，诊为慢性结肠炎。诊其脉濡软力弱，按之弦细，沉取有力，舌红、苔白糙老。自觉头晕乏力，心烦多梦，时时汗出，脘胁作胀，大便溏泄不爽，小便灼热。观其所服方药，多六君、参苓白术类。此乃肝经郁热，脾胃湿困之证。治宜疏肝泄热、醒脾升阳为法，使热泄阳升，则脾运湿化，其泄自止。

方用：

佩兰 10g　白芍 10g　马尾连 10g　焦麦芽 10g　川楝子 10g　防风 6g

葛根 6g　木香 6g　茯苓 15g　灶心土 30g　白术 3g

上方服用 7 剂后，症情大见缓减，但大便仍有气坠不畅之感。继以上方加减，先后调治月余，诸症告愈。

瞿文楼

从肺治久泻

瞿文楼（1891~1957），北京名医

1961年冬，余在李辅仁老师指导下门诊，遇一慢性腹泻病人，日泻四五次至七八次不等，用健脾补肾之剂，四神丸合参苓白术加减。服用数剂后效不显，请教于李老师。李老曰："这样的病人我也治过多例，始终效不显，请教瞿老，瞿老言主从肺治，写一方授我，用之果显效，以后用之均效。"

处方如下：

甜杏仁10g　川贝母6g　陈皮9g　甜百合9g　炙杷叶9g　川厚朴6g　甜桔梗9g　法半夏9g　野於术9g　云茯苓9g　薏苡仁15g　炙甘草3g　升麻3g　双花炭9g

日1剂，水煎服。

上方主要补肺理气机，次能健脾和胃升清。适用于久泻不愈，气短力乏，纳差腹胀，口咽干燥，苔少质嫩，脉细者。病人用之1剂泻即大减，服10剂即不泻。李老师云："曾用此方治愈多例久泻补脾肾不效的病人。"余得此方，用于适应证病人，果效。

（杨缉学　整理）

董建仁

运脾温肾主敛涩，兼顾阴液慎刚燥

董建仁（1931~　），天津市中医院主任医师

久泻责之于脾而本于肾。因脾主升清，司运化，肾为胃关，司二便。若饮食不节，劳倦内伤，久病缠绵，伤损脾胃，中虚下陷，则水谷精微清浊不分，混杂而下，而久泻不愈。若脾虚日久损伤肾阳，或久病伤阳，命门火衰，不能温煦脾土，亦可令泄泻不止。在治疗上，我体会要以运脾胃，温肾阳，收敛为主，兼顾阴液，慎用刚燥，缓而取效。

运脾胃就是要考虑到脾胃的纳化、升降功能，余每用：

炒白术 10~15g　苍术 10~15g　山药 15~30g　扁豆 10~12g　焦山楂 10g　陈皮 10g

温肾阳可用：

小茴香 10g　干姜 6g　荜澄茄 10g　荜茇 10g

这些药既能温肾又能暖脾和胃，用于久泻疗效甚佳。诸如附子、肉桂、川椒、吴萸等辛热刚燥之品，宜少用或不用，使其温肾而不燥。

敛涩就是针对慢性腹泻散、滑、脱的病理特点，选用酸收温涩之品，伍用健脾温肾之品，以温固中焦，固涩肾气，收敛大肠。可用：

罂粟壳 10g　诃子 10g　石榴皮 10~15g　莲子 10~20g　益智仁 30g

赤石脂或用芡实 10g，110~15g

久泻者多由气损及阳，而阴液亦虚。因此，尚须佐以养阴生津之品。若仅用助气、温阳、温涩之剂，则气不能生，阳不能长，反而会出现气津两伤，或阴阳俱虚之证。在久泻方中，余每用乌梅 10~15g，本品生津液而涩肠，乃久泻必用之药。其他如麦冬、石斛、玉竹、沙参等滋胃阴之品亦可用。但要忌用碍胃阴柔之品，如阿胶、熟地、当归等。

久泻以脾胃气虚，中气下陷，或脾肾阳虚，命门火衰为多见。治疗以运脾温肾、敛涩为法，而少佐养阴生津之品。我体验，久泻属气或阳虚者，其治疗还是较为容易的。

久泻伤阴，脾阴亏虚胃津损伤者，在临床上亦非少见。

其症可见：大便时溏时泻，或日十余次，或三四日不大便，迁延反复，日久不愈。胃中嘈杂不适，纳少，不思饮食，食后脘闷不舒，时有恶心，嗳气，舌红少苔或无苔。

久泻伤阴较之脾胃气虚或脾肾阳虚者，在治疗上要困难得多。这是因为，其一，益气温阳之品有伤阴之弊；其二，养阴生津之品会加重腹泻。故二者用于久泻伤阴似属一不宜，而仅用敛涩之剂亦难以收功。实际上，健脾温肾、收敛、养阴之法同样适用于久泻伤阴者，关键在于三者所占比重和诸药量之间的比例。余体验，麦冬 15g 合石榴皮 10g，沙参 30g 配罂粟壳 10g，玉竹 15g 配诃子 10g，生地 12g 与莲子 15g，石斛 15g 同石榴皮 6g，这样配伍既可养阴生津，又不会加重腹泻。在此基础上，可选用益气健脾之品，如白术、苍术、扁豆可各用 10~15g，再选用一些温阳之药，如小茴香 10g，干姜 3~6g。多年来，余以此方治疗久泻伤阴者收效颇佳。

李某　男，1986 年孟春。

年近古稀。因慢性腹泻 10 余载，曾于某院查结肠镜，诊为慢性结肠炎。多处延医诊治未效，经友人介绍邀余诊治。其日泻10余次，完谷不化或稀溏，亦间有三四日不大便，纳少，脘闷，嗳气时作，舌暗红无苔。病属中气下陷，久泻伤阴。宜健脾和胃，养阴生津。

处方：

炒白术15g　苍术10g　扁豆12g　干姜3g　麦冬15g　石榴皮10g　沙参30g　罂粟壳10g　生地12g　莲子15g　玉竹15g　诃子10g　乌梅15g

服用此方40余剂，10年痼疾已告痊愈。

（王维澎　整理）

便秘卷

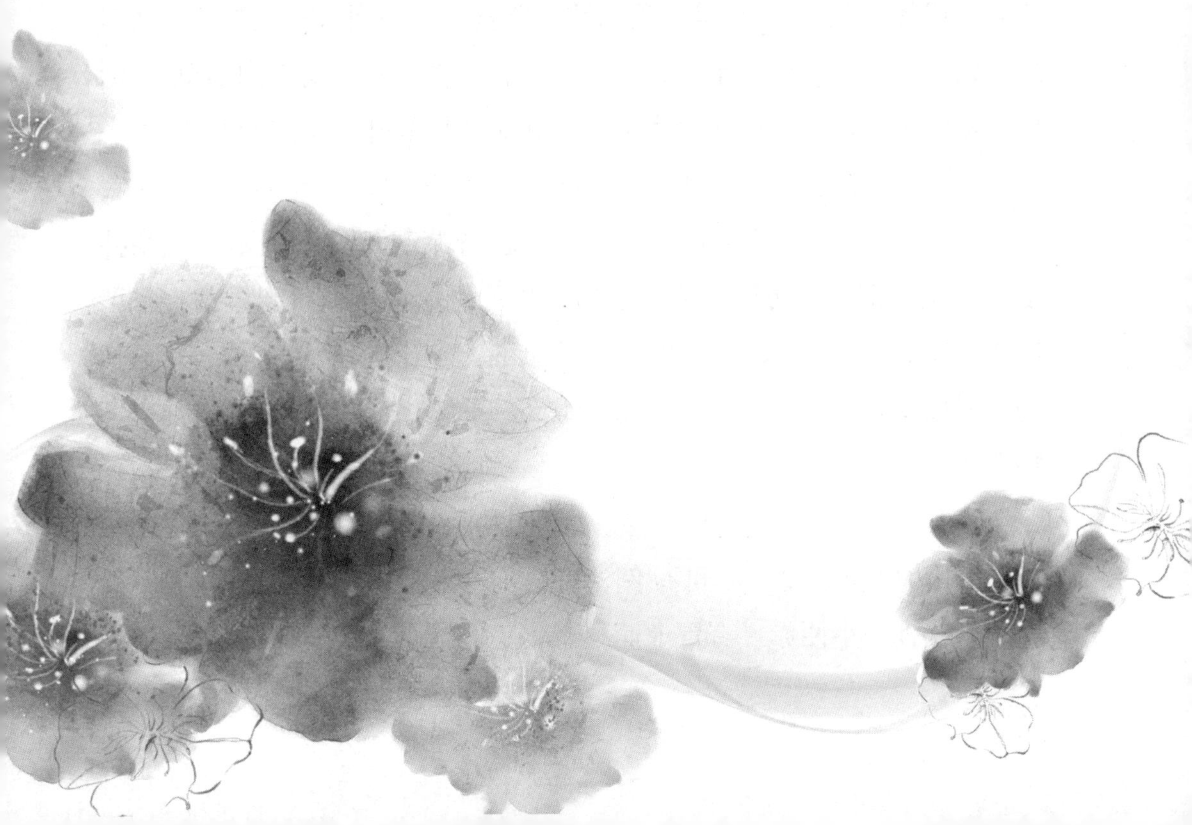

述 要

《内经》称便秘为“后不利”“大便难”，与肾相关。如《素问·至真要大论》说：“太阴司天，湿淫所胜……大便难，阴气不用……病本于肾。”《素问·厥阴论》云：“大阴之厥，则腹满䐜胀，后不利。”

《金匮要略·五脏风寒积聚病脉证并治》阐明胃热过盛，脾阴不足，以致大便干燥而坚的病机与证治。“趺阳脉浮而涩，浮则胃气强，涩则小便数，浮涩相搏，大便则坚，其脾为约。麻子仁丸主之。”《伤寒论·辨脉法》提出：“其脉浮而数，能食，不在便者，此为实，名曰阳结也。其脉沉而迟，不能食，身体重，大便反硬，名曰阴结也。”治疗上除内服药物外，还提出蜜煎导、猪胆汁导等外用塞肛通便法。

“冷秘”“热秘”之分类，始于宋代。《圣济总录·卷第九十七·大便秘涩》指出：“大便秘涩，盖非一证，皆荣卫不调，阴阳之气相持也。若风气壅滞，肠胃干涩，是谓风秘；胃蕴客热，口糜体黄，是谓热秘；下焦虚冷，窘迫后重，是谓冷秘。或肾虚小水过多，大肠枯竭，渴而多秘者，亡津液也。或胃燥结，时作寒热者，中有宿食也。”将本病的证治分类概括为寒、热、虚、实四端。

金元时期，洁古首倡实秘、虚秘之别，《医学启源·六气方治》说：“凡治脏腑之秘，不可一例治疗，有虚秘，有实秘。有胃实而秘者，能饮食，小便赤。有胃虚而秘者，不能饮食，小便清利。”且主张实秘责物，虚秘责气。至今仍是临床论治便秘的纲领。

朱丹溪对本病的治疗颇具独见，如《丹溪心法·结燥》说："凡诸秘，服药不通，或兼他证，又或老弱虚不可用药者，用蜜熬皂角末少许作锭导之。冷秘生姜汁亦佳。"对肛门塞药的适应证及给药方法的阐述，较以前更为具体。

明·张景岳《景岳全书·杂证谟·秘结》曰："盖阳结者，邪有余，宜攻宜泻者也；阴结者，正不足，宜补宜滋者也。"主张宗仲景把便秘分为阴结阳结两类。

虞抟《医学正传·秘结》认为便秘的发生不但与肾有关，而且与脾胃有关。如谓："肾主五液，故肾实则津液足而大便滋润，肾虚则津液竭而大便燥结。原其所由，皆房劳过度，饮食失节，或恣食酒浆，过食辛热，饮食之火起于脾胃，淫欲之火起于命门，以致火盛水亏，津液不生，故传导失常，渐成结燥之证。"提出"传导失常"为便秘的基本病机。

清·李用粹《证治汇补·秘结》说："如少阴不得大便，以辛润之；太阴不得大便，以苦泄之；阳结者清之；阴结者温之；气滞者疏导之；津少者滋润之。大抵以养血清热为先，急攻通下为次。"

张璐《张氏医通》说："古方治老人燥结，多用苁蓉，不知胃气虚者，下口即作呕吐。肥人胃中多有痰湿，尤非所宜，惟命门火衰，开阖失职者，方可合剂。"此论说明，年高便秘，不可一概从肾虚而治，亦当据病人的具体症状而施治。

沈金鳌《杂病源流犀烛·大便秘结源流》说："老年气血虚，津液往往不足，切不可轻用硝、黄，恐重竭其津液，致秘结更甚也。"迨至清代对便秘的病因病机证治分类也积累了许多行之有效的方法。

便秘之治，李克绍先生以五秘为纲，即风秘、湿秘、寒秘、热秘、气秘。气秘治以木香槟榔丸，降气导滞以通便；冷秘酌用巴戟、苁蓉、当归、熟地，方选半硫丸，温通润下；热秘之用四顺清凉饮、更衣丸。风秘、湿秘尤有见地：风秘之辨，要在皮肤皲裂干燥，爪甲枯槁，筋脉拘挛，一派乏津失濡之象，总由风伤液耗，津血亏虚，方用滋燥养荣汤，李氏体会何首乌乃风燥要药。湿秘即痰秘，湿热痰饮，阻碍气机，不得下降而致便秘，每见胸胁痞满。或肠鸣或喘促，或头晕，导痰汤煎送控涎丹，或用礞石滚痰丸，审证精细，自有见地。

张泽生教授临证除阴伤肠燥，血虚肠燥，气虚郁滞，阴邪凝结外，体会到脾虚失运，内停湿浊，胃失通降所致之便秘，临床上屡见不鲜。徒用攻下或滋润之剂，均不适宜，每以金匮瓜蒌薤白半夏汤，宜宣痹下气、通阳散结，效果甚佳，别具一格。

李斯炽老于便秘治肝，尤其细致入微；湿热内蕴，清热除湿，佐以敛肝健胃；肝郁化火，兼夹血瘀，疏肝清肝，兼以逐瘀；肝火上冲，挟痰阻窍，疏肝潜阳，祛痰下气；肝郁络阻，郁热上冲，则疏通经络，清热降逆。曲尽变化，非老手不办。

魏龙骧老，治疗大便难，恒重用白术。脾升则健，胃降则和，太阳得阳始健，阳明得阴则和，便干结者，阴不足以濡之，徒事滋润，而脾不运化，不能为胃行其津液，终属治标，重用白术，运化脾阳，乃治本之图，临床以生白术为君，少则一二两，重则四五两，或加生地以滋之，或佐生麻，以升清降浊；阴结脾约，增加肉桂、附子、干姜、厚朴等温之品，不通而便自爽矣。

张从正

肠燥便秘案

张从正（1156~1228），字子和，号戴人，金朝大家

戴人过曹南省亲，有姨表兄，病大便燥涩，无他证，常不敢饱食，饱则大便极难，结实如针石，或三五日一如圊，目前星飞，鼻中血出，肛门连广肠痛，痛极则发昏。服药则病转剧烈，巴豆、芫花、甘遂之类皆用之，过多则困，泻止则复燥，如此数年。遂畏药性暴急不服，但卧病待尽。戴人过诊，其两手脉息俱滑实有力。以大承气汤下之，继服神功丸、麻仁丸等药，使食菠菱葵菜及猪羊血作羹，百余日充肥，亲知见骇之。呜呼！粗工不知燥分四种：燥于外则皮肤皲揭，燥于中则精血枯涸，燥于上则咽鼻焦干，燥于下则便溺结闭。夫燥之为病，是阳明化也，水寒液少，故如此。然可下之，当择之药之，巴豆可以下寒，甘遂、芫花可以下湿，大黄、朴硝可以下燥。《内经》曰：辛以润之，咸以软之。《周礼》曰：以滑养窍。

（《儒门事亲》）

方 谷

秘结绳墨

方谷（1508~1600），钱塘人，明代医家

秘者，秘塞不通，非结燥也。结者，燥结不行，非秘塞也。又曰：秘则大便不利，腹中不宽，饮食无味，小便黄赤，口多粗气，欲便而便不得来，欲行而行不流利，登圊闭塞，欲去后而后不能尽之状。其症多因湿热所生，宜以清热导湿可也，用黄连、枳实、黄芩、山楂、柴胡、厚朴、杏仁、瓜蒌子之类。设若结者，结则结于肠胃，脾气不能运行，肠胃得热就结，若结聚而不散，则有湿中生热，湿热重并，皆成于燥结者也。其症胸满实痛，口燥舌苔，欲饮水而不济，身恶热而长吁，宜以承气汤下之，元虚者去大黄加黄连、黄芩之类。吾尝考之，五味之秀者养五脏，诸物之浊者归大肠。大肠者，司出而不纳也，今则停蓄蕴结，独不能疏导，何哉？由乎邪入于里，则胃有燥粪，三焦蕴热，则津液中干，此大肠结热而然也，宜以清热润燥可矣。虚人脏冷而血脉少，老人肠寒而气道涩，此大肠结冷而然也，宜以温中行气可矣。又有肠胃因风而燥结者，宜以祛风凉血可也。又有气不下降而谷道壅塞者，亦宜消导行气可也，不可擅用硝、黄、巴豆、牵牛等剂而通利之。《金匮要略》有云，北方黑色，入通于肾，开窍于二阴，如大便难行，取足少阴治之。何也？盖肾主五液，津液润则大便如常，如饥饱劳力，损伤胃气，及食辛热味厚之物而助火邪，伏于血中，耗散真阴，津液亏少，而

有大便结燥之症。宜当滋阴养血，佐以行气之药，欲使大便必通为至，不可擅用通利之药，有损元气，致使愈通而愈结也。若吐泻后，肠胃空虚，服热药多而热结者，或风证后，肠胃干结，由乎风药过多而为风秘者，二者俱不宜承气下之，当用补养之剂，佐以和血之药。丹溪曰：养血则便自安是也。亦有肺受风邪，传入大肠，而为风秘之症者，宜以麻仁丸治之。或有年老气弱而津液不足者，大便欲行而不行，宜以补中益气汤加黄连、麦冬、桃仁与之。设或产后去血过多，内亡津液而为结燥者，宜以四物汤加桃仁、红花行之。如或大便秘，小便数，而为脾约之症者，此因脾血耗散，肺受火邪，无所调摄，致令大肠结燥，宜以养血和中，治用脾约丸主之。若能饮食，大便实秘者，麻仁丸主之。不能饮食，小便清冷为虚秘。气秘者，厚朴汤主之。此皆治秘结之大法也，医当记之。

愚按：肾恶燥，急食辛以润之，此治结也，若桃仁承气之类。如少阴不得大便，以辛润之，乃治秘也，如麻仁丸之属。太阴不得大便，以苦泄之，小承气之剂。阳明不得大便，以咸软之，大承气之药。又曰：阳结者散之，非大黄、芒硝不能除；阴结润之，非杏仁、郁李仁不能效。如久病腹中有热，大便不行而燥结者，不可大下，以润肠丸与之。如风证用药太重，大便秘而不来者，愈下愈秘，用消风顺气丸服之。如老人风秘，大便润而不行，脏中积冷而气道涩者，宜半硫丸与之。大率此证俱宜滋阴养血，使阳火不行燥热之令，肠金自化清纯之气，津液入胃，脾土运行，肠金自和，不为秘结者矣。慎勿过用峻利之剂，有害残喘，以取戕贼之祸者哉。

治法主意：秘不可通，通则不利，结不可下，下不可妄投，如脉实大或沉而有力方下，切记。

（《医林绳墨》）

王肯堂

益血滋肾，便秘缓图

王肯堂（1549~1613），字宇泰，明代医家

《金匮真言论》云：北方黑色，入通于肾，开窍于二阴。故肾阴虚则大小便难，宜以地黄、苁蓉、车前、茯苓之属，补真阴利水道，少佐辛药开腠理、致津液而润其燥，施之于老人尤宜。若大小便燥结之甚，求通不通，登厕用力太过，便仍不通，而气被挣脱，下注肛门，有时泄出清水，而里急后重不可忍者，胸膈间梗梗作恶，干呕有声，渴而索水，饮食不进，呻吟不绝。欲利之，则气已下脱，命在须臾，再下即绝；欲固之，则溺与燥矢膨满腹肠间，恐反增剧；欲升之使气自举，而秽物不为所结，自然通利，则呕恶不堪。宜如何处？

家姑 年八十余，尝得此患。余惟用调气利小便之药，虽小获效而不收全功，常慰之令勿急性。后因不能忍，遽索末药利下数行，不以告余，自谓稍快矣。而脉忽数动一止，气息奄奄，颓然床褥，余知真气已泄，若不收摄，恐遂无救。急以生脉药投之数剂，后结脉始退，因合益血润肠丸与服，劝以勿求速效，勿服他药，久之自有奇功。如言调理，两阅月余，而二便通调，四肢康胜如平时矣。向使图目前之快，蔑探本之明，宁免于悔哉！便秘自是老人常事，盖气固而不泄，故能寿考，而一时难堪躁扰而致疾，若求通润之方，非益血而滋肾，呜呼可也！丸方虽为家姑设，而可以通行天下，故表而出之，以为孝子养亲，仁人安老之一助云！

（《郁冈斋医学笔麈》）

缪希雍

肉苁蓉治便秘

缪希雍（1546~1627），字仲淳，明代医家

唐震山 年七十余，大便燥结，胸中作闷。仲淳曰：此血液枯槁之候。用大肉苁蓉三两，白酒浸洗去鳞甲，切片，白汤三碗，煎一碗，顿饮。饥竟，大便通，胸中快然。偶一医问疾，曰：此劫药也，当调补脾胃为主，易以白术、厚朴、茯苓、陈皮，病如故。唐翁曰：误矣。仍饮前药，立解。高存之闻而叩其故，仲淳曰：肉苁蓉峻补精血，骤用之反动大便，药性载甚明也。

（《先醒斋医学广笔记》）

秦昌遇

大便秘结症因脉治

秦昌遇（1547~1629），字景明，明代医家

秦子曰：大便秘结之症，外感门，有表未解，太阳阳明之脾约；有半表半里，少阳阳明之大便难；又有正阳阳明之胃实，大便硬。又有表邪传里，系在太阴，七八日不大便，又有少阴病，六七日不大便，厥阴下利谵语有燥屎者。以分应下、急下、大下、可下。又互发未可下、不可下、俟之、蜜导、胆汁导等法。内伤门则有积热、气秘、血枯各条之不同，今但立外感两条，内伤三条，亦去繁求约之意也。

外感便结，伤寒便结

伤寒便结之症

恶寒身热，大便闭结，此表邪未解，里证又急，即太阳阳明脾约证也。时寒时热，口苦耳聋，大便闭结，此半表半里，即少阳阳明证也。口燥舌黄，恶热多汗，大便闭结，此正阳阳明证也。若表证全除，口燥咽干，大便不通，此少阴里热证也。若手足自温，七八日不大便，脐腹胀满，此太阴里热证也。若烦满囊缩，下利谵语，有燥屎者，此厥阴里热证也。

伤寒便结之因

肠胃素热，偶因外感风寒，郁而发热，表里互相蒸酿，是以三阳表邪未解，而大便先已秘结矣。若表邪已散，阳明里热不解，亦令大便秘结。若三阳表热，传入三阴，亦令大便秘结。若三阴里热不结，后来返还阳明，亦令大便秘结。

伤寒便结之脉

左脉浮数，右脉沉数，太阳阳明。左脉弦数，右脉沉数，少阳阳明。六脉沉数，正阳阳明。沉细而数，三阴里热。

伤寒便结之治

太阳阳明，仲景脾约丸。今推广羌活汤加大黄，以遵双解表里之法。正阳阳明者，大承气汤。少阳阳明者，大柴胡汤。言阳明者，即言不大便也。言太阳者，即言有表邪也。若热邪传入三阴，大便秘结，三承气汤随症加减用之。若三阴外传阳明，胃实便秘者，大承气汤主之。

脾约丸

麻仁　杏仁　大黄　枳实　厚朴

羌活汤

羌活　防风　黄芩　柴胡　大黄

大承气汤

大黄　芒硝　厚朴　枳实

大柴胡汤

柴胡　黄芩　陈皮　甘草　大黄

温热便结

温热便结之症

发热自汗，汗出热仍不减，不恶寒而渴，或壮热唇焦，口渴引饮，谵语神昏，大便不通，此温热便结之症也。

温热便结之因

经云：冬伤于寒，春必温病。《伤寒论》云：若遇温气，则为温病。更遇温热，则为温毒。温热内结，肠胃燥热，则大便闭结矣。

温热便结之脉

云岐子云：尺寸浮数，太阳阳明。尺寸洪数，正阳阳明。尺寸弦数，少阳阳明。右关沉数，太阴温热。左寸洪数，少阴温热。左关沉数，厥阴温热。

温热便结之治

太阳阳明，羌活汤加大黄、枳壳。正阳阳明，干葛汤加大黄、枳壳。少阳阳明，小柴胡汤加大黄、枳壳。言阳明者，即言不大便也。夫伤寒表解传里，则热邪敛入肠胃，结实粪硬，可用承气下法。今温热病，则邪热散漫诸经，虽热之久者，亦不肯敛入于里，即大便闭结。亦止宜以三阳表药中，加通利之药，双解表里之邪，不比伤寒直下者也。

干葛汤

干葛　知母　石膏　大黄　枳壳

小柴胡汤

柴胡　黄芩　大黄　枳壳　陈皮　甘草

内伤便结，积热便结

积热便结之症

内热烦躁，口苦舌干，小便赤涩，夜卧不宁，腹中胀闷，胸前苦浊，大便不行，此积热便结之症也。

积热便结之因

或膏粱积热，热气聚于脾中而不散，或过服温热，热气伏于大肠而干结，皆能令人大便闭结也。

积热便结之脉

右寸细数，肺热下遗。右寸大数，大肠积热。右关细数，脾家之热。右尺沉数，亦大肠热。

积热便结之治

肺热下遗大肠，清肺饮。大肠积热者，黄连枳壳汤。脾家积热者，黄连戊己汤。

黄连枳壳汤

川黄连　枳壳

各半同煎。

气秘便结

气秘便结之症

心腹胀满，胁肋刺痛，欲便而不得便，此气实壅滞之症也。若质弱形弱，言语力怯，神思倦怠，大便不出，此气虚不振之症也。

气秘便结之因

怒则气上，思则气结，忧愁思虑，诸气怫郁，则气壅大肠，而大便乃结。若元气不足，肺气不能下达，则大肠不得传道之令，而大便亦结矣。

气秘便结之脉

盛则沉实，虚则细微。右寸沉实，肺气郁结。右关沉实，脾气郁结。左关沉实，肝胆气结。右寸细微，肺气不足。右关微细，脾气不足。

气秘便结之治

肝气壅盛者，枳桔泻白散。脾胃郁结者，平胃二陈汤。肝胆气结者，清肝饮。大肠气结者，枳桔汤。元气不足者，四君子汤。肺虚不能下达，生脉散合参橘煎。

枳桔泻白散

枳壳　桔梗　桑白皮　地骨皮　甘草

平胃二陈汤

平胃散加茯苓、半夏。

枳桔汤

即枳壳、桔梗，二味同煎。

参橘煎

即人参、橘皮二味。

血枯便结

血枯便结之症

形弱神衰，肌肉消瘦，内无实热，大便秘结，此阴血不足、精竭血燥之虚证也。若内热烦热，或夜间发热，睡中盗汗，此阴中伏火，煎熬血干之火证也。

血枯便结之因

或久病伤阴，阴血亏损，高年阴耗，血燥津竭，则大便干而秘结。若血中伏火，煎熬真阴，阴血燥热，则大便亦为之闭结。

血枯便结之脉

六脉沉数，血液干枯。细小而数，阴血不足。滑大而数，血中伏火。

血枯便结之治

久病伤阴，脉细而数者，四物汤加麻仁、何首乌。高年阴耗、血燥津竭者，生脉散、天地煎。血中伏火，滋血润肠汤、脾约丸。

四物麻仁丸

当归　白芍药　生地黄　川芎　麻仁　生何首乌

天地煎

天门冬　生地黄

等份同煎。

滋血润肠汤

当归　白芍药　生地　大黄　红花　麻仁

（《症因脉治》）

张景岳

秘结论治

张景岳（1564~1640），名介宾，明代医家

论　证

秘结一证，在古方书有虚秘、风秘、气秘、热秘、寒秘、湿秘等说，而东垣又有热燥、风燥、阳结、阴结之说，此其立名太烦，又无确据，不得其要，而徒滋疑惑，不无为临证之害也。不知此证之当辨者惟二，则曰阴结、阳结而尽之矣。盖阳结者，邪有余，宜攻宜泻者也；阴结者，正不足，宜补宜滋者也，知斯二者，即知秘结之纲领矣。若或疑余之说，而欲必究其详，则凡去风秘者，盖风未必秘，但风胜则燥，而燥必由火，热则生风，即阳结也，岂谓因风而宜散乎？有云气秘者，兼气有虚实，气实者阳有余，阳结也；气虚者阳不足，阴结也，岂谓气结而尽宜破散乎？至若热秘、寒秘，亦不过阴阳之别名耳。再若湿秘之说，则湿岂能秘，但湿之不化，由气之不行耳，气之不行，即虚秘也，亦阴结也。总之，有火者便是阳结，无火者便是阴结，以此辨之，岂不了然？余故曰：凡斯二者，即秘结之纲领也。

秘结之由，除阳明辨结之外，则悉由乎肾。盖肾主二阴而司开阖，故大小便不禁者，其责在肾，然则不通者，独非肾乎？故肾热者

宜凉而滋之，肾寒者宜温而滋之，肾虚者宜补而滋之，肾干燥者宜润而滋本。经曰：肾苦燥，急食辛以润之，开腠理，致津液通气也，正此之谓。

论　　治

阳结证，必因邪火有余，以致津液干燥。此或以饮食之火起于脾，或以酒色之火炽于肾，或以时令之火蓄于脏，凡因暴病，或以年壮气实之人，方有此证。然必有火证火脉、内外相符者，方是阳结。治此者，又当察其微甚。邪结甚者，非攻不可，宜诸承气汤、神佑丸、百顺丸之类主之。邪结微者，宜清凉饮子、元戎四物汤，或黄龙汤、玉烛散之类主之。火盛不解者，宜凉膈散、大黄硝石汤、八正散、大分清饮、大金花丸之类主之。火盛水亏，阴虚而燥者，宜丹溪补阴丸、人参固本丸，或六味地黄加黄柏、知母、麻仁之类主之。

阴结证，但察其既无火证，又无火脉，或其人喜热恶冷，则非阳证可知。然既无邪，何以便结不通？盖此证有二，则一以阳虚，一以阴虚也。凡下焦阳虚则阳气不行，阳气不行则不能传送，而阴凝于下，此阳虚而阴结也。下焦阴虚则精血枯燥，精血枯燥则津液不至而肠脏干槁，此阴虚而阴结也。故治阳虚而阴结者，但益其火，则阴凝自化，宜右归饮、大补元煎、大营煎之类主之，或以人参、当归数钱煎汤，送右归、八味等丸俱妙。治阴虚而阴结者，但壮其水，则泾渭自通，宜左归饮、左归丸、当归地黄饮、五福饮、六味地黄丸之类主之。二者欲其速行，宜于前法中各加肉苁蓉二三钱，以酒洗去咸，同煎服之，其效尤速。然此等证候，其来有渐，但初觉时，便当加意调理，自无不愈。若待气血俱败，则最难为力，而徒归罪于药之不效，亦何其不智也！以上阴结一证，虽气血之分自当如此，然血虚者，亦必气有不行；气虚者，岂曰血本无恙？大都虚而兼热者，当责其血分；虚而兼寒者，当责其气分，此要法也。第今之世人，但知有热秘，而不知有冷秘，所以《局方》有半硫丸，海藏有已寒丸之类，皆治此之良剂，所当察也。若欲兼温兼补，似不若八味地黄丸及理阴煎之属为更妙。

大便本无结燥，但连日或旬日欲解不解，或解止些须而不能通畅，及其既解，则仍无干硬，凡此数者，皆非火证，总由七情、劳倦、色欲，以致阳气内亏不能化行，亦阴结之属也。此当详察脾肾，辨而治之。病在脾者宜治中焦，以理中汤、温胃饮、五君子煎、归脾汤、补中益气汤之类主之；病在肾者宜治下焦，以右归饮、大补元煎、八味地黄汤之类主之。

老人便结，大都皆属血燥。盖人年四十而阴气自半，则阴虚之渐也，此外则愈老愈衰，精血日耗，故多有干结之证。治此之法无他，惟虚者补之、燥者润之而尽之矣。然亦当辨其虚实微甚及有火无火，因其人而调理之可也。凡润燥等剂，如导滞通幽汤、苁蓉润肠丸、搜风顺气丸、东垣润肠丸、卫生润肠丸、元戎四物汤、三仁丸、百顺丸之类，皆可选用。又豕膏为润燥之神剂，最当随宜用之。其有大虚大热者，宜用前阴阳结治法。许学士治年老虚人便秘，只用火麻仁、苏子仁各半，研取汁服之，更煮粥食之，不必服药而秘愈。

便闭有不得不通者，凡伤寒杂证等病，但属阳明实热可攻之类，皆宜以热结治法通而去之。若察其元气已虚，既不可泻，而下焦胀闭又通不宜缓者；但用济川煎主之，则无有不达。

元气薄弱之人，凡患伤寒杂证、病气不足等病，而有大便不行者，但察其胸腹下焦，若绝无胀实痞塞、急坠欲解等患，此其中本无实邪，即虽十日二十日不解，亦自无妨，切不可因其不便，强为疏导。盖其胃口未开，食饮未进，则全赖中气以为捍御之本，但俟邪气渐退，胃气渐和，则自然通达，无足虑也。若肠脏本无滞碍，而强为通利以泄胃气，遂至主不胜客者有之，邪因而陷者亦有之，此其害受于冥冥之中，而人多不知也，识之！慎之！

秘结证，凡属老人、虚人、阴脏人，及产后、病后、多汗后，或小水过多，或亡血失血、大吐大泻之后，多有病为燥结者，盖此非气血之亏，即津液之耗。凡此之类，皆须详察虚实，不可轻用芒硝、大黄、巴豆、牵牛、芫花、大戟等药，及承气、神芎等剂，虽今日暂得通快，而重虚其虚，以致根本日竭，则明日之结必将更甚，愈无可用之药矣。况虚弱之辈，幸得后门坚固，最是寿征，虽有涩滞，亦须缓治，但以养阴等剂，渐加调理，则无有不润。故病家医家凡遇此类，切不可性急欲速，以自取其败而致悔无及也。

述　古

东垣曰：《金匮真言论》云：北方黑色，入通于肾，开窍于二阴。又云：大便难者，取足少阴。夫肾主五液，津液润则大便如常，若饥饱失节，劳役过度，损伤胃气，及食辛热味厚之物而助火邪，耗散真阴，津液亏少，故大便结燥。然结燥之病不一，有热燥，有风燥，有阳结，有阴结，又有老年气虚、津液不足而结燥者。治法云：肾恶燥，急食辛以润之。结者散之。如少阴不得大便，以辛润之，太阴不得大便，以苦泄之。阳结者散之，阴结者温之。仲景曰：小便利而大便硬，不可攻下，以脾约丸润之。食伤太阴，腹满而食不化，腹响然不能大便者，以苦药泄之。如血燥而不能大便者，以桃仁、酒制大黄通之。风结燥而大便不行者，以麻子仁加大黄利之。如气涩而大便不通者，以郁李仁、枳实、皂角仁润之。大抵治病必究其源，不可一概用巴豆、牵牛之类下之，损其津液，燥结愈甚，复下复结，极则以致导引于下而不通，遂成不救。噫！可不慎哉？又曰：凡脏腑之秘，不可例治，有虚秘，有实秘。实秘者，能饮食，小便赤，麻仁丸、七宣丸之类主之；胃虚而秘者，不能饮食，小便清，厚朴汤主之。盖实秘者，物也；虚秘者，气也。

予观此东垣之法，多从治标。虽未有虚实之辨，而用厚朴汤者，此但以有物无物言虚实，谓有物者当下之，无物者当行其气耳。而于真阴亏损，邪正之虚实，则所未及。此其法固不可废，亦不可泥也。

丹溪曰：古方有脾约证，制脾约丸，谓胃强脾弱，约束津液不得四布，但输膀胱，故小便数而大便难者，曰脾约，与此丸以下脾之结燥，肠润结化，津液入胃而愈。然既曰脾约，必阴血枯槁，内火燔灼，热伤元气。故肺受火邪而津竭，必窃母气以自救；金耗则土受木伤，脾失转输，肺失传送，宜大便秘而难，小便数而无藏蓄也。理宜滋养阴血，使阳火不炽，金行清化，脾运清健，津液入胃，则肠润而通矣。今此丸用之热甚而气实，与西北方人禀之壮实者无有不安；若用之东南方人，与热虽盛而气血不实者，虽得暂通，将见脾愈弱而肠愈燥矣。须知在西北以开结为主，在东南以润燥为主。

王节斋曰：若年高人脾虚血燥，易饥易饱，大便燥难，用白芍药、当归各一两，人参七钱，升麻、炙甘草各四钱，山楂、大麦芽、桃仁（去皮尖，另研）各五钱，此老人常服药也。

薛立斋曰：前证属形气病气俱不足，脾胃虚弱，津血枯涸而大便难耳，法当滋补化源。又有脾约证，成无己曰：胃强脾弱，约束津液不得四布，但输膀胱，小便数而大便难者是也，宜用脾约丸。阴血枯槁，内火燔灼，肺金受邪，土受木克，脾肺失传，大便秘而小便数者，宜用润肠丸。此乃病气有余之治法也。经云：脾为至阴己土而主阴。然老弱之人，当补中益气以生阴血。又曰：肾开窍于二阴，大小便也。若肾经津涸者，用六味丸；脾肺气虚者，补中益气汤。脾经郁结者，加味归脾汤。气血虚者，八珍汤。若发热作渴饮冷，用竹叶黄芪汤。若膏粱厚味积热者，加味清胃散。

阳结新案

少年　素好火酒，适于夏月，醉则露卧，不畏风寒，此其食性脏气，皆有大过人者，因致热结三焦，二便俱闭。余先以大承气汤，用大黄五七钱，如石投水。又用神佑丸及导法，俱不能通，且前后俱闭，危剧益甚。遂仍以大承气汤加生黄一两、芒硝三钱，加牙皂二钱，煎服。黄昏进药，四鼓始通，大便通而后小便渐利。此所谓盘根错节，有非斧斤不可者，即此之类，若优柔不断，鲜不害矣。

阴结新案

朱翰林太夫人　年近七旬，于五月时，偶因一跌，即致寒热。群医为之滋阴清火，用生地、芍药、丹皮、黄芩、知母之属，其势日甚。及余诊之，见其六脉无力，虽头面、上身有热，而口则不渴，且足冷至股。余曰：此阴虚受邪，非跌之为病，实阴证也。遂以理阴煎加人参、柴胡，二剂而热退，日进粥食二三碗；而大便以半月不通，腹且渐胀，咸以为虑，群议燥结为火，复欲用清凉等剂，余坚执不从，谓其如此之脉，如此之年，如此之足冷，若再一清火，其原必败，不可为矣。经曰：肾恶燥，急食辛以润之。正此谓也。乃以前药更加姜、附，倍用人参、当归，数剂而便即通，胀即退，日渐复原矣。病起之后，众始服其定见。

（《景岳全书》）

张　璐

大便不通证治

张璐（1617~1699），字路玉，号石顽，清代医家

经曰：北方黑色，入通于肾，开窍于二阴。可知大便闭结专责之少阴，症状虽殊，总由津液枯竭也。肾苦燥，急食辛以润之。当归、肉苁蓉之类。肾主五液，津液盛则大便如常，房欲过度，精血耗竭，多致秘结。或饥饱劳役，损伤胃气；或辛热厚味，渐渍助火，伏于血中，耗散真阴，津液亏少，致令大便结燥。高年血不充，每患是疾，故古人有胃实脾虚，风秘、气秘、痰秘、冷秘、热秘、虚秘、实秘之分，临证所当细察详问也。

胃实而秘，善饮食，小便赤涩，麻仁丸。

脾虚不能运化，倦怠懒于言动，补中益气倍升、柴、当归，煎成调生蜜、麻油，清气一升，浊气自降，有脾虚下秘者，以此汤下麻仁丸。

风秘者，风入大肠，传化失职、羌、防、苏子、枳壳、麻仁、杏仁、皂角灰，煎服润肠丸。

气秘者，气不升降，谷气不升，其人多噫，枳壳、沉香、苏子、槟榔、乌药、陈皮，煎服降气散，或四磨、六磨选用。

痰秘者，痰饮湿热阻碍，气不升降，头汗喘满，胸胁痞闷，眩晕腹鸣，半夏、茯苓、木香、槟榔、枳实、橘红、香附、白芥子、姜

汁、竹沥，不应，加大黄、黄连，甚则控涎丹下之。

冷秘者，六脉沉迟，面白或黑，凝阴固结，胃气闭塞，肠内气攻，腹中喜热恶冷，藿香、厚朴、姜、桂、枳壳、陈皮、生姜，煎服半硫丸。热药多秘，惟硫黄性缓而通；冷药多泄，惟黄连厚肠止泄。如阴寒秘结，当与阳药冰冷服之，然数服中，间与清润药一服，不令结秘；若病本虚寒，标显躁热，亦宜助阳药中少加苦寒以去热躁，躁止勿加。

热秘者，六脉数实，面赤口干，身热肠胃胀闷，时欲得冷，或口舌生疮，二肠热结，苏子、黄芩、生地、芍药、杏仁、枳壳，煎服润肠丸，或四顺清凉饮。

虚秘者，不能饮食，小便清白，或年高，或病久，或脾虚津枯血少，归身、熟地、苁蓉、参、芪、沉香、松子仁、桃仁、麻仁、蜂蜜，或麻仁、枳壳、当归、人参，蜜丸服之。瘦人血枯火秘，通幽汤煎成，入蜜服之。

老人津枯，妇人产后去血过多，及发汗利小便，病后血气未复，虚劳骨蒸，皆能作秘，惟当益气补水养血，不可用硝、黄利药，巴豆、牵牛尤在所禁。有一种大便不通，腹中胀闷，求通不得，频频登厕，努力太过，虚气被挣下注，肛门里急后重，时不可忍，气逆呕恶，渴而索水，饮食不能，呻吟不绝，欲与通利，则气以下脱，欲与升提，则气以上逆，呕恶难堪，人参、枳壳、当归煎服，加陈香橼皮尤效。肾藏血虚，大肠风秘，生何首乌捣自然汁一盏，和白蜜，炖热服之，六味丸加蜜调服亦通，固本丸作膏常服亦妙。古方治老人燥结，多用苁蓉，不知胃气虚者，下口即作呕吐，肥人胃中多有痰湿，尤非所宜，惟命门火衰，开合失职者，方为合剂，然须丸服，若作汤，亦必作吐，以其味咸气浊也。丹方，治肾肝风秘，至夜微发寒热者，用生何首乌两许顿煎，服之神应；若暴病热邪固结，及中有留滞者禁用，以其纯阴味涩，无养正祛邪之力也。失血后烦渴，大便不通，一味生地黄捣汁服之。大病后不得寐，大便不通，一味熟枣仁，擂水去滓，煮粥频食；血枯燥结，恒用熟地黄蜜煎常服，或熬膏亦佳。又老人血枯便闭，用生地黄、当归身、鲜首乌各四两，广皮一两，熬膏炖热服半小杯，不通，三五次效。实秘者，能饮食，小便赤涩，枳实、槟榔、木香、砂仁、蓬术、大黄、皂肉灰之属；气滞腹急，大便秘涩，六磨汤加大黄。诸秘服药不通，或虚人畏服利药者，宜蜜煎导、削酱姜导，分寒热选用。其猪胆导，非伤寒邪热，不可轻试，病人胃气虚者，用之往往有呃逆之虞，不可不慎。

或问干结之甚，硝、黄亦可暂用否？曰：承气汤用硝、黄，乃伤寒邪热入里，胃液干枯，肾水涸竭，故宜急下以救阴津为务。若老人虚人，及病后肾水本亏，以致燥结，再用硝、黄下之，是虚其虚，目下取快一时，来日复秘愈甚，欲再下之，虽铁石不能通矣。倘遇此证，当勤慰之，缓图奏效，切勿性急，自贻其咎也。

诊阳结脉沉数或促，阴结脉迟伏或结，老人虚人便秘，脉多沉伏而结促不匀，若见雀啄者不治。

同道王公峻子 于四月间患感冒，昏热喘胀，便秘腹中雷鸣，服硝、黄不应，始图治于石顽。其脉气口弦滑，而按之则芤；其腹胀满，而按之则濡。此痰湿挟瘀、浊阴固闭之候。与黄龙汤去芒硝，易桂、苓、半夏、木香，下瘀垢甚多。因宿有五更咳嗽，更以小剂异功加细辛调之。大抵腹中奔响之证，虽有内实当下，必无燥结，所以不用芒硝而用木香、苓、半也。用人参者，借以资助胃气，行其药力，则大黄辈得以振破敌之功，非谓虚而兼补也。当知黄龙汤中用参，则硝、黄之力愈锐，用者不可不慎！

（《张氏医通》）

叶天士

便秘案绎

叶天士（1667~1746），名桂，号香岩，清代医家

便秘，即大便秘结不通。张仲景将便秘分为脾约、阴结、阳结，李东垣则分为热燥、风燥、阳结、阴结，其后又有风秘、冷秘、气秘、热秘、虚秘、湿秘等名。

叶氏将便秘，除称为“便闭”外，还称为“肠痹”。将癃闭，除称为“癃闭”外，还称为“便闭”“溺涩”。并且认为临床中有二便皆不爽或闭阻者，尤应重视。

证治规律

一、便秘

1. 肺气不通

湿郁化热，阻遏气分，症见食下膜胀、大便经旬不解、腹中鸣动、不渴或渴思冷饮、咽干咳痰，或目痛鼻渊、脉右部弦搏，治宜辛润宣肺，以气通则湿热自走，用紫菀杏仁方（紫菀、杏仁、枇杷叶、瓜蒌皮、郁金、山栀皮、枳壳、桔梗）。如肠痹开肺不效，可用更衣丸（芦荟、朱砂）或威喜丸（茯苓、猪苓、黄蜡）。

2. 郁热燥结

阳气郁勃，腑失传导，症见纳食中痞、大便结燥。治宜宣通肠胃中郁热，用川连芦荟方（川连、芦荟、莱菔子、炒山楂、广皮、川楝子、山栀子、姜汁炒厚朴、青皮）。如厥阳扰动神明，症见面青肢冷、便秘、经色已黑，用当归龙荟丸（当归、龙胆草、山栀、黄连、黄柏、黄芩、大黄、青黛、芦荟、木香、麝香，蜜丸）。

3. 湿热蕴阻

症见嗳气少餐、大便窒塞、脉弦大，治宜苦寒坚阴燥湿，用小温中丸吞服（白术、茯苓、陈皮、半夏、甘草、神曲、香附、苦参、黄连、针砂）。如素饮酒厚味，湿热渍筋烁骨，兼有痹痛者，用二妙丸加味（黄柏、茅术、生大黄、地龙、狗脊、川连、萆薢、蚕沙、山甲、汉防己、仙灵脾、海金沙、独活、细辛、松节、白茄根、黄酒、烧酒）。

4. 血结热瘀

症见汤饮下咽、嗳噫不已、不饥不食、大便干坚若弹丸，或脘胁痞胀、大便阻塞不通、脉左弦实，治宜辛润攻瘀血，用桃仁皂荚方（桃仁、冬葵子、皂荚核、郁李仁、大黄、降香、郁金），或桃仁承气汤为丸（桃仁、桂枝、大黄、芒硝、甘草）。

5. 液枯血燥

脾胃液耗，症见减食过半，粪坚若弹丸，宜从劳伤治，用三才汤加味（天冬、生地、人参、麦冬、茯神、川斛），或当归麻仁方（当归、麻仁、柏子仁、肉苁蓉、松子肉）。

肝肾液伤，症见大便六天更衣一次、燥艰常秘、遗精、下肢掣痛，或时有小溲淋浊、脉大，治宜滋肾润燥，用生地阿胶方（生地、阿胶、天冬、麦冬、柏子霜、松子仁），或虎潜丸加减（熟地、虎胫骨、龟甲、黄柏、知母、当归、牛膝、白芍、陈皮、羯羊肉、苁蓉、猪脊筋丸)。

阳升风秘:症见肠风已久、食少便难、得嗳噫泄气自觉爽释、脉小,治宜辛甘润燥通幽,用五仁丸加味(麻仁、郁李仁、柏子仁、松子仁、桃仁、当归、白芍、牛膝),也可酌加沙苑、枸杞、芦荟等。

肾燥热郁:症见大便不通、怀抱不舒则病加足麻痿废,治宜滋肾通关,用滋肾丸(黄柏、知母、肉桂),或酌加龟甲、苁蓉、人中白,蜜丸,盐汤下,日四服。

肠液不足:便秘,遵仲景用蜜煎导法(食蜜煎浓成柱条状,纳入肛门)。

6. 脾阳失运

症见饥时垢血通爽,饱时便出不爽,治宜辛甘化阳,用理中汤去参加桂圆肉(白术、干姜、甘草、桂圆肉)。

7. 肾阳虚衰

阳气窒闭,浊阴凝痞,症见大便窒滞、气结聚成形、小便少,或朝食暮吐,或舌自涎涌、鼻觉气秽,脉左微弱右弦,治宜温肾润肠,用半硫丸(半夏、硫黄),开水送,日三服;或每日用来复丹(玄精石、硫黄、硝石、五灵脂、青皮、陈皮)。如便艰而痛,曾用半硫丸不效,改用白通汤加减(附、干姜,葱白汁泛丸)。

二、二便俱闭

1. 湿热蕴阻

症见二便闭阻、腹胁胀痛、呕咳恶心、纳食日减、足跗胫痛肿。治宜宣通湿热,用小温中丸,或再配合芦荟川楝方(芦荟、川楝子、郁李仁、桃仁、当归须、红花),轻则用黄芩莱菔子方(黄芩、黄连、厚朴、枳实、青皮、莱菔子、丹皮、山栀皮),或用川连海金沙方(川连、黄柏、川楝、吴茱萸、山栀子、青皮、通草、海金沙）。如症见能食知味、食已逾时乃胀、小便不利、气坠愈不肯出、大便多日一通，先用滋肾丸（黄柏、知母、肉桂），盐汤送。如症见腹中胀满、大便不通、小便甚少、脉动数，用更衣丸（芦荟、朱砂）。

2. 肺气不通

湿热阻肺，肺气不通，症见二便不通，身体臃肿，治宜理肺宣通，用千金苇茎汤加减（芦根、苡仁、桃仁、滑石、通草、西瓜翠衣）。如胀病不食、二便皆阻、动怒气郁，用杏仁苏子方（杏仁、苏子、桑叶、紫菀、姜皮、桃仁）。

3. 肺胃阴虚

症见二便癃闭，治宜生津养阴，用麦门冬汤加减（麦冬、知母、杏仁、沙参、芝麻）。

4. 气血瘀滞

气滞不通：症见欲大便必先腹痛、便解痛已、旬日无溺，治宜疏利肝胃，用丁香柴胡方（丁香、柴胡、木香、白芍、乌药、川楝、更衣丸）。

气血阻滞：症见二便不爽涩少、胸闷腹坠、能食不渴、脉实，治宜苦辛宣腑通幽，用桃仁红花方（桃仁、红花、郁李仁、制大黄、归须、小茴香、桂枝、川楝）或川芎当归方（川芎、当归、生大黄、肉桂、川楝子、青皮、莪术、三棱、五灵脂、黑楂肉、香附、葱白，为丸，用红枣、艾叶煎汤送服）。

5. 液枯血燥

症见便难溺短，或小溲血水、点滴不爽，少腹微胀，脉左弦如刃，治宜润燥通幽，用苁蓉生地方（苁蓉、生地、当归、郁李仁、柏子霜、牛膝），可酌加冬葵子、茯苓、车前子、小茴香。

6. 脾阳劳伤

症见腹胀不饥不饱、两便不通爽，治宜苦温疏滞，用温脾汤加减（熟附、熟大黄、草果、厚朴、生姜、广皮）。

7. 肾阳虚衰

症见少腹胀痛、二便皆秘，治宜温阳通润，用玉壶丹（硫黄、麻油），或白通汤去葱白（干姜、附子）。

叶方选析

一、紫菀杏仁方

组成：紫菀，杏仁，枇杷叶，瓜蒌皮，郁金，山栀，枳壳汁，桔梗汁。

主治：湿郁化热，阻遏肺气，大便气塞不爽，或经旬不解，食下腹胀。不饥不渴。

方义：方中以紫菀为君，杏仁、枇杷叶、瓜蒌皮、郁金为辅，宣肺气开郁结；以山栀为佐，清热利膈；以枳壳、桔梗为使，调畅气机；全方有辛润开肺调气之功，叶氏说："丹溪每治肠痹，必开肺气，谓表里相应治法。"

加减：可酌加香豉、桑叶疏表，或蔻仁、苡仁化湿，或桃仁通润。

引证：沈，湿结在气，二阳之痹，丹溪每治在肺，肺气化，则便自通。

紫菀，杏仁，枇杷叶，土瓜蒌皮，郁金，山栀皮，枳壳汁，桔梗汁。(《临证指南医案·肠痹》)

二、川连芦荟方

组成：川连，芦荟，莱菔子，炒山楂，广皮，川楝子，山栀，姜汁炒厚朴，青皮。

主治：湿热郁结，纳食中痞，大便干结，小便亦闭，右胁壅阻作痛。

方义：方中以川连、山栀清热燥湿，芦荟清泻内热，厚朴、广皮、青皮、川楝子理气化湿，莱菔子、山楂消食导滞。全方有宣通肠胃中郁热之功。

加减：大便闭甚，也可芦荟合郁李仁同用有血结疼痛，可加桃仁、归须、红花。湿热蕴结，可加吞服小温中丸。

引证：叶，阳气郁勃，腑失传导，纳食中痞，大便结燥，调理少进酒肉坚凝，以宣通肠胃中郁热可效。

川连，芦荟，莱菔子，炒山楂，广皮，川楝子，山栀，厚朴（姜汁炒），青皮。（《临证指南医案·便闭》）

三、生地阿胶方

组成：生地，阿胶，天冬，麦冬，柏子霜，松子仁。

主治：血枯内燥风生，大便燥艰常秘，或筋骨掣痛，阳明脉大。

方义：方中以生地、二冬养阴润燥，阿胶补血息风，柏子霜、松子仁润肠通便。全方有滋阴养血润便之功，对老年便秘者尤宜。

加减：夹有内热，可加寒水石。

引证：顾，咸苦治下入阴，病样已减，当暮春万花开放，阳气全升于上，内风亦属阳化，其下焦脂液，系受阳风引吸，燥病之来，实基乎此。高年生生既少，和阳必用阴药，与直攻其病者有间矣。

生地，阿胶，天冬，麦冬，柏子霜，松子仁。

丸方：虎潜丸去锁阳，加咸苁蓉、猪脊筋丸。(《临证指南医案·便闭》)

四、丁香柴胡方

组成：公丁香，柴胡，木香，白芍，乌药，川楝子，化入更衣丸5粒。

主治：气滞不通，便秘少溺，欲大便必先腹痛，便解痛已。

方义：方中以丁香、柴胡、木香、乌药、川楝子理气，白芍缓急止痛，更衣丸（芦荟、朱砂）通便泄热。全方有理气通便之功。

引证：李隆吉，客寒入于肠络，欲大便必先腹痛，便解痛已，旬日无溺，气下泄。此属肠痹。

公丁香柄，柴胡，木香，白芍，乌药，川楝子，化入更衣丸五粒。(《叶案存真类编·二便不利》)

五、桃仁红花方

组成：桃仁，红花，郁李仁，制大黄，归须，小茴香，桂枝，川楝子。

主治：瘀热在血，胸闷腹坠，能食不渴，二便涩少，脉实。

方义：方中以桃仁、红花、归须活血，制大黄、郁李仁攻逐瘀结，桂枝、小茴香、川楝子温运气机。全方有活血通幽之功。

加减：血结，可加五灵脂、山楂。

引证：马，脉实，病久瘀热在血，胸不爽，小腹坠，能食不渴，二便涩少，两进苦辛宣腑，病未能却，此属血病，用通幽法。

桃仁，红花，郁李仁，制大黄，归须，小茴香，桂枝木，川楝子。(《临证指南医案·便闭》)

六、苁蓉生地方

组成：咸苁蓉，生地，当归，郁李仁，柏子霜，牛膝。

主治：液枯血燥，便难溺涩，少腹微胀，脉左弦如刃。

方义：方中以生地、当归养血，苁蓉温润通便，郁李仁、柏子仁润肠通便，牛膝下引。全方有养血润肠通便之功。

加减：小便闭，可加小茴香、冬葵子、茯苓、车前子。

引证：王，日来便难溺涩，是下焦幽门气钝血燥，议东垣通幽意。

咸苁蓉，细生地，当归，郁李仁，柏子霜，牛膝。(《临证指南医案·便闭》)

病例选析

某 瘅疟肺病，未经清理，致热邪透入营中，遂有瘀血暴下。今诊舌白不渴，不能纳食，大便九日不通，乃气痹为结。宗丹溪上窍闭，则不窍不出矣。

杏仁，枇杷叶，瓜蒌皮，川郁金，香豉，苡仁。

又，用手太阴药，即思纳谷，阳明气痹无疑。

紫菀，杏仁，枇杷叶，瓜蒌皮，郁金，黑山栀。(《临证指南医案·肠痹》)

按：该病例大便九日不通、不思饮食、舌白、病在上中焦气分，用开肺通便法。复诊时，纳食好转，已见效机，续予原法治疗。前后二诊所用方药大同小异，初诊方重在宣结，故用豆豉、苡仁；复诊方重在清降，故用紫菀、山栀。

王 远行劳动，肝肾气乏，不司约束，肛门痛坠。若是疡证，初起必然寒热，排毒药味，苦辛寒燥，下焦阴阳再伤，二便皆涩，此为癃闭，背寒烦渴，少腹满胀，议通厥阴。

老韭根，穿山甲，两头尖，川楝子，归须，小茴香，橘红，乳香。

又，驱浊泄肝，仅仅泄气，二便仍不得通。仿东垣治王善夫癃闭意。

滋肾丸，三服。

又，气郁肠中，二便交阻，清理肠胃壅热。

川连，黄柏，川楝子，吴茱萸，黑山栀，青皮。

通草、海金沙煎汤代水。

又，苦辛已效，当约其制。

川连，黑山栀，丹皮，川楝子，吴茱萸，海金沙，飞滑石。

（《临证指南医案·便闭》）

按：本病例二便皆闭，起初辨证为厥阴热闭，先后曾用袪浊泄肝、滋肾通关两法不效。三诊时，改用清利湿热后，即获效机。叶氏经验如此丰富，尚且有此反复，可见辨证不是一件易事。

叶氏治便秘，方法较多。除了一般从脾、胃、肠论治外，还从肺、肾论治。其中特别重视辛润宣肺法。他说：“昔丹溪谓肠痹，宜开肺气以宣通，以气通则湿热自走”，“用辛润自上宣下法”。

（陈克正主编《叶天士诊治大全》）

李用粹

秘结汇补

李用粹（1662~1722），字修之，清代医家

大意

肾主五液，故肾实则津液足而大便润，肾虚则津液竭而大便秘。（《正传》）虽有热燥、风燥、火燥、气血虚燥、阴结、阳结之不同，要皆血虚所致。大约燥属肾，结属脾，须当分辨。（《汇补》）

内因

或房劳过度，饮食失节，或恣饮酒浆，多食辛辣，饮食之火起于脾胃，淫欲之火起于命门，以致火盛水亏，传送失常，渐成燥结之症。（《正传》）

外候

胃实而秘者，善饮食，小便赤；胃虚而秘者，不能食，小便清。热秘者，面赤身热，六脉数实，或口疮喜冷；冷秘者，面白或黑，六脉沉迟，或溺清喜热。气秘者，气不升降，谷气不行，则多噫。风秘者，风搏肺脏，传于大肠，则筋枯。（《汇补》）病久变膈有津液干枯，三脘俱燥，初则幽门不通，渐至上冲吸门，拒格饮食，变为噎膈，此即三阳结，谓之膈也。（《汇补》）

脉法

脉多沉伏，阳结沉数，阴结沉迟。风燥脉浮，血燥脉洪。老人、虚人，脉雀啄者，不治。(《脉诀》)

治法

如少阴不得大便，以辛润之；太阴不得大便，以苦泄之。阳结者清之，阴结者温之，气滞者疏导之，津少者滋润之。大抵以养血清热为先，急攻通下为次。(《汇补》)

峻剂宜戒

如老人津液干枯，妇人产后亡血，反发汗利便，病后气血未复，皆令秘结，治宜滋养气血。不可概用牵牛、巴豆之类，损其津液，燥结愈甚，复下复结，遂成不救。(《秘藏》)或变肺痿，咳唾脓血，或饮食不进而死。(《汇补》)

发汗宜戒

血虚脉大，发热便燥者，慎不可发汗，汗之则重亡津液。(《正传》)所谓燥者濡之，养血之义也。(《汇补》)

用药

主以四物汤，加杏仁、枳壳。热，加条芩、黄连。风，加防风、麻仁。寒，加木香、肉蔻。血少，加桃仁、红花。气滞，加槟榔、厚朴。老人、虚人，病后汗多，不可用通法者，皆宜胆导、蜜导法。壮实人可下者，承气汤。冷闭，用酱、生姜导之。久虚者，煮猪血脏汤加酥食之，血仍润血，脏仍润脏，此良法也。(《汇补》)

附：脾约有平素津液燥结之人，因患伤寒热病，邪热未至于胃，津液先已消烁，故胃强脾弱，水饮不能四布，但输膀胱，致小便数而大便难者，用脾约丸以开结。若邪传至阳明腑证而秘结，自有承气汤法，不在此例。(《汇补》)

附：阴结

阴结者，阴寒固结，肠胃血气凝滞而秘结也。外证，不渴不食，肢冷身凉，大便硬闭，脉沉而迟，宜四物合附子汤。如久不大便，而脉反微涩者，黄芪建中汤。

选方

导滞通幽汤 统治便燥之病属少阴者。

当归 生地 熟地 桃仁 升麻 大黄 红花

大承气汤 统治便结之病属太阴者。

大黄 芒硝 枳实 厚朴

脾约丸（《和剂》） 治气滞血热便结。

厚朴 芍药 枳实各二两 大黄四两 麻仁二两

另研杏仁一两半炼蜜丸，温水下，通利即止。

润肠丸（东垣） 治风秘证。

羌活 归梢 大黄各五钱 麻仁 桃仁各一两

仁另研，蜜丸，白汤下。

麻仁丸 治气滞血凝之证。

麻仁 桃仁 杏仁 郁李仁 大黄 枳实 厚朴 当归 芍药

去枳、朴，加生熟地、升麻，名润燥汤。

五仁丸（《得效》）

桃仁 杏仁各一两 柏子仁五钱 松子仁一钱半 郁李仁五钱 陈皮四两

蜜丸，米饮下。

苁蓉丸（《济生》） 治津少血虚之证。

肉苁蓉二两 沉香一两

另研为末，麻仁汁打糊丸，米饮下。

益血丹（海藏） 治亡血便燥。

当归　熟地等份

蜜丸，弹子大，细嚼，酒下。

黄芪汤　治老人便涩。

黄芪　陈皮各五钱

为末，每三钱，用麻仁一合，研烂，投水一杯，取浆去渣，煎候乳起，入白蜜一大匙，再煎令沸，调药，空心服。

秘甚者，两服愈。

通导法

用猪胆，去汁少许，入醋在内，将芦管相接缚定，纳谷道中，以手拈之，胆汁入内即通。或用白蜜炼成，入盐、皂荚、麝香少许，拈如指大，入谷道，待欲便时乃去。

火熨法

用大黄一两、巴豆五钱，为末，葱白十枚，酒曲和成饼，加麝香三分，贴脐上，布护，火熨，觉腹中响甚，去之。

捷径

方用白蜜化汤，入玄明粉三钱，空心服。如血热便燥者，加当归五钱，煎服。又法，取麻仁、苏子合研细，入水再研，取汁煮粥，啜之。一法，用菠菜，取自然汁，饮之。

（《证治汇补》）

何梦瑶

大便不通临证大要

何梦瑶（1693~1764），字报之，清代名医

大便不通

有热结者，热耗血液，干燥故结也。脉洪数能食，麻仁丸，四顺饮子吞润肠丸，若燥实，坚满腹痛，承气汤治之。

有寒结，冷气隐于肠胃，阴凝不运，津液不通故结也。脉沉迟，不能食，腹痛。寒而实者，备急丸、温脾汤；寒而虚者，半硫丸，姜汁调乳香吞之，或八味丸。外用握药。

有气秘，气壅塞不通，不升不降，其人多噫。实者破结导滞，木香、槟榔、枳壳、陈皮、杏仁等类。虚者补而行之，不宜破者，人参多用。若气阻隔不通，而见噎膈反胃等证者，人参利膈丸、四磨汤选用，仍分虚实治之。若气少气弱，无力推送，则惟有助气而已。丹溪云：肺气不降，则难传送，用枳壳、沉香、诃子、杏仁等，老人虚人津液少，宜滑之，用胡麻、麻仁、阿胶等。

有血秘，老人、产妇，血液干枯，或病后血虚，或发汗利小便，以致津涸，均宜润剂，苁蓉润肠丸、更衣丸、四物汤、麻仁、杏仁辛润之品。又肾司二便。肾水虚燥，宜以六味滋水，少佐辛味以润之。若跌打损伤，瘀血凝滞，致气不行，而大小便不通者，破瘀导滞

为主。

有风秘，其人肠胃素有风，风能燥湿燥血，故大肠不润而结，搜风顺气丸、滋燥养荣汤。

老人气血多虚，察其脉浮虚者，气虚也；沉虚者，血虚也。

凡结实难下之证，可用穿结药及妙香丸。

燥屎巨硬，结在肛门难出，名直肠结，从导法治之。

导法：以蜂蜜炼成条，大如指节，皂角末油抹入便门。寒结者，加草乌头末以化寒消结。热结者，以猪胆汁导之。

大小便不通

证在危急，用地中蚯蚓泥捣，和水澄清，饮之立通。又方，大黄、滑石、皂角各三钱，为末，如小便势急，倍滑石；大便势急，倍大黄。又推车子七个，土狗七个，新瓦上焙干，为末，以虎目树皮，向东南者，煎浓汤调服。又皂角末、葱白连须加麝香二分，蜜少许，捣贴脐下至毛际。湿热，痰火结滞，脉洪盛，肢节烦疼，凉膈散、通圣散。吐逆，二便不通，导气清利汤。痰膈中焦，气聚上焦不下，二陈加木通，先服后吐。烧皂角灰为末，粥清调服。皂角去皮弦、琥珀各一钱，麝少许，神曲为丸；作二次服，用升提分利药送下之，立通。少顷未通，探吐之，无不通者。

（《医碥》）

俞 震

大便秘结医案按

俞震（1709~1799），字东扶，浙江嘉善人，清代医家

虞恒德治一妇 年五十余，身材瘦小，得大便燥结不通，饮食少进，小腹作痛。虞诊之，六脉皆沉伏而结涩，作血虚治。用四物汤，加桃仁、麻仁、煨大黄等药，数服不通，反加满闷。与东垣枳实导滞丸及备急丸等药，下咽片时即吐出。盖胃气虚而不能久留性速之药耳。遂以备急丸，外用黄蜡包之，又以细针穿一窍，令服三丸。盖以蜡匮者，制其不犯胃气，故得出幽门，达大小肠也。明日，下燥屎一升许。继以四物汤加减，煎吞润肠丸。如此调理月余，得大便如常，饮食进而安。

一男子 因出痘，大便秘结不通。儿医云便实为佳兆，自病至痘疮愈后，不如厕者凡二十五日。肛门连大肠痛甚，叫号声彻四邻。用皂角末及蜜煎导法，内服大小承气汤，及枳实导滞丸、备急丸，皆不效，计无所出。虞曰：此痘疮余毒郁热，结滞于大小肠之间而然。以香油一大盏令饮，自朝至暮亦不效。乃令婢者口含香油，以小竹筒一个套入肛门，以油吹入。过半时许，病者自云：其油入肠内，如蚯蚓渐渐上行。再过片时许，下黑粪一二升，困睡而安。

薛立斋治一妇 年七十三，痰喘内热，大便不通，两月不寐，脉洪大，重按微细。此属肝肺肾亏损。朝用六味丸，夕用逍遥散，各

三十余剂。计所进饮食百余碗，腹始痞闷。乃以猪胆汁导而通之，用十全大补调理而安。若间前药，饮食不进，诸证复作。

汪石山治一妇 因改醮，乘轿劳倦，加以忧惧，成婚之际，遂病小腹胀痛，大小便秘结不通。医以硝、黄三下之，随通随闭，病增胸膈胃脘胀痛，自汗食少。汪诊之，脉皆濡细近快，心脉颇大，右脉觉弱。汪曰：此劳倦忧惧伤脾也。盖脾失健运之职，故气滞不行，以致秘结。今用硝、黄，但利血而不能利气。遂用人参二钱，归身一钱五分，陈皮、枳壳、黄芩各七分，煎服而愈。

李时珍治一宗室夫人 年几六十，平生苦肠结病，旬日一行，甚于生产。服养血润燥药，则腻膈不快；服硝黄通利药，则若罔知，如此三十余年矣。予诊其人，体肥膏粱而多忧郁，日吐酸涎碗许乃宽。又多火病，此三焦之气壅滞，有升无降，津液皆化为痰饮，不能下滋肠腑，非血燥比也。润剂留滞，硝黄徒入血分，不能通气，俱为痰阻，故无效也。乃用牵牛末，以皂荚膏丸与服，即便通利。自是但觉肠结，一服即瘥，亦不妨食，且复精爽。盖牵牛走气分，通三焦，气顺则痰逐饮消，上下通快矣。

高果哉治温相茵体仁 初谢政，归乌程，患大便燥结不通，胸膈塞闷而不食，肾脉沉小而无神。以枳壳五钱、苁蓉二两（洗净），水煎服，即效。后又秘结，以当归、生首乌，大剂煎服，遂痊愈。

李士材治少宰蒋恬庵 服五加皮酒，遂患大便秘结，腹中胀闷。服大黄一钱，通后复结。李曰：肾气衰少，津液不充，误行疏利，是助其燥矣。以六味汤，加人乳一盅，白蜜五钱。三剂后即通，十日而康复矣。

文学顾以贞 素有风疾，大便秘结，经年不愈。士材曰：此名风秘。治风先治血，乃大法也。用十全大补汤，加秦艽；麻仁、杏仁、防风、煨皂角仁。半月而效，三月以后，永不患矣。

张景岳治朱翰林太夫人　年近七旬，于五月时，偶因一跌，即致寒热。医为之滋阴清火，用生地、芍药、丹皮、黄芩、知母之属，其势日甚。张诊之，见其六脉无力，虽头面上身有热，而口则不渴，且足冷至股，乃曰：此阴虚受邪，非跌之为病，实阴证也。遂以理阴煎，加人参、柴胡。二剂而热退，日进粥食二三碗，而大便以半月不通，腹且渐胀。群议燥结为火；复欲用清凉等剂。张谓如此之脉，如此之年，如此之足冷，若再一清火，其原必败，不可为矣。经曰：肾恶燥，急食辛以润之，正此谓也。仍以前药，更加姜、附，倍用人参、当归，数剂而便即通，胀即退，日渐复原矣。

震按：花溪峻药急攻，妙在蜡包穿窍；而香油解毒，妙在上饮下吹；薛案、汪案之用补，轻重不同。高公、李公之用润，淡浓微别。李时珍之牵牛、皂荚，疏通迥异硝、黄。张景岳之姜、附、参、归，辛热远殊寒滑。精华既录，浅陋可删。

（《古今医案按》）

王九峰

便结不通案举

王九峰（1753~1815），名之政，清代医家

经以肾开窍于二阴，主五液而司开阖。饮食于胃，津液输于脾，归于肺，注于膀胱，是为糟粕。转入小肠，传送大肠，出于广肠，是为大便。其中酝酿氤氲之气，化生精微，滋润五脏，营养百骸，盖大肠传送，赖相傅为之斡旋。故肺与大肠相为表里，肺为相傅之官，治节出焉。肾之津液，赖州都为之藏蓄，故肾与膀胱相为表里。膀胱为州都之官，津液藏焉。小溲多而大便结，正与大肠泄、小肠秘，同归一体。便泻溲秘，乃清浊相混，溲多便结，乃清浊不分，过犹不及。脉来软数无神，尺部尤甚，证本阴亏，水不制火，火灼阴伤，寒热如疟，注泄之后，五液干耗，肺不清肃，无由下降，致令开阖失司，传送失职，州都津液少藏，故大便秘而小便数。所服之方极是。拟清上实下主治。清上则肺无畏火之类，实下则肾有生水之渐，冀其金水相生，肺肾相资，清归于肺，润回于肾，则大肠无燥闭之患矣。愚见云然，未识高明以为是否。

鲜首乌　牛膝　归尾　杏仁　羚羊片　南沙参

甘澜水煎，分二次服。

食入脘胀，大便兼旬不解，肠中攻痛，此名肠覃。丹溪治法在肺，肺气化便自通，是亦腑病治脏，下病治上之法。

紫菀　郁金　桔梗　杏仁　瓜蒌仁　枳实　枇杷叶

（《王九峰医案》）

林珮琴

大便不通治裁

林珮琴（1772~1839），号羲桐，清代医家

肾主五液，开窍于二阴。至前后不通，气机闭窒，胀满不食，气逆喘急，危候也。揆病所由，有因三焦热结者，宜黄连、黄芩、山栀、郁金、枳实、海金沙、槟榔。有因三焦湿滞者，宜薏苡、通草、厚朴、茯苓、广皮、泽泻、大腹皮。有因湿热阻气者，宜石膏、滑石、知母、莱菔子、郁李仁、车前子、木通。有痰隔中脘，气痹上焦者，二陈汤加木通探吐。有肺气不降者，麦冬、杏仁、通草、枳壳、知母、赤茯。有胃实燥结者，小承气汤、大分清饮，或凉膈散。有小肠气痹者，小温中丸。有火腑热结者，有厥阴热秘者，火腑用更衣丸，厥阴用龙荟丸。有腑阳不行者，玉壶丹、半硫丸，热药多秘，惟硫黄性缓而通。玉壶丹、半硫丸，皆取通阳之义。有血液枯燥者，通幽汤。有气虚血热者，人参固本丸。有阴囊肿胀、热蕴便闭者，三白散。按经云：女子督脉入系廷孔，男子循茎下至篡，所生病不得前后。据此则二便不通，又宜通奇络。如桂心、川楝子、小茴、香附、当归、五灵脂、桃仁、麻仁等。热蕴腹胀，或用田螺加盐，和壳捣碎，帛系脐下一寸三分，前后皆通。有因膀胱溺满，支撑回肠，阻大便者，五苓散加木通、车前。溺行便自出，亦有先通大便，水道自利者。圆机活法，在乎审证而施治焉。

大便不通：有实秘、虚秘、热秘、冷秘、风秘、气秘。有阳结、阴结。仲景云：脉浮数，能食不大便，为阳结。脉沉迟、不能食，身重，大便反硬为阴结。东垣云：实秘、热秘，即阳结也，宜散。虚秘、冷秘，即阴结也，宜温。气燥，以杏仁、枳实行之。血燥，以桃仁、大黄通之风燥，以麻仁、大黄利之。气涩不通，以郁李仁、皂角子润之。气壅便秘，以参、归、麻仁、大黄开之。叶氏治肠痹，必开降肺胃。如杏仁、瓜蒌、冬葵子、枇杷叶、郁金汁、紫菀以降肺。半夏、花粉、竹茹、橘红、枳实汁、姜汁以和胃。即丹溪开上窍以通下窍之微旨也。今即其症分别言之，由胃实者，善饮食，小水赤，七宣丸。由胃虚者，不能食，小便清利，厚朴汤。由热秘者，面赤，脉实数，胀闷欲得冷，四顺清凉饮、润肠丸。由冷秘者，面白，脉沉迟，欲得热，正气散加官桂、枳壳吞半硫丸，或木香顺气散。由风秘者，风搏肺脏，传入大肠，润肠丸加防风、皂角，或去大黄，加煨阿胶。妇人风秘，大麻仁丸。由气秘者，气不升降，谷气不行，善噫，苏子降气汤加枳壳。由肺气不通降，失于传送者，杏、蒌、枳、桔、栀、豉、郁金、橘白。由三焦不和，胸膈痞满者，搜风顺气丸加瓜蒌、广皮。由大肠实者，腹满便硬，麻仁丸。由肾虚液少便燥者，六味汤去茯苓，加苁蓉、白蜜。由血热便难者，当归润燥汤。由风热郁滞者，疏风润肠丸。由血燥兼气秘者，润麻丸。由血虚秘结者，益血润肠丸。由津液枯涸者，苁蓉丸、五仁丸。由幽门不通者，通幽汤。由素有风病而便秘者，皂角丸。由病后气血未复，及老人津液衰少，产后去血多者，八珍汤倍当归，加苁蓉、苏子、杏仁、阿胶、黑芝麻。由久病气虚下陷，致便难者，补中益气汤，加杏仁、苏梗。老人阳虚风秘者，半硫丸。老人气秘，橘杏丸、二仁丸。老人血秘，苏麻粥、三仁粥。又有脾约证，伤寒阳明证，自汗出小便数，津液内竭，其脾为约。用脾约丸。攻荡为治，然亦滋其阴血为稳，宜当归润燥汤主之。如阴寒秘结，当用温药，须略加清润以去结秘。若病本虚寒，标现躁热，亦宜于通阳药中，稍佐苦寒以去躁热，躁止勿加。如阴躁刻欲就冷，两尺虚，或沉细迟，勿用寒剂，理中汤冷服。或不效，用外导法。蜜煎入盐五分，皂角烧灰研五分，和捻尖，热纳肛中。冷秘者，蜜煎中加草乌头末，和捻如上。热秘者，猪胆汁导之。又有求通努力，虚气迫注肛门，里急后重，气逆呕恶，不堪通利，不堪升提，宜人参、枳壳、当归、陈香橼。或用川芎、当归煎汤。入秽桶，乘热坐熏之，亦效。风秘发寒热，生何首乌两许煎，加蜜服。或用固本丸熬膏服。失血后，烦渴便结，一味生地黄汁煎服。血液燥结，熟地蒸热，每服五钱效。若轻用硝黄利药，则秘愈甚。

大便不通脉案

朱　八旬，公车抵都，途次委顿，浃旬，苦不得便。脉洪大，右尺虚。予谓大肠主液，此阳明液干，热秘象也。宜润肠丸。因高年血液燥热，仿东垣润燥汤。用生熟地黄、麻仁、桃仁、当归、红花，蜜冲服，效。

房兄　病后便秘脉虚，于润补剂中参升降法。潞参、熟地黄、当归、升麻、杏仁，服愈。熟地可加倍两许用。

石氏　老年风秘，兼痔血肿痛，脉洪而虚。用滋燥养营汤，加荆芥（醋炒）、地榆（酒炒）、胡麻、升麻、苁蓉（蒸），炼蜜为丸，服效。

李氏　腑失传送，胁痛脘胀便艰，皆气机阻窒为患。宜先导其腑气。用杏仁、苏梗、厚朴、郁金、橘白、郁李仁、当归，四服痛胀止。兼令服牛乳，便亦通润。后左胁钻痛，得汤浴则止，乃肝气滞由脏及腑。用麸皮炒熨，兼用延胡（酒炒）、白芍（炒）、当归、金橘皮煎汤，降香、木香俱磨汁服而平。

族妇 大便旬余一行，或劝服大黄，艰秘益甚，两尺沉大，此清气陷下也。用补中益气汤去柴胡、白术，加桃杏二仁，数服而复常。

（《类证治裁》）

蒋宝素

津亏火盛宜涤热，阴结桂附取温通

蒋宝素（1795~1873），镇江人，号问斋，清代医家

肾主二阴，而司五液。饮食入胃，津液输于脾，归于肺，注入膀胱，是为小便。糟粕受盛小肠，传送大肠，是为大便。现在大便秘，小便多，正与大便泻、小便少一理。便泻溲少，清浊不分；便秘溲多，清浊太分，过犹不及。脉来软数少神。证本阴亏火盛，养阴涤热主之。

大生地　怀牛膝　当归尾　芦荟　大麦冬　桃仁　杏仁　柏子仁　白蜜

肺经节制不行，大肠传送失职，大便十五日不解。舌有红槽，阴分本亏。胸次不畅，肝气素郁。薄粥能进，呕吐痰多，土为木克。脉来小快于迟。温润养荣为主。

大生地　淡苁蓉　当归尾　郁李仁　火麻仁　松子仁　柏子仁　杏仁　白蜜

脉来细涩如丝，大便兼旬不解，此为阴结。饮食少进，呕吐痰涎，屡进益火之剂，幸有效机。桂无交趾，假借非真，终难有济。

大熟地　怀山药　山萸肉　制附子　油肉桂　淡苁蓉　枸杞子　当归尾

长流水煎，送局方半硫丸二钱。

局方半硫丸方

倭硫黄大肠包煮，肠烂取出　制陈半夏

等份为末，白蜜丸，桐子大。

连进温通之品，煎送半硫丸，大便三旬方解，足见命火式微。补火之药无多，又难道地，能无复秘之虑。病真药假，奈若之何。

大熟地　淡苁蓉　真锁阳　枸杞子　制附子　油肉桂　当归尾　怀牛膝　人参　鹿茸　倭硫黄

能食不大便，脉实为阳结。宜医话黑奴煎。

黑丑　猪牙皂角　元参　生大黄　生地黄

经以诸厥固泄，皆属于下。便泄溲固，为清浊不分。便固溲泄，为清浊太分，乃脾经约束，津液上归于肺，直注膀胱，其脾为约。仲景脾约丸主之。

麻仁　赤芍　厚朴　生大黄　枳实　杏仁

等份为末，白蜜丸，桐子大，每服三钱，滚水下。

便秘不能食，脉细为阴结。慎防肢冷。

大熟地　粉丹皮　建泽泻　怀山药　山萸肉　云茯苓　制附子　油肉桂　巴豆霜

长流水煎，送半硫丸二钱。

五志之火，耗伤阴液，大便坚结难解。

大生地　当归尾　怀牛膝　桃仁　郁李仁　冬葵子　川黄柏　白知母

流水煎，送医话黑奴丸三钱。黑奴丸即前黑奴煎为丸。

经以北方黑色，入通于肾，开窍于二阴。后阴秘结三十余日，现在前阴亦闭，涓滴皆无。少腹膜胀不堪名状，所服三承气、通幽汤、更衣丸及猪胆蜜导法，利小便五苓、七正、八正、蟋蟀、藏葱、陈麦荄、西瓜子壳等杂进，均皆无效。危急之秋，无方可拟，勉用医话仓公火剂汤，冀其一得。

倭国石硫黄二钱　火硝一钱　巴豆三粒

上三味，千里长流水煎，冷服。

昨进医话仓公火剂汤，二便争出有声，浑如枪炮轰击，诸症悉平，神奇难信。用药用兵，任医任将，专精之力，一至于此。书不云乎，药不瞑眩，厥疾不瘳。此之谓也。再以金匮肾气丸加减，以善其后。

大熟地　粉丹皮　福泽泻　怀山药　山萸肉　怀牛膝　制附子　油肉桂　车前子　淡茯蓉　枸杞子

（《问斋医案》）

陆以恬

寒热错杂，上下悬殊，临证体验

陆以湉（1802~1865），字薪安，号敬安，清代医家

病有上下悬殊者，用药殊难。陆养愚医案有足以为法者，录之。陆前川素患肠风便燥，冬天喜食铜盆柿，致胃脘当心而痛。医以温中行气之药疗其心痛，痛未减而肠红如注；以寒凉润燥之药疗其血，便未通而心痛如刺。陆诊其脉，上部沉弱而迟，下部洪滑而数。曰：此所谓胃中积冷，肠中热也，用润字丸三钱，以沉香衣其外，浓煎姜汤送下二钱，半日许，又送一钱。平日服寒凉药一过胃脘，必痛如割，今两次丸药，胸膈不作痛，至夜半大便行极坚而不甚痛，血减平日十之六七，少顷，又便一次，微痛而血亦少，便亦不坚，清晨又解溏便一次，微见血，而竟不痛矣。惟心口之痛尚未舒，因为合脏连丸，亦用沉香为衣，姜汤送下，以清下焦之热而润其燥；又用附子理中料为散，以温其中，饴糖拌吞之，以取恋膈，不使速下。不终剂而两症之相阻者并痊。此上温下清之治法也。

（《冷庐医话》）

王三尊

屡用发表清里，谵语便秘案

王三尊，清代医家

朱笠蒡 感寒，屡用发表清里药不愈。脉乍大乍小，数而无力，谵语，舌黄燥，遗尿，大便秘，欲饮滚热茶。时予初习医，因脉虚、热饮，不敢再进寒凉消伐之剂。远延两名医，一与连理汤，一与六君子汤，愈剧。后不服药，止频饮松萝热茶，数日后渐觉清明，自主以承气汤，下胶粪一遍，遂渐愈。是知脉虚者，屡用发表，中气虚也；思热饮者，滞化为痰，中气弱，不能利痰，故借汤之暖以运荡之也；遗尿者，心移热于小肠也。标虽虚而本却实，故现舌苔干黄，仍归攻下而愈也。

（《医权初编》）

梁廉夫

火蓄于脏宜清宜泄，阴结缓图益火壮水

梁廉夫，字子材，清代医家

大便不通之症，不过阴结、阳结二者而已。阳结者，或以饮食之火起于脾，或以酒色之火炽于肾，或以时令之火蓄于脏，凡因暴病及年壮气实之人，乃有此证，此则宜清宜泄也。若阴结者，既无火证，又喜热恶冷，其必下焦阳虚则阳气不行，阳气不行则不能传送，或以下焦阴虚则精血枯燥，精血枯燥则肠脏干枯。故治之者，阳虚阴结则益其火，须用右归饮、八味地黄汤之属；阴虚阴结者则壮其水，宜用左归饮、六味地黄汤之属。均加洗淡肉苁蓉三二钱，多效。又有大便本无结燥，或连日或旬日欲解不解，解下只些许而不能通畅，及其已解，仍非干硬，此总由七情、劳倦、色欲，以致阳气内亏，不能化行，亦阴结之类也。当服理中、归脾、右归、八味地黄等汤。凡虚弱之人，虽旬日、十余日不大便，不必以为意，倘病家、医家性急欲速，遽用大黄等药通之，多致误事。

（《不知医必要》）

魏筱华

便秘脱肛肿痛治以黄连解毒汤案

魏筱华，清代医家

丹徒杨云甫　便秘带血，脱肛肿痛，已历年余，时作时止。前医不知为大肠蕴热，而谓为气虚下陷，误进补中益气汤，而脱肛肿痛益甚，乃求治于余。余用黄连解毒汤加槐花、柏叶，肿痛脱肛均愈。再进五仁法，而大便如常。此后遂永不复发。

（《清代名医医话精华·魏筱华》）

马培之

温养润燥治便秘

马培之（1820~1903），名文植，晚清医家

辛左　大便秘结，脉来沉迟，下焦阳气不运，治以温润。

熟地　杞子　淡苁蓉　紫石英煅　制川附　归身　郁李仁　炒牛膝　广皮　松子仁

按：脉沉迟，阳不运，温养首推附子。

朱右　脏液干枯，大便燥结，仿东垣通幽意。

生地　归身　淡苁蓉　郁李仁　红花　炙升麻　柏子霜　黑芝麻　紫石英煅

按：滋养津液之中，参以升麻之升，石英之降，红花以活血，真得东垣之神髓矣。

邢右　血虚津少，肠腑失濡，便难粪如弹丸，魄门破碎，拟滋阴润燥。

小生地　鲜苁蓉　天麦冬　炙龟甲　油当归　大麻仁　玄参　风化硝　白蜜

按：此方于滋阴润燥之中，妙在风化硝一味以通降之。方为益血润肠丸加减。

注：魄门指肛门。魄，古通“粕”。糟粕由肛门排出，故称。

（《马培之医案》）

余听鸿

温阳布阴，滑利通秘

余听鸿（1847~1907），名景和，宜兴人，清末医家

太仓沙头镇陈厚卿 为人简朴笃实，足不出户，身体肥胖。是年秋，觉神疲肢倦，胃纳渐减，平昔可食饭三碗，逐然减至碗许。延医治之，进以胃苓汤、平胃散、香砂枳术之类。后邀支塘邵聿修先生，以为胸痹，进薤白、瓜蒌等，不效。后又延直塘任雨人先生，进以参苓白术等，亦无效。四十余日未得更衣，二十余日未食，脉见歇止。雨人曰：病人脉见结代，五日内当危。举家惊惶。吾友胡少田，即厚卿妹丈也。邀余诊之。余见病人毫无苦，惟脉三息一止、四息一止，而不食不便。余曰：人之欲死，其身中阳气必有一条去路，或气促大汗，或下痢不休，或神昏陷塌。今病人一无所苦，五日之危，余实不解。便之结燥，以鄙见论之，系服燥药淡渗之品太多，肠胃枯涩；二十余日未食，四十余日未便，无谷气以生血脉，血脉干涩，不能流利，故脉见代结也，未必竟为死证。余立一方，以附子理中合建中法，通阳布阴，滑利肠胃。党参五钱，於术四钱，炙草一钱，干姜八分，附子四分，桂枝五分，当归四钱，白芍三钱，淡苁蓉五钱，枸杞子四钱，饴糖五钱，红枣五枚，鹿角霜五钱。旁人见方哗然曰：此方非食三碗饭者，不能服此药；且四十余日未大便，火气热结，再服桂、姜、附，是益其燥也。余曰：因其不能食，自然要服补药；因其不得大便，自然要服热药。如能食饭，本不要服补药；能大便，本不

要服热药。药所以治病也，岂有能食能便之人，而妄服药者乎？人皆以余为妄言。余曰：余在此候其服药，如有差失，自任其咎，与他人何涉？众始不言。照方服后，稍能食稀粥。旁人曰：昨方太险，宜略改轻。余诺之。将原方桂枝易肉桂，鹿角霜易毛角片，党参换老山高丽参。众人阅方曰：不但不改轻，且反改重，七言八语。余甚厌之，曰：延医治病，其权在医，旁人何得多言掣肘！又服两剂，再送半硫丸二钱，已觉腹痛，大便稀水淋漓，三日夜，共下僵硬燥屎四十余节，每节三寸。以参附汤助之大便之后，服归脾汤而愈。

常熟西门虹桥叶姓妇　正月间血崩，经蔡润甫先生服以参、芪补剂，血崩止。余二月间到琴，邀余诊之。胸腹不舒，胃呆纳减。余以异功散加香、砂、香附等进之，胸膈已舒，胃气亦苏，饮食如常矣。有四十余日未得更衣，是日肛中猝然大痛如刀刺，三日呼号不绝，精神困顿。有某医生谓生脏毒肛痈之类，恐大肠内溃，后邀余诊。余曰：燥屎下迫，肛小而不得出。即进枸杞子、苁蓉、当归、麻仁、柏子仁、党参、陈酒、白蜜之类，大剂饮之。明晨出燥屎三枚，痛势稍减。后两日肛中大痛，汗冷肢厥，势更危险。

他医以为肛中溃裂，余曰：如肛中溃裂，何以不下脓血？经曰：清阳出上窍，浊阴出下窍。此乃清气与浊气团聚于下，直肠填实，燥屎迫于肛门不得出也。当升其清气，使清阳之气上升，则肠中之气可以舒展，而津液可以下布。蜜煎胆汁虽润，亦不能使上焦津液布于下焦。进以大剂补中益气汤加苁蓉、杞子，煎浓汁两碗，服之又下巨粪如臂，并燥矢甚多，肛中痛已霍然。后服参苓白术散十余剂而愈。

琴川东周墅顾姓　年三十余，素性好饮纵欲，肾虚则龙火上燔，呕血盈盆，津液大伤。他医以凉药遏之。后年余，大便秘结，匝月不解，食入即呕，或早食晚吐。又经他医投以辛香温燥，呕吐更甚，就余寓诊。余曰：大吐血后，津液已伤，经辛香温燥，更伤其液，肝少血养，木气上犯则呕，肠胃干涩，津不能下降，则腑道不通，故而便坚阴结也。即进进退黄连汤，加苁蓉、枸杞、归身、白芍、沙苑、菟丝、柏子仁、麻仁、牛膝、肉桂、姜、枣等温润之品，服四五剂，即能更衣，其呕亦瘥。再加鹿角霜、龟甲胶，又服二十余剂乃痊。至今已八年矣，或有时发，服甘温滋润药数剂即愈。此证如专以香燥辛温耗烁津液，关格断难复起。汪讱庵曰：关格之病，治以辛温香燥，虽取快于一时，久之必至于死。为医者当如何慎之！

（《清代名医医话精华·余听鸿》）

陈廷儒

便秘旬余，治以当归、半硫

陈廷儒，清末医家

大便不通，有风秘、痰秘、热秘、冷秘、实秘、虚秘之分。风痰实热，可用润肠丸、控涎丹、四顺清凉饮等方；若冷而虚，当用四神丸之类。

案 壬辰七月，余至天津，杨鹤年之室，病大便不通，旬有余日。人见舌苔微黄，唇口微焦，拟用下药，来延余诊。切其脉沉而迟，余曰：沉迟为里寒，寒甚则水冻冰凝，投以大剂热药，犹恐不及，若之何甲之乎？人曰：时当夏秋，似非冬月可比，大火炎炎，何至中寒若此？余答曰：舍时从症，古有明文，如谓燥热时必无寒证，则严寒时当无热证，昔仲景制大、小承气汤，何以治冬令伤寒？可知夏热、冬寒者，时之常；而冬不必不热，夏不必不寒者，病之变。至唇舌焦黄，又真寒似热之假象，倘误认为热，投以硝、黄，势将不救。王太仆曰：承气入胃，阴盛似败，其斯之谓欤！用四逆汤、四神丸意，并加当归、半硫丸为方。三剂，便闭依然，主人讶甚，嘱余改方。余曰：坚冰凝结，非用火煎熬至六七昼夜之长，其冻不解。仍前方倍与之，又三剂，夜来腹中忽痛，大便始通。时有识者愕然曰：如此炎热，吾谓热中者必多，不料此证腹中一寒至此。然则君子何待履霜，始知坚冰之至哉！后于热剂外，又佐补剂，调治月余而安。使误认实热，用清下法，寒者必冰结愈坚，虚者即取快一时，来日必复秘愈甚，欲再通之，虽铁石亦难为功，可不慎哉！

（《诊余举偶录》）

郑钦安

大便不利治法圆通

郑钦安（1824~1911），清末医家

按大便不利一证，有阳虚、阴虚、阳明胃实、肺移燥热之别。

因阳虚者，由下焦火衰，不能化下焦之阴，阴主静而不动，真气不能施其运行之力，故大便不利，其人定见无神，面目唇口青黑色，满口津液，不思茶水。虽十余日不便，而并无腹胀烦躁不安等情，即有渴者，定喜热汤，冷物全然不受，他书称为阴结寒闭者，即此也。法宜扶阳，如回阳饮加安桂、砂仁，白通汤，附子甘草汤之类。

因阴虚者，由火旺伤血，血液枯槁，肠中之糟粕，干涩不行，如船舟之无水而停滞不动也，其人定多烦躁，声音响亮，渴欲饮冷，吐痰干黄，脉或洪大细数，他书称为热结阳秘者，即此也。法宜养血清热，如润燥汤，麻仁丸，养血汤加麦芽、香附、蜂蜜之类。

因阳明胃实者，由外邪入胃，从胃热而化为热邪，热甚则胃中津液立亡，故不利，其人定见恶热，口臭，身轻，气粗饮冷，与夫狂妄谵语，痞、满、实、燥、坚等情，法宜急下以存阴，如大、小承气汤之类。

因肺移燥者，由燥邪乘肺，肺与大肠为表里，表分受邪，渐及里分，其势自然，其人定多烦渴，皮肤不泽，大便胀甚，欲下不下，法宜清燥为主，如甘桔二冬汤、益元散之类。

以上治法，不拘男女老幼，皆宜如此，故曰：有是病宜是药，切勿惑于老、幼，附子、大黄之说也。

近来市习，一见大便不利，多用大黄与滋阴润肠之香油、蜂蜜、麻仁、郁李、归、芍之类，并不问及阴阳，受害实多，而人不察，良可悲也。

（《医法圆通》）

曹沧洲

化湿疏肝辛温通导，脾弱肾虚膏方缓图

曹沧洲（1849~1931）名元恒，字智涵，江苏苏州人

某右 营虚肠燥，大便六日不行，脉微弦。法当养营滋液，以利大肠。

鲜生地四钱 淡苁蓉三钱 甘杞子一钱半 清阿胶海蛤粉炒，一钱半 鲜首乌四钱 柏子仁四钱 火麻仁泥七钱 茯神五钱 黑芝麻四钱 瓜蒌仁四钱 橘白一钱 油当归三钱

评按：营血亏耗，肠腑失濡之便秘。故用药一派滋养营血、润燥通便之品。

某左 湿滞气机交结，脘腹痛，大便闭结，当疏导下之。

四制香附一钱半 五灵脂一钱半 六曲三钱 元明粉后下，一钱半 川楝子小茴香同炒，一钱半 车前子三钱 楂炭三钱 火麻仁研如泥，一两 延胡索醋炒，一钱半 炙鸡金去垢，四钱 莱菔子四钱 青木香一钱半

外治方：食盐、生姜、葱头、莱菔子、香附，水一两和打炒熨。

评按：此湿阻气滞，传化失司之便秘。以苦辛之品流动气机，配合导滞之品为主流。用楂炭者，取酸收既防通利之品太过，又可消食化滞，且炒炭不敛邪，可谓独具妙思。配合外治辛温通导，一助通便，二以止痛。

某右 血液衰少，不克和调五脏，洒陈六腑，由是脾弱则不能为

胃行其津液而为口干，肾虚则失所司而二便难，刻当收藏之时必须培补所虚，以长血液之源。用膏方治疗。

老山参须另煎收膏入，五钱　水梨膏收膏入，一两　陈皮一两　潞党参炒香，二两　川石斛二两　盐半夏二两　大生地四两　金毛脊炙去毛，三两　炙鸡金去垢，二两　大熟地海蛤粉拌，四两　黑芝麻二两　沉香曲绢包，三两　杜仲三两　淡苁蓉三两　陈佛手去心研末为膏，一两　柏子仁三两　川断三两　川贝母二两　清阿胶绍酒浸为膏入，一两半　油当归二两　首乌藤三两　龟甲胶绍酒浸为膏，一两半　茯苓四两　白蜂蜜一两半

净河水浸透，浓煎三度去渣入阿胶、龟甲胶、雪梨膏、川贝末、白蜂蜜以及参汁，烊化收膏，每日开水化服一瓦匙。

评按：便秘属于血虚脾弱，肾虚开合不利。故以脾肾双补，结合养营生血之膏方调理，缓以图本。

某右　便闭，小溲少，少腹痛，腰痛，脉弦，宜疏通导下以解寒滞气机。

麻仁丸包，四钱　五灵脂一钱半　两头尖包，二钱　淡吴萸盐水炒，三分　沉香曲包，三钱　川楝子小茴香五分同炒，一钱半　车前子包，四钱　青木香切，一两　莱菔子研，四钱　延胡索醋炒，一钱半　枸杞切，二钱　泽泻三钱

玉枢丹末二分，姜汁少许开水化服。

葱头一两　莱菔子一两　姜一两　生香附一两　食盐一两

打和炒丝布包熨之。

评按：此寒凝气滞、肝失疏泄之便秘证。治以疏肝行气，温润通便，配合外治辛温通导。

沧洲公治疗便秘四案，有虚秘、湿秘、寒秘之不同。但未列热秘、风秘、气秘者，良由热秘易辨易治，风秘与气秘相对少见之故。其中营血不足、肠燥便秘者两例，诚如《景岳全书·秘结》“秘结者，

凡属老人、虚人、阴脏人及产后、病后、多汗后，或小水过多，或亡血失血、大吐大泻后，多有病为燥结者，盖此非气血之亏，即津液之耗”所述，当以辨证为要。

（《吴门曹氏三代医验集》）

贺季衡

湿热久滞疏泄通下，阴结痰秘温润肾阳

贺季衡（1856~1933），名贺钧，清代医家

林男 进下夺法所下无多，魄门仍坠，痛如火燎，间有脓血意，脉沉数，舌红苔黄。湿热久结肠腑，当再泄化。

生军五钱 槐角四钱 生枳壳二钱 酒子芩一钱五分 京赤芍二钱 丹皮二钱 胡黄连八分 泽泻二钱 肥玉竹一钱五分 赤苓四钱 椿根皮二钱

二诊：两为下夺，所下无多，仍不见爽，魄门刺痛如火燎，登厕或有脓血，脉沉数，舌红。肠之积蕴未清，当再疏泄。

细生地五钱 槐角四钱 胡黄连八分 生军五钱 粉丹皮二钱 泽泻二钱 黄柏一钱五分 黄芩一钱五分 生枳壳二钱 两头尖十四粒 椿根皮二钱 刺猬皮三钱

按：苦寒下夺、清化湿热，是阳结便秘的正治法。魄门坠痛如火燎，槐角、两头尖用之有效。刺猬皮能祛肠腑湿毒血瘀。

岳女 便后魄门翻突作痛，会阴穴肿胀，或便血，口鼻喷火，舌苔黄腻，食后吞酸，善噫。肝胃不和，湿热下注所致。

上川连酒炒，四分 炒枳壳二钱 生军四钱 川黄柏一钱五分 赤苓四钱 京赤芍二钱 槐角三钱 地榆炭四钱 泽泻一钱五分 白蒺藜四钱 石耳一钱

改方：去川连，加川朴一钱、谷芽四钱。

二诊：便后肛痛及便血俱退，惟胸次未舒，吞酸善噫，食入不畅，脉小数，舌心黄腻。湿热虽化，肝胃未和可知。

左金丸八分　大白芍二钱　旋覆花包，一钱五分　大砂仁八分　陈橘皮一钱　炒谷芽四钱　云苓三钱　佩兰二钱　南木香八分　白蒺藜四钱

三诊：脘闷吞酸，胃呆善噫虽退，而便后又肛痛便血，会阴肿，脉细数，舌红中黄。湿火下注，肝胃不和所致。

当归二钱　赤苓四钱　枳壳二钱　生军酒炒，后入，四钱　泽泻一钱五分　炒茅术一钱五分　焦谷芽四钱　槐角三钱　生地榆四钱　麻仁丸开水过口，三钱

按：石耳甘寒无毒，本治便血脱肛，用于魄门翻突尤效。

刘男　湿火随气运而下陷，二便坠急已久，既经洗肠，而坠如故，胸无阻滞，脉弦数而细，舌苔浮黄薄垢。当升举清阳，以化湿浊。

当归二钱　大白芍二钱　云苓三钱　泽泻二钱　炒枳壳二钱　台乌药一钱　陈橘皮盐水炒，一钱　青升麻八分　炙甘草五分　怀牛膝一钱五分　滋肾丸开水过口，二钱

二诊：升清泄浊，大腑渐通，小水亦利，坠急之势遂减，脉之数象渐平，舌苔浮黄初化。余浊未清，守原意出入。

炒茅术一钱五分　青升麻八分　炙甘草五分　泽泻一钱五分　云苓三钱　大白芍二钱　川黄柏一钱五分　炒苡仁五钱　陈橘皮一钱　冬瓜子四钱　皂角子十粒

三诊：升清化浊，小水已利，而大腑又复不通，频频坠胀，脉复见数，舌根黄垢。肠腑余浊未清，当再通化。

全瓜蒌五钱　鲜薤白杵，四钱　火麻仁四钱　炒枳壳二钱　泽泻二钱　大杏仁三钱　正滑石五钱　云苓三钱　方通草八分　脾约麻仁丸开水另服，

四钱

四诊：小水大腑俱通而仍坠胀不已，魄门紧闭，脉沉数，舌苔糙黄。肠腑湿浊未清，当再通导。

油当归二钱　火麻仁四钱　怀牛膝一钱五分　炒枳壳一钱五分　泽泻一钱五分　大杏仁三钱　台乌药一钱　瓜蒌皮四钱　赤苓四钱　独角蜣螂两对

另：三物备急丸十四粒，开水下。

五诊：日来二便已通，魄门紧闭已张，惟仍气坠，舌根燥黄。肠腑余浊尚多，当再宣利。

焦白术二钱　炒枳壳二钱　炙甘草五分　泽泻一钱五分　台乌药一钱　炒苡仁五钱　怀牛膝一钱五分　云苓三钱　青升麻八分　陈橘皮一钱　大杏仁三钱

按：湿火随气运而下陷，所谓清阳不升则浊阴不降，故立法以清化湿浊为主，配用升麻以升举清阳，使湿浊化而二便通利。

赵男　二便秘结者半月有奇，服硝黄而不效。少腹硬梗，腰似束带，胸痞不舒，食入易吐，切脉虚滑小数，两尺兼缓，舌心腻黄。此肾液久亏，不能开窍于二阴，痰浊久阻肠胃，肺气不能下降故也。与热秘者大相径庭。

咸苁蓉四钱　郁李仁四钱　火麻仁四钱　冬葵子四钱　淡天冬三钱　大杏仁三钱　金苏子炒，一钱五分　新会皮一钱　油当归二钱　皂角子一钱　炒枳壳二钱　推车虫两对　麻仁丸入煎，四钱

二诊：昨从叶氏温润肾阳立法，胸膺渐舒，少腹硬梗已减，而大便仍未见通，小溲亦短涩不利，食入仍吐，脉小数，舌苔转白。肠胃痰湿渐有化机，以原方再谋进步可也。

咸苁蓉四钱　川厚朴一钱　金苏子炒，一钱五分　姜半夏一钱五分　干薤白杵，四钱　云苓三钱　冬葵子四钱　炒枳壳二钱　郁李仁四钱　推

车虫两对　白蜜冲，五钱　姜汁五滴

另：半硫丸三钱，开水送服。

三诊：从叶氏温润肾阳、佐以化痰一法，大腑通而未畅，呕吐已止，胸膺渐舒，就能纳谷，脉之沉分转数，舌黄转白。痰滞已具下趋肠腑之兆，当再以温润通之。

淡苁蓉四钱　干薤白杵，四钱　炒枳实二钱　冬葵子四钱　牵牛子二钱　川厚朴一钱　青陈皮各一钱　郁李仁四钱　火麻仁四钱　法半夏一钱五分　推车虫两对

四诊：迭进温润肾阳、以化痰湿之剂，大便闭结已通，小溲亦利，呕吐亦止，胸膺渐舒，就能纳谷，脉转沉滑，两寸且缓，舌根尚腻。此肾阳已司其职，能开窍于二阴，而脾家顽痰积湿，尚苦未尽也。

上川朴一钱　干薤白四钱　云苓三钱　法半夏一钱五分　炒谷芽四钱　淡苁蓉四钱　大麦冬二钱　泽泻二钱　冬瓜子四钱　炒枳壳二钱　新会皮一钱　生姜一片

五诊：迭进温润下元、以化痰湿之剂，大便闭结已润，少腹痞满亦退，胃纳亦增，脉亦步起，已具转机。再当润养，以善其后。

南沙参四钱　油当归三钱　淡苁蓉四钱　干薤白杵，四钱　大白芍二钱　炒谷芽四钱　新会皮一钱　炒枳壳二钱　冬瓜子四钱　柏子仁四钱　皂角子一钱

按：肾开窍于二阴，司二便。本例肾液久亏，加以痰浊久阻肠胃，肺气不能下降，又曾服硝、黄而不效，知与热秘不同，故用温润肾阳、兼化痰浊一法，颇合机宜。苁蓉为温润肾阳之主要药物，故每方必用之。推车虫又名蜣螂，治二便秘结有显效。半硫丸治冷秘、虚秘有效。

李男　腿痛已久，便闭不通，两腿麻痹，脉沉滑而细，舌苔滑

白。此肝肾两亏、痰湿阻于气道所致。

淡苁蓉四钱　川厚朴一钱　川楝子一钱五分　油当归二钱　大白芍吴萸五分拌炒，二钱　南木香八分　青陈皮各一钱　郁李仁四钱　炒茅术一钱五分　鲜薤白杵，四钱　生姜一片　皂角子一钱

二诊：用温润立法，便闭已通，腹痛亦止，而两腿麻痹如故，前连少腹，后及尾闾，两部俱肝肾所司之地。其为肝肾久亏，脾家痰湿，先阻于气道，继流于经隧无疑。

淡苁蓉四钱　怀牛膝一钱五分　当归酒炒，二钱　青木香八分　块苓四钱　大白芍吴萸五分拌炒，二钱　鹿角霜一钱五分　川杜仲四钱　茅白术各一钱五分　青陈皮各一钱　九香虫一钱

尹男　心肾之阴不足，阳气不能下达，分泌无权，便难气坠，魄门撑痛，小溲勤短，热数作痛，两足或肿，脉浮弦，舌红。当通阳化浊，分利肠腑。

淡苁蓉三钱　青升麻七分　泽泻一钱五分　怀牛膝一钱五分　川楝子一钱五分　台乌药一钱　川黄柏盐水炒，一钱五分　云苓三钱　净车前盐水炒，四钱　滋肾丸开水先下，三钱

二诊：从叶香岩温润化浊一法化裁，阳气渐能下达，分泌尚乏其权，是以溲时则后重如欲登厕状，溺管痛，会阴穴如火燎，脉弦滑，舌红，面绯。心肾之阴暗亏，守原意更增育阴摄下之品。

淡苁蓉三钱　青升麻七分　鹿角霜三钱　川黄柏盐水炒，一钱五分　大生地五钱　川楝子二钱　云苓三钱　怀牛膝盐水炒，二钱　川杜仲三钱　小茴香盐水炒，七分　青盐五分

三诊：两进叶香岩温润化浊法，溺管痛、会阴如火燎者俱退，惟便结未利，腰俞尚或痛，脉弦细，舌红。肝肾之阴气未复，守原意步增固下。

大生地五钱　川杜仲二钱　怀牛膝一钱五分　云苓三钱　川黄柏盐水

炒，一钱五分　女贞子三钱　旱莲草三钱　潼沙苑盐水炒，三钱　鹿角霜三钱　泽泻一钱五分　桑寄生三钱

孙男　脾肾两亏，气又不固，阴津不能滋润，肠腑为之缩小，大便艰难，粪如羊屎，小溲勤短。高年患此，非可轻视。拟益气养阴，滋润肾燥。

淡苁蓉四钱　菟丝子四钱　覆盆子四钱　云苓三钱　黑料豆四钱　当归二钱　潞党参三钱　破故纸四钱　炒白术二钱　怀山药炒，三钱

按：先祖治疗便秘，常以苁蓉滋肾润燥为主药，并根据不同证候，配合其他方法。如瓜蒌薤白之辛滑通阳；升麻之升清降浊；麻仁丸之润燥通幽；半硫丸之温肾逐寒、通阳泄浊；三物备急丸之攻逐冷积、急以通下；滋肾丸之清下焦湿热，助膀胱气化而利尿；五香丸以理气。并善用独角蜣螂、海参肠、皂角子等润肠通秘。

（《贺季衡医案》）

李克绍

便秘五证发微

李克绍（1910~1996），山东中医药大学教授

“秘”，有“闭”的涵义，便秘，就是大便不畅快。通常认为只有粪块干硬难出，才算便秘，这是不对的。其实，只要排便时感觉困难，费力，不论粪块干硬与否，都叫便秘。便秘之重者，也叫大便不通。

古人对于便秘，有风秘、湿秘、气秘、寒秘、热秘之分，称为“五秘”。五秘都是以便秘为主症，再根据所出现的各种不同特点而分为风、湿、气、寒、热等。特点不同，说明病理有差别，治疗方法也就不同。现分述如下。

风　　秘

风秘是除了大便秘结以外，还表现为皮肤皲裂，筋脉拘挛，爪甲枯槁等。有的还会兼有阵发性寒热。大便常干燥坚涩，不易排出。风秘的原因，有人认为是肺脏受风，肺和大肠相表里，风从肺传入大肠，像风能吹干湿气一样，致使肠中津液干燥而形成便秘。也有人认为是病人肠中平素积有瘀热，热久伤津化燥，风从内生，致成便秘。这里且不管其病因如何，只谈谈为什么风秘能出现皮肤皲裂等症状。

由于人身各处的津液，是互相周转输布的，肠道既然干燥，全身的皮肤、肌肉、筋膜，自然也就缺乏津液濡养，所以皮肤起皱、筋脉伸展不得力，爪甲也呈现枯槁的现象。至于出现寒热，大都是在夜间。这是因为，津虚血虚，都是阴虚，而夜间也属阴的缘故。治风秘的主方是滋燥养荣汤。

滋燥养荣汤

生地黄　熟地黄　白芍　黄芩　秦艽各 5g　当归 6g　防风 3g　甘草 1.5g

水煎服。

按：本方是治肤燥之方，若用以治肠燥便秘，须加重地黄、当归、白芍的用量

一老年妇女　年约五旬，1971 年夏天，到山医二大队（当时大队在曲阜）求诊。

患者掀起衣服，全身上下，丘疹密布，由于瘙痒，抓得一片黑痂。自述发病已 2 年，曾到济南各大医院皮肤科抽血化验，诊断为皮炎，但治疗毫无效果。患者每至夜间，必发一阵寒热，寒热过后，即发出一片丘疹，因此，旧疹未愈，新疹又生，辗转缠绵，始终不愈，烦躁失眠，极为痛苦。察其脉象，沉而稍数，舌红苔少，大便干燥，排便费力。即诊断为血燥风秘。

患者问：为什么夜间必发寒热？先生答道：人体的阳气，白天活动的时候，大都集中在体表，夜间睡眠的时候，大都集中于体内，这叫作卫气昼行于阳，夜行于阴。大便既然燥结，已经是津枯血燥，经不起阳气的侵扰，所以在白天卫气行阳的时候，病人还不觉得怎样，而在夜间卫气行阴的时候，已虚的阴血，配不过不虚的阳气，就寒热发作。发作寒热，实际就是血热外出发疹的反应。所以本证的主诉是瘙痒、寒热，而病的本质却是便秘。也就是由秘生风。治疗的方法，

应当养血以治血燥，凉血以治血热，加入祛风药以治皮疹和寒热，因此开了一张滋燥养荣汤。

生熟地各30g　当归　白芍各15g　黄芩　秦艽　防风各9g　甘草6g

水煎服。

患者服了3剂，大便通畅，寒热停止，身痒大减，丘疹渐消。嘱其回家再服几剂，服至所有丘疹结痂脱落后，即可停药。

养血祛风除了滋燥养荣汤外，还有何首乌，也很有效。丹方："治肝肾风秘，至夜微发寒热者，用生何首乌两许，顿煎，服之神效。"上述患者，一年之后，前证又发，先生又改用此方与服，也有效果，但对比起来，不如滋燥养荣汤效果迅速。

气　秘

气秘的特点是病人常常嗳气。其大便之所以不顺利，倒不一定由于大便干燥结硬，而是"气"不下降。"气"既然不下降，大便下行就不痛快，而且还会出现嗳气和兼有脘腹满闷的感觉，这就叫作"升降失常"。因此治疗气秘，必须以降气药为主，如苏子、枳壳、枳实、厚朴等。把这些降气药加入通便药中，就是治气秘的效方。如：木香槟榔丸（《卫生宝鉴》方）。

木香槟榔丸　治一切滞气，心胸腹胁痞满，二便涩滞。

木香　槟榔　枳壳　青皮　陈皮　蓬莪术　黄连各30g　黄柏　香附　大黄各90g　牵牛头末腹满便秘用黑者，喘满膈塞用白者，120g

共研为细末，芒硝泡水和丸，如豌豆大，每服三五十丸至七十丸，食远姜汤送下，以轻微腹泻为度。

又方：治大便干结，腹中胀闷，频频入厕，里急后重。人参、当归、枳壳，水煎服。加入陈香橼尤效。

本方各药分量，可以灵活运用。其中枳壳，在便秘的情况下，最好是生用。因为生用力量最大。若兼有胸胁胀满时，可以炒用。

湿　秘

湿秘也叫痰秘。它是湿热、痰饮等阻碍气机下降，以致大便不能顺利排出，湿热、顽痰胶结，又会出现胸胁痞塞满闷，或喘促、头汗出、头晕眼花等症状。痰湿在肠中，又会兼有肠鸣。

治疗湿秘，主要是用苍术、黄连、黄芩、黄柏等清除湿热，或用半夏、茯苓、橘红、白芥子、姜汁、竹沥等搜逐痰饮，再加入一些顺气、降气药。如导痰汤煎送控涎丹或礞石滚痰丸。

导痰汤（《济生方》） 治痰涎壅盛，胸膈留饮，咳嗽恶心、发热背寒，饮食少思，中风痰盛，语涩眩晕等。

半夏 6g　南星　橘红　枳实　赤茯苓各 1.5g　炙甘草 1g　生姜 5 片

水煎服。

冷　秘

便秘的同时，又兼有四肢发凉、喜温怕冷、舌质淡白、脉搏沉迟等阴寒症状的叫作冷秘。冷秘常见于老年人，须用温润通便药，如巴戟天、肉苁蓉、当归、熟地等。半硫丸是治冷秘的专方。

半硫丸（《局方》） 治痃癖冷气、冷秘、虚秘。

半夏 90g　硫黄明净者，60g

二味共研极细，加生姜汁同熬，入干蒸饼末，搅和匀，入臼内捣数百次，作丸如梧桐子大，每服十五丸至二三十丸，空腹用黄酒或米饮、生姜汤送下。

热　　秘

热秘和冷秘相反，兼见的一些症状，不是寒证，而是热证，如面赤、舌干、小便赤黄、喜凉恶热、脉搏沉数等。这样，在泻热通便药中加入一些润肠药就可以了。如：

四顺清凉饮（《证治准绳》方）

当归　赤芍　大黄　甘草各 5g

水煎，入生蜜一茶匙，温服。

更衣丸

飞朱砂 15g　芦荟研，20g

滴入好酒少许，和为丸，每服 3~6 丸，好酒送服。

又方

芒硝 15g　热酒化开，澄去渣，加香油三四茶匙，温服。

又方

鲜生地黄捣汁服。

又方

大黄　黄芩　炙甘草各 15g

水煎，入生地黄汁二茶盅，再煎三沸，分二次服。

除了上述五秘以外，还有久病体弱，大便干燥，努责不下，频频入厕，气虚下陷，里急后重的，叫作气虚秘。伤津失血，大便燥结，滞涩难出的，叫作血虚秘。血虚的，应当养血润肠，如当归、地黄、肉苁蓉、桃仁、杏仁、松子仁、柏子仁、火麻仁、蜂蜜等。气虚的当加入补气药，如人参、黄芪等。这些主要在于临床时随机应变，灵活运用。

李斯炽

滋阴养血寻常法，疏肝降逆亦每求

李斯炽（1892~1979），成都中医药大学教授

《医学心悟》说：“大便闭结，有实闭、虚闭、热闭、冷闭之不同。如阳明胃实，躁渴谵语，不大便者，实闭也。若老弱人精血不足，新产妇人气血干枯，以致肠胃不润，此虚闭也。热闭者，口燥唇焦，舌苔黄，小便赤，喜冷恶热，此名肠结。冷闭者，唇淡口和，舌苔白，小便清，喜热恶冷，此名阴结。”程氏依据临床症状和病人个别体质关系，把便秘分为实闭、虚闭、热闭、冷闭四证，这就比前人的学说更为明晰，所以目前多数中医对于便秘的治疗，一般都习用像程氏这样的辨证方法。

热证便秘，宜用清凉攻下之法，常用方剂以凉膈散、升降散最为适合。寒证便秘，必须采用温燥行气之剂，以亢奋胃肠功能，则大便自能通畅。病轻者，可用平胃散加木香、砂仁；重者，可用四磨汤或理中汤加当归、芍药，兼服半硫丸。此证若妄投芒硝、大黄等泻下药物，不但肠管愈渐弛缓无力，且常有腹痛、里急后重等不良症状产生，这是在临诊时须得特别留意的。实证便秘，其偏于热者，可用脾约丸或大承气汤；其偏于寒者，可用备急丸或温脾汤。虚证便秘，不可误用攻下，须以恢复津液、滋润肠道为主。常用方剂如润肠丸、五仁丸、益血润肠丸等。此外尚可采用蜜煎导法。

便秘一证，可归纳为胃肠、肺、肾三个方面。在胃肠方面，有由于气虚中寒，推动无力者；有由于肝郁克脾，胃失和降者；有由于肝火上冲，胃气不降者；有由于饮食虫积或湿热之邪阻滞胃肠，腑气不通者；有由于津液不足，传导失常者。津液不足，或由于阴血亏虚，或由于热甚伤津，或由于发汗利小便所致之损津耗液，或由于脾不能为胃行其津液。在肺的方面，由于肺合大肠，故肺脏的病变，多易波及大肠而发为便秘。肺气太实，则易形成上窍闭而下窍塞，此种肺实，或为气逆，或为痰阻，或为风邪，或为湿热郁遏，皆能导致肺失肃降，大便不通。再一种情况是肺阴不足，此种或由于素禀阴亏，或由于肺热灼津，或由于肝火犯肺，或由于心热传肺，或伤于秋令之燥气，皆能致液枯肠燥，大便秘结。在肾的方面，由于肾司二便，故肾阴亏损或肾阳不足，皆有便秘证出现。以上各类病症，应在临证中细致辨认，对证用药，方不致误。

养心培肾，滋血润肠

樊某　男，63岁，1963年6月20日初诊。

曾患痔瘘手术后大便困难，近年来登三层楼即觉气喘，血压偏低，平时心累心跳。经医院检查，有心脏疾病，两膝关节酸痛。此心肾阴亏、血虚肠燥之象，治宜养心培肾，滋血润肠。

柏子仁24g　生地30g　枣仁30g　丹参30g　茯神30g　天冬30g　麦冬30g　菟丝子30g　牛膝21g　肉苁蓉2g　何首乌30g　枸杞18g　知母18g　郁李仁18g　当归30g　火麻仁30g　苏子15g　黑芝麻21g　山药30g　甘草9g

上药为丸，每服9g，日3次。

二诊：10月。服上方后，上楼已不气喘，心累心跳缓解。惟大便尚不通畅，再本前法。

柏子仁24g　丹参30g　生地30g　麦冬30g　白芍30g　枣皮24g　肉苁蓉21g　菟丝子30g　枸杞18g　女贞子30g　郁李仁18g　火麻仁30g　桃仁15g　苏子15g　当归30g　黑芝麻21g　党参30g　甘草9g

上药为丸，每服9g，日3次。

1964年6月18日来信说，服前方后，上楼不但不气喘，而且可以跑上去，大便已接近正常。经检查，心脏未见异常，只主动脉弯曲，肛门不狭窄。要求再拟丸方以巩固之。

柏子仁24g　丹参30g　生地30g　枣仁24g　麦冬30g　天冬21g　肉苁蓉21g　女贞子30g　枸杞21g　菟丝子30g　何首乌30g　郁李仁2g　火麻仁24g　杏仁12g　苏子12g　莱菔子30g　党参30g　山药30g　甘草9g

按：本例老年肾水不足，故两膝关节酸痛。肾病传心，即出现心累心跳，稍事劳动即觉气喘等心阴不足、心阳偏亢情况。肾司二便，阴液不足，大肠已嫌干涩，复加痔瘘术后失血，血亏则肠内更燥，发为便秘。故用枣仁、茯神、天冬、麦冬、菟丝子、肉苁蓉、枸杞、知母、山药等大队滋养药以培心肾之阴；用当归、生地、何首乌、白芍、枣皮、女贞子、丹参以生血；用党参、茯神、甘草以助气；用柏子仁、郁李仁、火麻仁、黑芝麻、桃仁、杏仁以润肠；用牛膝、苏子、莱菔子以速其下行之势。

清热除湿，佐以敛肝健胃

陈某　女，16岁，1970年3月2日初诊。

主诉：大便秘结，小便黄少，巩膜发黄，不思饮食。经医院检查，诊断为急性肝炎。诊得脉象数急，舌苔黄腻。此为湿热内蕴之证，治当清热除湿，佐以敛肝健胃之品。

茵陈 12g　酒炒大黄 6g　枯黄芩 9g　白术 9g　茯苓 9g　猪苓 9g　泽泻 9g　白芍 9g　谷芽 9g　焦山楂 9g　甘草 3g

服上方 2 剂后，大小便即得通利，诸症亦痊愈。

按：本例巩膜发黄，脉象数急，舌苔黄腻，不思饮食，是湿热内蕴之证。湿热内阻，腑气不通，故大便秘结，小便黄少。故用茵陈、酒炒大黄、枯黄芩、白术、茯苓、泽泻以清热除湿；用白芍以敛肝；用谷芽、焦山楂以健胃，使湿热清利，肝胃调和，诸症即痊愈。

疏肝清肝平肝，兼以逐瘀

杨某　女，成年，1970 年 6 月 12 日初诊。

主诉：由于怄气使右胁肋疼痛，晚上疼痛更剧，大便秘结，小便黄色，左侧头痛，眼睛发胀，月经提前，血色紫黑成块，饮食甚少，舌质红赤，脉象细弦。此为肝郁化火，兼夹血瘀之象。治宜疏肝清肝平肝，兼以逐瘀之法。

柴胡 6g　枳壳 9g　刺蒺藜 12g　香附 9g　白芍 9g　丹皮 9g　山栀仁 9g　钩藤 12g　丹参 9g　桃仁 6g　甘草 3g

服上方 4 剂后，大便通畅，余症亦趋好转。

按：本例因怄气使肝郁不疏，因肝经布胁肋，连目系，故发为胁肋疼痛，眼睛发胀。肝胆相连，胆经循头之两侧，故发为偏头痛。肝郁克脾，则饮食甚少。脉象细弦，亦为肝郁之象。肝郁最易化火，故出现舌质红赤、大便秘结、小便黄色、月经提前等火热现象。气郁不舒，则血亦瘀滞，因此出现月经血色紫黑成块，夜间胁肋疼痛加剧等瘀血征象。综合以上症状分析，故断为肝郁化火兼夹血瘀。肝郁则应疏肝，故用柴胡、枳壳、刺蒺藜、香附。因防肝气横逆侮脾，故用白芍以敛之。肝热则应清肝平肝，故用丹皮、山栀仁、钩藤，并用丹参、桃仁以活血祛瘀，药证相应，则收效较快。

疏肝清肝，育阴潜阳，祛痰下气

徐某 女，成年，1970年12月16日初诊。

其家人代述，平时睡眠不好，情志易激动，近因怒打小孩，引起神志失常，口中喃喃自语，每欲跳楼自杀，已数日不进饮食，大便亦数日不解，口中干燥，生眼屎，脉浮，舌上有黄滑苔。此为素禀阴亏，怒引肝火上冲，夹痰阻窍之候。治宜疏肝平肝，育阴潜阳，祛痰下气。用温胆汤加减。

法半夏9g 茯苓9g 竹茹9g 枳实9g 刺蒺藜12g 黄芩9g 钩藤12g 牡蛎12g 龙骨12g 代赭石9g 甘草3g

2剂。

二诊：12月18日。服上方2剂后，有时神志正常，能自述头痛甚剧，口渴欲饮，能稍进饮食，脉浮象稍减。但有时仍然昏乱胡语，大便仍然未解。仍本前方立意，加入育阴开窍药。

白芍12g 生地9g 石决明9g 钩藤12g 牡蛎12g 刺蒺藜12g 竹茹9g 枯黄芩9g 龙胆草9g 石菖蒲6g 远志6g 琥珀冲，4.5g 枳实9g 磁石9g 朱砂冲，1g 神曲9g

2剂。

三诊：12月20日。神志全部清醒，脉已不浮，只细涩而弱。自觉胸中窒闷，似有物压迫的感觉，头昏失眠，口干，便秘，不思饮食。再用疏肝扶脾、祛痰行气、开上泄下之法。

刺蒺藜12g 青皮9g 山药12g 泡参9g 茯苓9g 法半夏9g 枳实9g 厚朴9g 石菖蒲6g 莲米12g 薤白6g 石斛9g 钩藤12g 甘

草 3g

4 剂。

服上方 4 剂后，大便已通，饮食能进，睡眠转佳，胸中开豁，诸症即痊愈。经随访数月，未见复发。

按：本例病员平时睡眠不好，头部昏痛，情志易激动等，是素禀肝阴亏损之象。怒则气上，肝火上冲，故头痛失眠加重。脉浮，舌黄，口干，生眼眵，均系肝火之象。气不下降，故大便秘结。肝气郁滞，则胸中窒闷。肝郁克脾，则不思饮食。脉滑，胸中有压迫感，为痰饮内聚之象。肝火夹痰，阻塞心窍，则神志失常。故治当疏肝清肝，育阴潜阳，豁痰开窍，扶脾降气。用刺蒺藜、青皮以疏肝；用黄芩、龙胆草以清肝；用牡蛎、白芍、生地、石斛以育阴；用钩藤、龙骨、代赭石、石决明、琥珀、磁石、朱砂以潜阳；用法夏、茯苓、竹茹以祛痰；用石菖蒲、远志、薤白以开窍；用泡参、莲米、山药、神曲、甘草以扶脾；用枳实、厚朴以降气。使肝脾调和，阴生阳潜，上开下泄，诸症即痊愈。

疏肝通络，清热降逆

黄某　女，50 岁，1971 年 5 月 3 日初诊。

主诉：大便秘结，头昏头胀，乳头发痛，皮肤发痒，脉象浮弦，舌上黄黑苔。此为肝郁络阻，郁热上冲之候。治宜疏肝通络，清热降逆。

刺蒺藜 12g　丹皮 9g　柴胡 6g　郁金 9g　瓜蒌 20g　丝瓜络 12g　酒炒大黄 6g　枯黄芩 9g　钩藤 12g　代赭石 9g　旋覆花 9g　甘草 3g

服上方 3 剂后，大便即通畅，余症亦消除。

按：本例脉象浮弦为肝郁之象。足厥阴肝经上膈，布胁肋，乳头发痛，系肝气郁热所致。郁热阻络，则周身发痒，郁热上冲发为头昏头胀。大便秘结，舌上黄黑苔，亦系火热之象。故用刺蒺藜、丹皮、柴胡、郁金以疏肝；用瓜蒌、丝瓜络、旋覆花以通络；用酒炒大黄、枯黄芩以清热；用钩藤、代赭石以降逆。使肝气条达，脉络通畅，热清气降，诸症即得缓解。

通利二便，兼顾阴液

陈某 男，成年，1971年11月4日初诊。

主诉：大便秘结，已5日不解，尿频量少，尿后疼痛，恶心腹胀，口中干燥。经医院检查，诊断为输尿管结石。诊得脉象沉实，舌上干红无苔，此为下焦湿热伤及阴分。治当通利二便，兼顾阴液。

大黄 9g 枳实 9g 厚朴 9g 泽泻 9g 茯苓 9g 猪苓 9g 瞿麦 9g 金钱草 30g 海金沙 24g 知母 9g 生地 12g 甘草 3g

服上方2剂后，大便即通利，余症亦告缓解。

按：本例脉象沉实，大便秘结，小便短涩疼痛，为下焦实热现症。大便不通，肠胃之气不行，故发为恶心腹胀。热甚伤津，故口中干燥，舌干红无苔。治当以通利二便为主，故用大黄、枳实、厚朴使热从大便出；用泽泻、茯苓、猪苓、瞿麦引热从小便出。因有结石，故加金钱草、海金沙以化之，并用知母、生地以清热养阴。使前窍开，后窍泄，热去津存，病即痊愈。

养肺肾阴分

王某 男，成年，1970年12月4日初诊。

主诉：大便秘结，咳嗽，痰黏稠成块，睡眠不好，遗精盗汗，脉象浮大，舌干红无苔。宜养肺肾阴分，麦味地黄丸加减。

熟地 9g　丹皮 9g　菟丝子 12g　山药 12g　茯苓 9g　麦冬 9g　五味子 6g　竹茹 9g　白芍 12g　牡蛎 12g　肉苁蓉 9g　柏子仁 9g　法半夏 9g

4 剂。

二诊：12 月 25 日。服上方 10 余剂，诸症已缓解，大便不干燥，痰亦转清稀，咳出较易，睡眠、饮食、精神均大有好转，微觉怕冷，舌赤，脉浮数。仍本前方增损。

五味子 6g　朱麦冬 9g　生地 9g　丹皮 9g　山药 12g　枸杞 9g　泽泻 9g　茯苓 9g　菟丝子 12g　牡蛎 12g　肉桂 3g　竹茹 9g　白芍 9g

4 剂。

服上方 4 剂后，即基本恢复健康。

按：本例脉浮大，舌干红无苔，睡眠不好，为阴亏症状。肾阴亏损，则遗精盗汗。肺阴亏损，则咳嗽痰稠。肺合大肠，肾司二便，肺肾阴亏，则发为便秘。故用麦味地黄丸以养肺肾阴分，加白芍、肉苁蓉、枸杞以养阴润肠，用牡蛎、柏子仁以潜阳安神，用法半夏、竹茹以止咳祛痰。二诊时，用少量肉桂以引火归原。

魏龙骧

白术通便秘

魏龙骧（1911~1992），京城名医，临床家

便秘者，非如常人之每日应时而下也。此证恒三五日、六七日难得一便，有大便干结坚如羊矢者，窘困肛门，支挣不下，甚则非假手导之不能出，亦有便不干结，间有状如笔管之细者，虽有便意，然每临厕虚坐，尽力努责，依然艰涩，往往力迫求通，而不通益甚，故谓之“大便难”。

便秘一证，医籍所载，名目繁多，治方亦多。然有效亦有不效者，轻则有效，重则无效；暂用有效，久则失效，迄少应手。孟浪者，但求一时之快，猛剂以攻之，以致洞泄不止，非徒无益，而又害之。东垣所谓“治病必求其源，不可一概用牵牛、巴豆之类下之”。源者何在？在脾胃。脾胃之药，首推白术，尤须重用，始克有济。然后，分辨阴阳，佐之他药可也。或曰：“便秘一证，理应以通幽润燥为正途，不见夫麻仁滋脾丸、番泻叶等已列之常规，君今重用白术，此燥脾止泻之药也，施诸便秘，岂非背道而驰，愈燥愈秘乎！”余解之曰：“叶氏有言，脾宜升则健，胃主降则和，太阴得阳则健，阳明得阴则和，以脾喜刚燥，胃喜柔润，仲景存阴治在胃，东垣升阳治在脾。便干结者，阴不足以濡之。然从事滋润，而脾不运化，脾亦不能为胃行其津液，终属治标。重任白术，运化脾阳，实为治本之图。故余治

便秘，概以生白术为主力，少则一二两，重则四五两，便干结者加生地以滋之，时或少佐升麻，乃升清降浊之意。至遇便难下而不干结，更或稀软者，其苔多呈黑灰而质滑，脉亦多细弱，则属阴结脾约，又当增加肉桂、附子、厚朴、干姜等温化之味，不必通便而便自爽。”

于某 1977年6月，北京电车公司某厂工人。

自称患便秘六七年矣，中西医迄未停诊，竟无寸效。七年来，汤药近千剂左右，滋阴如麦冬、沙参、玉竹、石斛、知母有之；润下如大麻仁、郁李仁、柏子仁、桃仁以及大黄、芒硝、番泻叶有之；补剂如党参、黄芪、太子参、怀山药、肉苁蓉、狗脊、巴戟等等药备尝之矣；丸药若牛黄解毒、牛黄上清、更衣丸、槐角丸、麻仁滋脾丸；他如开塞露、甘油栓等，直似家常便饭，且常年蜜不离口。然与便秘已结不解之缘，言下不胜其苦，颇为失望。余诊之，心烦易汗，眠食日减，脉细，舌苔薄滑，余无他象，皆由便秘过久，脾胃功能失调所致。当投生白术三两，生地二两，升麻一钱。患者虽未形诸言表，但眉宇间已形半疑半信之态，以为仅仅三味又无一味通下，默然持方而去，实则并未服药。终以便不自下，姑且试之，幸其万一。不期，四小时后，一阵肠鸣，矢气频转，大便豁然而下，为数年之所未有如此之快者。正所谓一剂知，二剂已。嗣后，又继服二十余剂，六七年之便秘，竟占勿药。患者喜出望外，称谢而去。

高龄患便秘者实为不少，一老人罹风疾偏枯，步履艰难，起坐不利，更兼便秘，何以堪此。尝指腹而叹曰：“大便不通，如之奈何！愿医者善为我图之。”查其舌质偏淡、苔灰黑而腻，脉见细弦。此乃命门火衰，脾失运转，阴结之象也。疏方生白术二两为主，酌加肉桂一钱，佐以厚朴二钱，大便逐能自通，灰苔亦退，减轻不少痛苦。类似病人，亦多有效，勿庸一一列举。

张泽生

阴伤肠燥痰气滞，化裁瓜蒌薤白方

张泽生（1895~1985），江苏省中医院主任医师，临床家

阴伤肠燥证

陈某 男，56岁。1962年1月8日初诊。

习惯性便秘已有30年，必须服泻药才能通行。口渴，舌红、苔黄，脉小数。属阴伤肠燥，津液不能濡润肠腑，传送无力所致。先服煎药，继用丸方巩固。

南沙参9g 大麦冬9g 火麻仁9g 郁李仁9g 瓜蒌仁15g 肉苁蓉9g 炒枳实6g 皂角子5粒 肥知母6g

5剂。

丸方如下：

生首乌50g 大生地50g 肉苁蓉50g 火麻仁50g 郁李仁50g 瓜蒌仁50g 炒枳实30g 生大黄30g 皂角子9g 南沙参60g 大麦冬50g 炙紫菀60g 白桔梗30g 光杏仁50g 桃仁泥30g

上药共研末，炼蜜为丸，如梧桐子大，每服5g，1日2次。

复诊：1963年6月4日。服上方丸剂，大便已能每日畅解，最近体重增加，精神振作。过去血压偏低，近来血压正常，有时略高，余

无所苦。脉弦细，舌质红，原方出入再治。

原丸方生大黄减为15g，炒枳实减为15g，另加决明子60g。

用夏枯草90g煎汤，加蜂蜜240g泛为丸，如梧桐子大，每服5g，每日2次。

按：本例便秘久恙，症见口渴、舌红、苔黄、脉象小数。张老认为，其病机主要由于阴液不足，肠腑失濡，以致传送无权，阴虚液少，大便燥结，久则肠中积热，热易伤阴，互为因果。故治法以养阴滋液润肠为主。兼用枳实、大黄导滞通腑；皂角子润燥通便；肉苁蓉甘咸性温，功擅补肾壮阳、润肠通便，以盐渍之，咸而滑润，益阴通阳，不伤津液，张老对老年人便秘者常用之。丸方中紫菀、桔梗、杏仁宣通肺气，亦有助于通便，从肺与大肠相表里之意。制为丸剂，便于常服。30年顽疾，得以解除，爰录此案，以资参考。

痰气郁滞证

王某 男，49岁。1976年2月24日诊。

初诊：习惯性便秘年余，少腹两侧膨胀作坠，辘辘有水声，腰部酸痛。在某医院摄片有腰椎退行性病变。脉细数，舌质偏紫、苔薄白腻。此由肝肾两亏，气机不畅，肠腑失于濡润所致。

肉苁蓉9g　全当归9g　大白芍9g　川桂枝3g　法半夏9g　香独活9g　西秦艽9g　云茯苓9g　大腹皮9g　决明子15g

二诊：3月25日。腹胀年余，重按则痛，大便干，常需五六日1次，食后嗳气。脉弦，舌苔黄腻，唇干而紫。经钡餐透视为浅表性胃炎。痰气郁滞，胃失通降，当以辛滑通阳。

干薤白9g　全瓜蒌15g　川桂枝3g　法半夏9g　广陈皮6g　决明子30g　广郁金9g　石打穿30g　麻仁丸分吞，9g

三诊：4月8日。药后大便连续畅通3次，现在每日1次，惟排便欠爽，腹胀多矢气。脉弦，舌尖红、苔薄白，质地较胖。脾虚夹湿，气机不调。

潞党参15g　炒白术9g　广陈皮6g　大白芍9g　广木香5g　炒建曲12g　决明子15g　香橼皮9g

四诊：6月24日。停药月余，大便又复干结，少腹胀痛，腰酸，舌苔黄腻，前法再进。

干薤白9g　全瓜蒌15g　广木香5g　川桂枝3g　法半夏9g　广陈皮6g　炒枳壳9g　决明子15g　大白芍9g

按：本例初诊时因有腰椎痛，故从益肾养血散寒立法，药后大便仍不通畅，复诊时，张老考虑其舌苔黄腻，食后嗳气，此证为痰气郁滞、胃失通降，转用辛滑通阳之瓜蒌薤白半夏汤加减进治。药后大便得以畅行，并保持每日1次。后因患者停药1个月余，大便又复秘结，张老仍以原方加减进治获效。说明对待便秘，亦须辨证确切，方能中病。

血虚肠燥证

刘某　女，49岁。

顽固性便秘10余年，每五六日方得大便1次。此次膀胱炎控制后，大便16日未通，服用多种中西药物未效，自己用手挖出大便，以后服猪胆汁，大便才通行，停药后大便又复干结，服麻仁丸亦无效。脉沉细，舌质红起纹。阴血不足，不能濡润肠腑，拟方养血润燥。

肉苁蓉12g　全当归9g　火麻仁9g　郁李仁9g　炒枳实9g　全瓜蒌15g　制大黄9g　元明粉冲，12g

10剂。

按：此例便秘系血虚津少，不能濡润肠腑所致，脉见沉细，舌质红起纹。张老主要选用养血润肠的苁蓉、当归、麻仁、郁李仁等，并加入枳实导气破积，元明粉软坚荡腑，药后大便得以畅通。

血虚浊滞证

徐某 女，62岁。

脾胃失调，津液不能濡润肠腑，大便干结，2日一行。食欲不振，夜寐差，右腹脐旁摸到一小包块，经西医检查为“结肠下垂”。脉细，舌苔黄腐而腻，面色萎黄，口干不欲饮。拟养血通阳润肠。

当归9g 干薤白12g 全瓜蒌15g 川桂枝3g 大白芍9g 法半夏9g 决明子24g 火麻仁12g 桃杏仁打，各9g 皂角子杵，7粒

按：本例便秘，既有气滞胃失通降，以致浊气不能下行，又有血虚肠燥，不能濡润肠腑。对此类夹杂见证之便秘，张老根据辨证施治的原则，综合养血润燥、辛滑通阳之法化裁。药后大便渐调，嘱再服5剂，以资巩固。

便秘是临床常见症状之一，造成便秘的原因很多，一般多由于胃肠燥热、血枯津少、气虚郁滞或阴邪凝结所致。张老认为，除上述病因外，由于脾虚内停湿浊，胃失通降而致的便秘，在临床上亦屡见不鲜。对这类便秘，单用攻下或滋润之剂，均不适宜。故吸取《金匮要略》中瓜蒌薤白半夏汤治疗胸痹之经验，将该方化裁，治疗胃失通降之便秘，效果甚好。由于该方既能宣痹下气，又能通阳散结，取其“下气”和“散结”之功，移治便秘，别具一格。当然，这类便秘应具有舌苔黄腻、胸腹胀满或嗳气不舒等症，方可使用。

梁剑波

便秘之阴结阳结

梁剑波（1920~2003），岭南中医大家

中医认为便秘一证有不同的性质和类型，有虚秘、实秘、风秘、冷秘、热秘等。如李东垣说："夫肾主五液，津液润则大便如常。若饥饱失节，劳役过度，损伤胃气及食辛热厚味之物而助火邪，伏于血中，耗散真阴，津液亏少，故大便燥结。然结燥之病不一，有热燥、有风燥、有阳结、有阴结，又有年老气虚津液不足而结燥者。"意即指此。《金匮翼》认为便秘虚证多而实证少。虚证又分为阴虚和阳虚之秘。"凡下焦阳虚，则阳气不行，胃肠不能传送而阴凝于下；下焦阴虚，则精血枯燥，则津液不到而肠脏干槁"，都会发生便秘。惟张景岳力排众议，他对本证根据疾病的性质作了简要的归纳和说明。他认为："大便秘结一证，在古方书有虚秘、风秘、气秘、寒秘、湿秘等，而东垣又有燥热、风燥、阳结、阴结之说。此其立名太烦，又无确据，不得其要而徒滋疑惑，不无为临证之害也。不知此证之当辨者惟二，则曰'阴结''阳结'而定之矣。"张氏以"阳结""阴结"两类型来辨证，阳结即实秘、热秘、风秘、气实而秘；阴秘即冷秘、气虚而秘。

梁师认为，本病的病因与肾阴有密切关系。《内经》谓："肾开窍于二阴。"可知便秘专责之少阴。少阴主水，证虽然不同，但总由于

津液枯竭。又“肾主五液”，津液盛则大便如常。所以便秘虽属大肠传导功能失常，但却与少阴肾的关系较为密切。例如房事过度，精血耗竭，多致便秘；或饥饱劳役，损伤脾胃，辛热厚味，渐渍助火，火伏血中，耗散真阴，津液亏少，多致便秘；或高年血气不充，肾阴枯竭，亦容易引起便秘。这些例子均足以证明与肾阴密切相关。因为肾阴不足，津伤液耗，发生阳结或阴结，即能导致各种不同性质的便秘。

从西医学来理解，除热结胃肠，辛辣刺激的食物引起便秘，或久患热病，余邪留恋，津液损耗，不能滋润大肠者外，还与排便动力缺乏，如膈肌衰弱、腹肌衰弱、肛提肌衰弱、肠平滑肌衰弱、神经精神紊乱、反射消失、妊娠等有关。因而在治疗上以阴结的血虚和阳结的气虚来分析治疗，往往会获得满意的疗效。

便秘的脉象以平脉为吉，亦以关脉缓为吉兆。《医宗金鉴》谓：“大便秘结，脾脉沉数，下连于尺为阳结；二尺脉虚或沉细而迟为阴结。”“老人虚人秘结，脉雀啄者难治。”《医宗金鉴》这一经验是可贵的。老人大便秘结而兼雀啄脉，多为心力衰竭或门静脉高压而有直肠黏膜充血，使敏感性减弱引起便秘，故为难治。梁师的见解是：便燥结，脉多沉细；如为实证燥热便秘，脉当弦数或沉数。但亦必须脉症合参，治疗方能有效。

便秘的治疗，仍按张景岳划分的阴结、阳结来分型似较恰当。阳结属于实热有余，而阴结则属于虚冷不足，现分述如下。

一、阳结便秘

1. 实证燥结

便秘不解，面赤身热，口燥唇焦，甚或口疮糜烂，小便短赤，腹胀口干。舌质红、苔黄燥，脉沉数或滑实。这是由于胃肠积热，腑气不通，致热盛伤津，大便燥结不解。治宜清热润下，轻则用凉膈散，重则非攻下不可，酌用三承气汤。如热病后，余邪未清，大便涩，小便少，则用麻仁丸：大黄、枳实、厚朴、赤芍、麻子仁、杏仁。

麻仁丸用于肠黏膜应激力减弱的便秘。如某些热性病后期在炎性病变的恢复过程中，肠黏膜对正常的刺激反应减退，可发生便秘；痢疾在恢复期常有便秘；过用苦寒的中药常有便秘等。中医称之为“脾约”证。用麻仁丸，效果良好。

2. 气滞燥结

便秘不解，心腹痞满，胁肋腹胀，噫气频作，胃呆纳减，舌苔薄腻，脉弦而数。这是由于脾气不运，宿食留滞不舒，或肝郁不舒，或气机阻滞而致肺气壅蔽，不能下降大肠，使糟粕内停，化燥秘结。治宜理气导滞，开郁通幽。用六磨饮：沉香、木香、槟榔、乌药、枳实、大黄、厚朴。如确诊为宿食留滞，可用梁师自拟的脾积通幽汤：莪术、三棱、青皮、良姜、大黄、木香、枳实、甘草。若肺气不降而诸气的道路因以闭塞，噫气泛恶，胀满不适。这种现象，常见于肛提肌衰弱，如在妇女又多为骨盆底肌在妊娠中受到影响。尤其在多产妇女，产后未能充分休息，起床过早，腹内脏器压迫盆底肌肉，使肛门肌难于复原，故常可导致气滞燥结。中医对此种便秘理解为肺气壅闭不能下降大肠，致气失升降。可用梁师自拟的益气提肛散：当归、川芎、防风、枳壳、陈皮、党参、麻子仁、杏仁、甘草、白蜜。产后便难，本方也有良效。

二、阴结便秘

1. 血虚燥结

便秘不解，登厕则虚坐努责。兼见头晕心悸，面色晄白，舌淡白无华，脉细或涩。这是由于血虚津少不能润滑肠道，或因贫血而体质虚弱，引起膈肌衰弱。如慢性营养不良与全身衰弱，以及膈肌麻痹等情形都可能属于血虚津少现象。治宜养血润燥或单纯补血以资生化之源。用梁师自拟的八珍玉蓉汤：当归、川芎、熟地、白芍、党参、黄芪、肉苁蓉、枳壳、沉香、麻子仁。亦可用尊生润肠丸：当归、生地、麻子仁、桃仁、枳壳。血虚体弱，常引起排便动力缺乏。例如膈肌、腹肌、肛提肌与肠壁平滑肌，凡此数种肌肉的虚弱，在中医学中都认为与血虚有关。上述二方，效果都很可靠。也可直接用补血方法治本以扶元济弱，用人参养荣汤，使体征改善，便秘就自然通下。

2. 气虚冷结

便秘不解，或便不燥而解不畅，便时虚坐有便意而必须努责，便后疲乏，短气自汗。气虚而兼冷结，则小便清长，腹中冷痛，腰膝亦有冷感。舌淡苔薄或白润，脉沉弱而迟。这是由于气虚而脾失健运，或阳虚气冷而致脾肾寒积。如久病元气未复，高年精血不足，脾肾虚衰等情况皆能导致卫阳不固，阴寒内结，大便艰难。如单纯为气虚，治宜益气升陷，用补中益气汤。如为气虚冷秘，则用温下行秘，用温脾汤：大黄、干姜、附子、肉桂（冲）、炙甘草、厚朴、枳实。如气虚冷秘，阴寒又觉微燥，宜在温暖药中略加苦寒以祛燥热，温脾汤是理想的方剂。或用理中汤冷服，亦能达到治疗目的。

此外，在治疗上无论其为阳结的便秘或阴结的便秘，除燥热结实者外，用中医的导蜜煎法：白蜜糖微火煎熬至滴水成珠，候稍冷，制捻成锭，便时纳肛门中。

便秘的治疗以通下为主，但治病应求本，不宜于滥施通下。便秘与肾阴不足，津液消耗有关。所以李东垣说："治病必究其源，不可一概以牵牛、巴豆之类下之，损其津液，燥结愈甚，复下复结。极则以致导引于下而不通，遂成不救。"李氏这一见解真是经验之谈。

又，便秘和大便不通治疗有别。便秘是时常燥结，难于排便。不通则多为邪热入里，胃有燥实，津液中干。治疗时必须多方面了解病者的发病情况和过去的身体情况。如为大便一时不通，热邪燥实，则用硝黄涤荡亦不为过。如非燥实，则应多从血气方面来考虑，似较周全。

梁师治便秘的经验是治疗初期可辅以轻泻剂，而峻下或灌肠应尽量少用或慎用。有些患者的便秘，纯由于对饮食过分挑剔所造成，则不应以阴结、阳结来划分，而要适当调整食物，增加含纤维素较多的蔬菜与水果，有时也可纠正便秘。此外在治疗过程中，必须告诉患者养成定时排便的习惯和增强体育锻炼，再配合服药，往往能得到较为理想的疗效。至于便秘屡治不愈，而确诊为非器质性病变时，中药当归、人参、枳壳、生首乌、陈佛手等药作煎剂频服，每可改善。附述于此以供参考。

许勉斋

精血亏虚便秘治以景岳济川煎

许勉斋（1900~1982），浙江名医

便秘一证，有寒下者，如承气汤、更衣丸之类是也；有温下者，如备急丸、温脾汤之类是也。然有精血亏虚，无力行送，则景岳济川煎一方，确为斯症之良剂。

余治一妇　素禀虚弱，年届不惑，生产一儿，恶露稀少，未几即止，大便艰难，努力推送，始得解下，按其脉沉而弱。以脉症论之，所谓产后恶露稀少，未几即止，然腹无胀痛之候，决非瘀积为患，推其大便秘结，良由阴液不足而然。譬如江河水涸，搁舟碍行，济以人力推引，亦不能顺流而驶。若疑便结而用药通之，要知通利之药类皆破气导滞，克伐本元。此证之纯虚无他，凭其脉症可信矣。理宜养血以润肠，则便自顺，灌水以浮舟，则舟自行。宗景岳济川煎加减，用全归一两，大熟地一两，淡苁蓉、枸杞子、怀牛膝、福泽泻各三钱，火麻仁二钱，炙草一钱。服两剂，大便通适自如。后疏大补元煎一方，嘱服十剂，经月而康。

（《勉斋医话》）

许玉山

便秘证治挈要

许玉山（1914~1985），山西名医

便秘因热结者，用大承气汤加味；气滞便秘，宜疏肝理气，行滞通便；气虚便秘，宜益肺补气润肠，或加升、柴提之；血虚便秘，宜当归润肠丸，此方甚适于老年便秘及偏枯便结之人。又虚人脏冷，血脉枯涩者，或老年脏寒气涩，阴寒内生，宜温阳散寒，开结通便。至于伤寒、温病，及一切热病之后，津液被灼，水谷少进而不大便者，只需扶养胃气、健脾和中，大便自能正常。

阳明热结通腑泄热

邢某　男，38岁，干部。

嗜食辛辣，素常大便干结，服药（不详）后稍得缓解，近日又贪炙煿之品，遂致便结难解，服“果导”不应。且见唇干口臭，面赤身热，烦躁，腹胀满，小便短赤，舌红、苔黄燥，脉实滑数。证属阳明热结之便秘。治以通腑泄热，润肠通便。

川大黄10g　枳实10g　川朴10g　玄明粉另包，研细末分2次冲服，8g　麦冬8g　火麻仁18g　梨汁30g，分2次兑服

邪热积久则伤津，津伤则便结，津伤过甚，邪火愈炽，又不得从

大便出，如此，必致邪热攻心而神昏谵语矣。仿增液承气汤意，急撤热邪于下，佐以生津养液之品，以增水行舟。热淫于内，治以咸寒，故以芒硝咸寒泻热，用以润燥软坚；大黄苦寒，泄邪火，下燥结；积滞不去，腑气不通，故以枳实、厚朴之苦降，下气除满，经所谓“土郁夺之”也；邪热伤津，燥结内停，故以麦冬、梨汁生津养液，润肺通便（肺与大肠互为表里，肺气下行，腑气则通）；火麻仁润肠利六腑之燥坚。

二诊：药进2剂，即下燥屎若干，腹胀减，烦躁稍可，大便尚干。增益原方，更加番泻叶6g、天冬12g、郁李仁12g、当归12g，以润肠通便。

三诊：服上方3剂，大便得通，腹中畅快，精神好转，脉沉稍数，黄燥苔已退，余症均可。便秘虽已，余邪未除，津液一时难复，嘱其勿食辛辣之物，恐火之余烬时而复燃也。更为滋阴养液、清热生津之剂善后。

生地10g　天花粉12g　天冬12g　麦冬12g　玄参10g　知母10g　甘草5g

四诊：服药3剂，病已向愈矣。

随访3年，未见复发。

阴虚津枯养阴生津

高某　男，73岁，教员。

大便秘结，数日不行，每赴厕所努责难下，久之方得少许燥屎，苦不堪言，伴口干，小便短赤，舌红，脉细涩。证属阴虚津枯之便秘。治以养阴生津，润肠通便。

当归15g　火麻仁15g　麦冬25g　升麻5g　炒苏子9g　清宁片6g

郁李仁 12g

津枯便秘，治当虚者补之，燥者润之。故以当归、麦冬养阴生津，润肠通便；肺与大肠相表里，肺气下行，腑气得通，故以苏子润肺下气；火麻仁、郁李仁相配，润肠通便；清宁片泻下之力缓，而润肠之力强；稍加升麻以提之，以升为降。

兼用灌肠法：

香油 30g　蜂蜜 50g　猪苦胆 1 个　醋 30g

将猪苦胆剪开取汁，与香油、醋、蜂蜜入砂锅内同煎，待温，通过灌肠器注入肠内，俟半小时后即便。此法用于急救，只能取效一时，未可久任也。故仍以煎服之，进两剂便通如故。

程钟龄曰："经云北方黑色，入通于肾，开窍于二阴，是知肾司二便，津液干涸则大便闭矣。然有虚闭、实闭、热闭、冷闭之不同。"余亦以为然。至于景岳阴结阳结之见，亦颇简捷，余间有参之者，毋庸赘言。夫肾主五液，津液滋润则大便如常，若年高脏衰者，阴液必不足，则大便易结。若饥饱失常，劳役过度，或嗜食辛辣动火之物而助火邪，则易耗伤真阴，津液亏少而致大便燥结。治燥结之法，亦须本"虚则补之，实则泻之""结者散之，燥者润之"的原则。

邢某案　病者素体阳盛，且嗜食辛辣动火之物，又复啖食炙煿，终致邪火内发，邪火炽盛，内燔于六腑，伤津耗液。火盛于下则大便干结，小便短赤；火盛于上则见唇干口臭，舌红苔燥；邪火盛于内，形于外，故见面赤身热；邪火盛于中，腑气不通，故见腹胀而满；邪热内扰神明，故见烦躁不宁；脉实滑数者，热蕴三焦成壮火内燔之象。此证明显已成热蕴三焦、壮火内炽、盘根错节之势，因此非刀斧利刃不可动之，故用大承气汤峻下之，所以为此设也。然舟之将行也，必得水济之，今沟壑将涸，虽力撑舟而无益，必济之以水，舟方得运，所谓"增水行舟"也，此所以用麦冬、梨汁之意。药后如水投石而立应，继以滋水生津、养阴清热之剂善后。

高某案 系高年津枯液乏而致大便难解。人年四十而阴气自半，况乎年逾古稀之老叟，精血衰耗。下焦阴虚则精血枯燥，精血枯燥则津液不润，而肠腑枯槁，此阴虚之阴结也，故其见症便秘津枯难下；阴虚津液不能上承，故见口干；阴虚生热，热移膀胱而见小便短赤；舌质红，脉细涩，均系阴亏血少之征。此乃阴虚之阴结也，但壮其水，大便自通。因症情较急，故先以蜜煎导法救其急，继服养阴生津、润肠通便之剂而病瘥。凡治便秘，体质壮盛者，当下之时，宜急下之，下后津液不复，再予滋润之剂。高年血枯、新产血枯、病后亡津亡血之便秘，日久不更衣，腹无所苦，别无他症状者，俱不可下，凡此种种，但应以滋润为主，或兼治其气，或兼治其血，虽有大法在前，又皆各有所主。如此治病，自能得心应手矣。

老年便秘，多因血虚肠燥、津血枯涸、气虚失运、命火衰微等形成，多属虚证。年高之人，正气已衰，脏腑脆弱，多不任攻伐，治疗必审其证而后用药，切不可鲁莽从事，滥用峻药。余临证数十年，治疗本病略有心得。属血虚肠燥者，其症见大便努责难下，腹部按之不痛，面白少华，时感心悸头晕，脉细弦等，治宜滋阴养血润燥。

当归 15g 川芎 8g 白芍 10g 熟地 10g 炒桃仁 8g 苏子 5g 升麻 3g 清宁片 6g

津血干枯，燥屎难下者，治用当归 15~20g，肉苁蓉 20g，火麻仁 30g，郁李仁 12g。煎汤常服，多获良效。

命门火衰，脾肾阳虚，寒从内生，大便艰涩者，症见唇淡口和，四肢不温，小便清长，腹胀或疼痛，脉沉迟或弦紧无力者，常用炮附子 6~9g，肉桂 6g，干姜 6g，肉苁蓉 30g，火麻仁 30g，以温阳散寒，俾离照当空，阴霾自散，大便遂通。

属脾肺气虚者，余恒用补中益气汤治之，脾肺之气得充，则能升清而降浊，便秘自解。

心肺阴津亏虚，症见心神不宁，头晕失眠，干咳少痰，舌赤口干，尿涩便秘者，常用麦冬100g煎水频服，大便自能解下。余以此法授人，亦多获奇效。

此外，治疗老年便秘尚可用食物疗法。余常用大秋梨1个切片，加麦冬15g、天冬12g，用水500ml，微火炖，去渣取汁，约300ml，加蜂蜜25g，1日服2~3次。此法对大便燥结者见效亦佳。

若大便下近魄门，数至圊而不下，古有蜜煎导法可用，亦可用皂荚煎汤，待温灌入肛门，因其有滑肠的作用，故可取效一时。余还仿古法，自制灌肠剂，方用香油、蜂蜜、陈醋各30g，大猪胆1个取汁，搅匀后稍稍加温，注入猪尿泡或灌器中灌肠。此方治疗肠燥津枯之大便干结不下具有特效。其中香油、蜂蜜、胆汁清热润肠通便自不待言，陈醋一味，则能够使粪便易于排出，可免除患者痛苦，医者不妨一试。

唐步祺

便秘说约

唐步祺（1917~2004），四川名医

大便不利，一般称为便秘。历代医家对此论述颇多，有热秘、冷秘、风秘、气秘、食秘、湿秘、实秘、虚秘、脾约以及阴结、阳结诸名，治法方药亦多大同小异。郑氏分为四种是比较切当的。由于阳虚而致者，即一般所谓阴结冷秘之证，用回阳饮加砂、桂，及白通汤、附子甘草汤，自属正治。《证治要诀》谓："冷秘由于冷气横于肠胃，凝阴固结，津液不通……宜藿香正气散加枳壳、官桂各半钱吞半硫丸。热药多秘，惟硫黄暖而通；冷药多涩，惟黄连肥肠而止泄。"所论亦可供参考。由于阴虚而致者，即一般所谓阳结热闭之证，法宜养血清热，郑氏主用润燥汤、麻仁丸、加味养血汤，诚属对证之治。前人对此又细分为数种；兼风秘者宜搜风顺气丸、润肠丸；气滞者宜苏子降气汤加减；兼食秘者宜脾积丸、感应丸；属脾约者（脾强胃弱，小便缩而大便硬）宜脾约丸、麻仁丸、十宣丸。虽不尽当，亦可供参考。因阳明胃实而致者，系由外邪入胃，化热伤津，甚至痞、满、燥、实、坚，自当急下以存阴，以大、小承气汤治之。因肺移燥大肠而致者，自宜以清燥为主，郑氏主用甘桔二冬汤、益元散之类，随宜施治，亦是切当的。还有由于气血虚衰而致便秘者，情况亦与此相类，一般多用八珍汤、导滞通幽汤、苁蓉润肠丸、五仁汤、肾气丸等施治，亦颇有效验。末段谓所分四类病情及治法是不分男女老幼皆宜如此，有是病即用是药，切勿惑于男女老幼附子、大黄之说，并强调用药，必须分清阴阳，始不致贻害病家，终属通达之论。笔者曾治阴结寒闭者多人，大多精神萎靡不振，面容苍白或黧暗，恶寒，大便若羊矢。先治以附子理中汤加大黄，俟其便通，即用郑氏所说回阳饮加安桂、砂仁；或附子理中汤加肉苁蓉、火麻仁治之，屡获良效。

（《医法圆通》阐释）

张　琪

气结不行，柴胡调畅

张琪（1922~　），黑龙江中医药大学博士研究生导师，国医大师

倪某　女，44岁。1981年5月12日初诊。

该患自述病初发于10余年前之产后，一直是大便艰难，经常七八日一行，伴脘闷、纳呆、腹胀，10余年来几经治疗，服用过中成药，或无效，或服药则便，停药便秘如初，辗转求治于我院门诊。就诊时患者面色红润，身体消瘦，脘闷纳呆，时有恶心欲呕，倦怠乏力，尿色黄，大便4日未解，舌苔白腻，脉弦。辨为枢机不利，气结不行。治宜和解少阳，转枢气机。

柴胡15g　黄芩15g　半夏10g　红参15g　胡麻仁20g　甘草10g　生姜10g　大枣3枚

二诊：5月20日。服上方7剂，大便得通，每日一行，食纳亦增，胃脘部稍有不适。上方加神曲15g、麦芽15g。

连续服上方10余剂，患者欣喜前来告知，多年沉疴，已告痊愈。

按：便秘之证，多发于热结、津枯，也有发于气结者。本案便秘，既非阳燥结，又非津亏血少，实属产后久卧少动，气机郁滞，津液不得敷布，致使大肠传导失职，通降失常，糟粕内积，不得下利，故曾服通腑润下之药治之罔效。《金匮要略·妇人产后病脉证治》：“大便坚，呕不能食，小柴胡汤主之。”遂以小柴胡汤和解少阳，调畅气

机，使“上焦得通，津液得下，胃气得和”，大便自下，患者因多年食少，胃虚纳呆，故饮食陡然增加则胃脘不适，复加入神曲，麦芽助消化健脾胃，诸症悉除。

谢昌仁

便秘心法

谢昌仁（1919~2008），南京市中医院主任医师，教授

余治便秘，根据临床最常见证型，分为以下三类。

实　热　证

此类患者多体质壮实，嗜食膏粱厚味，以致痰火偏重，胃肠积热，滞塞不通。其症面色潮红，腹满便秘，或有头痛口苦，苔多厚腻，脉多滑实。

治法：泄热化痰通腑。

方药：决明子，蒺藜，甘菊，连翘，陈皮，姜夏，全瓜蒌，枳实，黄芩，大黄。

气　滞　证

本证多由气机阻滞、腑行不畅所致。其症为腹胀，矢气则松，便秘，脉弦。由于气滞，故而腹胀；矢气则气从下行，故腹胀得松；气机壅滞，肠腑传导失调，故大便不能通下。

治法：行气导滞通腑。

方药：青皮，姜半夏，杏仁，枳实，槟榔，全瓜蒌，焦楂，火麻仁。

虚　证

多见于久病体虚、产后者及老年患者。由于气血不足，阴津亏虚，或者传送无力，或者失于濡润，以致大便秘结；或腹无所苦，或努挣难下。临床尚可见有气虚、血少、津液不足之兼证。

治法：气虚者益气润下；血少津枯者养血润燥。

方药：益气润下：黄芪，太子参，炙草，炙升麻，杏仁，陈皮，火麻仁，柏子仁。

养血润燥：生熟地，当归，白芍，桃仁，红花，郁李仁，火麻仁，陈皮，甘草。

若兼肾虚，可加淡苁蓉、制首乌。

此外，可按虚实分类选用中成药：实秘用脾约麻仁丸、牛黄解毒片；虚秘用五仁丸、半硫丸，亦常获良效。

李某　男，61 岁，干部。

大便已 7 日未便，腹胀矢气少，甚以为苦。昨早自服香蕉 500g、麻仁丸 50 粒，大便未解。傍晚又复服如前，依然大便不下。苔中根厚，脉弦小。证属气机壅滞，传导失调，腑气不通。方用行气导滞通腑之剂。

青陈皮各 6g　姜夏 10g　杏仁 10g　枳实 10g　槟榔 10g　全瓜蒌 12g　焦山楂 10g　火麻仁 10g

共 3 剂。

复诊：自诉服上药 1 剂后大便得解 3 次，初为干粪，继下溏便，量多且爽，腹胀亦松；惟食纳不香，苔厚转薄。停用上方，治以和胃化滞。

苏藿梗各 6g　陈皮 6g　姜夏 10g　炒枳壳 10g　炒山楂 10g　谷麦芽各 10g　茯苓 12g　内金 6g

共 4 剂。

赵某　男，64 岁，海军干部。

患习惯性便秘已 30 余年。大便经常六七日一解，且须服泻药，甚至灌肠始行。近几月每服麻仁丸 60 粒大便仍解不畅，观其苔薄而不腻，诊其脉沉小无力；兼有腰酸怕冷。此属老年肾气已亏，血液枯燥，肠腑失于濡润。方用养血润燥，通幽汤加减主之。

生熟地各 12g　当归 10g　桃仁 6g　红花 6g　炙升麻 6g　甘草 4g　淡苁蓉 12g　郁李仁 10g　火麻仁 12g　陈皮 6g

共 7 剂。

复诊：近周来每日大便 1 次，甚爽。多年疾患，愈于一旦；方药有效，可不更章。原方 7 剂。

三诊：经治以来，大便每日畅解 1 次。暂停上药，以淡苁蓉、生黄芪煎水常服。

数月后随访患者，大便如常人，已不需灌肠或用泻药。

沙某　男，71 岁，教授。

素有喘咳之疾，形体瘦弱，饮食亦少，大便常结，干硬难解，临厕努挣乏力，气短，便后疲惫不堪；舌淡嫩、苔薄，脉虚。久喘之体，中气已虚，肺脾功能失权，大肠传送无力。方用益气润下之法。

黄芪 15g　太子参 10g　炙草 5g　炙升麻 6g　杏仁 10g　陈皮 6g　火麻仁 10g　柏子仁 10g

复诊：患者每服此方，大便得以通畅，努挣亦较省力，便后汗少，不甚疲乏。水药减为 3 日 1 剂维持。因年老且易感冒，改用黄芪、沙参煎汤；另送服麻仁丸 20 粒，既可固表益肺，又能润肠通便。服后效果颇佳。

郁某 男，49 岁，干部。

患者年将五十，体质肥壮，嗜食膏粱厚味，恣贪口福，因头痛常发而来就诊。观其面容绯红而油亮，舌苔黄腻满布；询其大便，三五日始解 1 次；脉象弦滑；血压 170/100mmHg。证属肥甘多进，湿热内生，痰火偏重，肝阳上亢，胃肠积热夹滞互结，益增其上亢之势，且有中风之危。嘱其少进肥甘，多食蔬菜。方用清肝化痰通腑之剂。

决明子 12g 甘菊 6g 蒺藜 10g 全瓜蒌 12g 姜夏 10g 陈皮 67g 枳实 10g 黄芩 6g 大黄后下，5g

复诊：服上药 7 剂，每日能解大便 2 次，甚畅，腹感松快，头痛得止，舌苔稍退。续服原方以泄积热，清肝火，下积滞。此亦“釜底抽薪”之意。

三诊：头痛偶有小作，大便日行 1 次，改用成药调治。

桑蒺合剂送下麻仁丸。

吴生元

温阳通便，大黄附子

吴生元（1937~ ），云南省中医院主任医师，教授

胡某 男，80岁。1999年1月3日来诊。

患者大便秘结4年余，伴腹部疼痛，口干喜饮，饮食不佳，曾服归芍理中汤治疗，效果不明显。平素靠开塞露解便，昨日进食苦菜后感腹部疼痛加剧，舌青、苔黄厚腻，脉细。患者1994年曾患中风，行走困难。中医诊断：冷秘（寒实内结证）。治以温阳通便为法，方用大黄附子汤加减。

附片50g 生大黄10g 细辛8g 火麻仁15g 砂仁10g 枳壳10g 厚朴10g 木香10g

服药3剂，腹部疼痛、口干缓解，大便通畅，饮食增加，舌青减轻，苔白腻，厚黄腻苔已退，脉细弦。继上方加肉苁蓉15g，再服5剂而愈。

按：老年性慢性胃肠疾病久治不愈，缠绵难解者，往往阳气不足，邪气易存，治疗立法既要温补阳气，又要祛邪，方能奏效。大黄附子汤源于仲景《金匮要略》。经云：胁下偏痛，发热，其脉紧弦，此寒也，以温药下之，宜大黄附子汤，由于寒湿内结，阳气郁滞，气机不畅，故见胁腹疼痛、大便秘结等症。非温不能散其寒，非下不能去其结。方中大黄走而不守，泻下通便，得附子、细辛之大热，使寒

性散而走泄之性存。配厚朴苦辛温，行气除满；枳壳苦微寒，破结消痞；小承气汤推荡实结、破滞除满之意也存；砂仁辛温、行气健胃，木香辛苦温、行气止痛；火麻仁甘平，润肠通便，滋养补虚。全方寒热并用，攻温兼补，温阳散寒，腑气得通，疼痛自消。本方为仲景治疗腹满寒疝、寒实内结之方，临床疗效较好，但敢用之人不多。余熟悉仲景理法，谨守病机，对于老年体弱、顽疾难解之人，故能大胆使用攻下药品，并在方中配伍行气止痛、健胃润肠之药，兴利除弊，疗效显著。

熊继柏

便秘医案选辑

熊继柏（1942~　），湖南中医药大学教授

张某　女，44岁，长沙市人。门诊病例。

初诊：2012年4月1日。“消渴”病史15年，便秘10余年，口干，大便干结（2~3日1次），伴失眠，舌红、苔少，脉细数。阴虚便秘。滋阴润燥，行气通便。二冬汤加味。

麦冬30g　天冬20g　天花粉10g　西洋参6g　黄芩8g　知母10g　火麻仁30g　大黄4g　柏子仁10g　炒酸枣仁30g

30剂，水煎服。

二诊：2012年5月4日。便秘有所好转，大便略干，2~3日1次，伴失眠，舌红、苔少，脉细。原方再进20剂，水煎服。

三诊：2012年5月25日。便秘症状较前减轻，仍大便干结，每日1次，夜寐欠安，近日发口疮，舌红、苔薄黄，脉细。在原方基础上合用增液汤以增水行舟，并加连翘清热治口疮。

麦冬30g　天冬20g　天花粉10g　西洋参6g　黄芩10g　知母10g　火麻仁30g　玄参30g　生地黄30g　炒酸枣仁30g　连翘15g

15剂，水煎服。

四诊：2012年6月14日。口干、便秘已明显好转，但精神疲乏，面色淡黄，舌红、苔薄白，脉细。改用新加黄龙汤加减。

西洋参 10g　当归 10g　麦冬 30g　生地黄 10g　玄参 10g　生大黄 4g　炒酸枣仁 15g　甘草 6g

15 剂，水煎服。

按：《景岳全书·秘结》曰：“凡属老人、虚人、阴脏人及产后……多有病为燥结者，盖此非气血之亏，即津液之耗。”本患者消渴病史，素体阴亏，阴津不足，燥热内甚，故便秘。二冬汤加味养阴增液，清热通便，使阴液得复，肠道滋润，则大便可通。消渴病患者后期气阴两亏，新加黄龙汤清热通便与滋阴益气并行为治，使正气得运，推动有力，以治根本。另患者失眠，加炒酸枣仁、柏子仁，既可养心安神，又可润肠通便，一举两得。

陈某　女，35 岁，长沙市人。门诊病例。

初诊：2009 年 9 月 27 日。便秘，2 天 1 次，约 5 个月，伴腹胀，痔疮下血，口疮，舌红、苔薄黄，脉细数。肠胃积热。泻热导滞，润肠通便。方用麻子仁丸合赤小豆当归散。

火麻仁 20g　枳壳 10g　厚朴 10g　杏仁 10g　白芍 15g　生大黄 5g　赤小豆 15g　当归 10g　金银花 10g　连翘 10g　槐花 15g　甘草 6g

15 剂，水煎服。

二诊：2009 年 10 月 9 日。大便已畅，痔漏下血已止，口疮减轻，仍有轻度腹胀，舌红、苔薄黄，脉细略数。麻子仁丸合泻黄散加减。

火麻仁 20g　枳壳 10g　厚朴 10g　杏仁 10g　白芍 15g　生大黄 3g　防风 6g　生石膏 20g　栀子 10g　藿香 10g　槐花 15g　甘草 6g

15 剂，水煎服。

追踪观察，患者大便通畅，痔血未作，口疮已愈。

按：《素问·举痛论》云：“热气留于小肠，肠中痛，瘅热焦渴，则坚干不得出，故痛而闭不通矣。”本病者肠胃积热，日久未清，热盛伤津，肠道枯涩，故便秘成痔，热迫血溢，积热上蒸而发口疮。以麻子仁丸润肠通便，赤小豆当归散清热解毒，从而热去肠清，更合泻黄散清泻内热，邪去症除，病得痊愈。

陈某 男，22岁，长沙市人。门诊病例。

初诊：2010年11月18日。便秘半年，甚至肛裂出血，口渴喜凉饮，面生疮疹，舌苔薄黄，脉滑数。燥热内结，泻火通便。方用凉膈散。

酒大黄5g 栀子10g 连翘15g 黄芩10g 竹叶10g 生石膏20g 薄荷8g 甘草6g

15剂，水煎服。

二诊：2010年12月2日。大便通畅，诸症平复，舌苔薄黄，脉弦缓。予前方再进5剂，以收痊功。

按：本病例为燥热内结，因火热内扰，燥热内结，以致便秘；火性上炎，则口渴喜冷饮，面生疮疹；由于大便硬结，致肛裂出血；里热炽盛，故舌苔薄黄，脉滑数。实为上中二焦火热之证。凉膈散方出《太平惠民和剂局方》治大人小儿脏腑积热，烦躁多渴，面热头昏，唇焦咽燥，舌肿喉闭，目赤鼻衄，颔颊结硬，口舌生疮，痰实不利，涕唾稠黏，睡卧不宁，谵语狂妄，肠胃燥涩，便溺秘结，一切风壅，并宜服之。其组方特点为清上泻下并行，“以泻代清”。熊老师选用凉膈散，处方中去芒硝，用酒大黄，通腑泻热而不峻攻，意在泻热而兼通便也。

丁某 女，80岁，长沙市人。门诊病例。

初诊：2009年12月3日。便秘多年，伴口干，口酸，疲乏，腹胀，舌红少苔，脉细数。津气亏虚便秘。生津益气，泄热通便。主用新加黄龙汤合麻仁丸加味。

西洋参10g 生地黄20g 麦冬30g 玄参20g 火麻仁20g 生大黄4g 白芍10g 枳壳10g 厚朴10g 甘草6g

15 剂，水煎服。

二诊：2009 年 12 月 20 日。病史如前，精神转佳，大便好转，口干，舌红少苔，脉细数。改拟增液汤合麻子仁丸加减，收功。

玄参 15g　麦冬 30g　生地黄 30g　火麻仁 30g　白芍 20g　枳壳 10g　生大黄 3g　厚朴 10g　杏仁 8g　甘草 6g

15 剂，水煎服。

按：《景岳全书·秘结》曰："老人便结，大都皆属血燥。盖人年四十而阴气自半，则阴虚之渐也。此外则愈老愈衰，精血日耗，故多有干结之证。"患者年逾八旬，气血亏损，气虚则推动无力，阴亏则大肠干涩，故便秘。新加黄龙汤泻热通便与滋阴益气并行为治，使正气得运，阴血得复，则药力得行，大便可通。后予以增液汤合麻子仁丸增水行舟、润肠通便以巩固疗效。

伍某　女，53 岁，福建省人。门诊病例。

初诊：2011 年 3 月 3 日。去年因腹痛不适在福建当地医院诊断为"钩虫病"，驱虫治疗 3 次后，症状未缓解且反加重。现症见：腹部隐痛不适，腹胀，大便 2 日 1 次，纳呆，食少，口唇干燥，精神疲乏，失眠，面色淡黄，诉起病以来体重减少 10kg，舌红、苔薄黄、舌上花剥苔，脉细滑。腑实热结，气津两亏。泄热通腑，益气生津。方用新加黄龙汤合厚朴三物汤。

西洋参 10g　当归 10g　玄参 15g　麦冬 15g　生地黄 10g　厚朴 15g　枳实 10g　生大黄 4g　广木香 6g　炒酸枣仁 15g　甘草 6g

7 剂，水煎服。

二诊：2011 年 3 月 10 日。药后大便已经正常，每日一行，时有腹痛，食少，精神疲乏，舌淡红、苔薄白，脉细。拟六君子汤合栀子厚朴汤加减 7 剂续进之。

白参 10g　白术 10g　茯苓 15g　陈皮 10g　法半夏 10g　栀子 10g

厚朴 15g　枳实 10g　神曲 10g　山楂 10g　炒麦芽 15g　甘草 6g

7 剂，水煎服。

三诊：2011 年 3 月 17 日。诉药后腹痛已缓解，纳食增，精神明显好转，要求取药回福建，乃以上方 10 剂，善后收功。

按：本案患者腹痛、便秘，腹胀，兼口唇干燥，神疲，舌红、苔薄黄，脉细滑，显为腑实热结而气阴不足之证，热结里实，应下失下，正气久耗，阴液耗竭尤重，治以新加黄龙汤合厚朴三物汤，以泄热通便，滋阴益气。使正气得运，阴血得复，则药力得行，大便可通，邪热自平。取其攻补兼施之意。二诊时大便已通，腹痛减轻，以食少、精神疲乏为主，当属脾胃虚弱，故取六君子汤益气健脾；合栀子厚朴汤行气除胀以巩固疗效。临证之时，灵活变通，方证合拍，方可收到出奇制胜的效果。

邓某　男，36 岁，湖南长沙市人。门诊病例。

初诊：2007 年 9 月 21 日。大便不通 7 天，在某西医医院住院，诊断为“肠梗阻”，但查不出明确梗阻部位，拟剖腹探查。因患者曾在 2002 年行“胃部分切除术”，2006 年行“胆囊切除术”，体质较弱，故家属不同意再次手术，坚持保守治疗。现症见：低热（体温在 37.5~38.0℃），大便不通，频吐苦水，腹部胀痛难忍，拒按，舌红、苔薄黄腻，脉滑数。阳明热结，通腑泻下。方用小承气汤加味。

生大黄 40g　枳实 20g　厚朴 20g　法半夏 20g　竹茹 30g

2 剂，水煎服。嘱其少量频服，每小时服药 1 次，直到大便通畅。

二诊：2007 年 9 月 23 日。服药后昨日上午大便已通，但量不多，仍呕苦、腹胀痛，舌红、苔薄黄腻，脉数。改大柴胡汤加味。

柴胡 10g　黄芩 10g　黄连 5g　法半夏 20g　白芍 15g　竹茹 30g　生大黄 25g　枳实 20g　厚朴 20g

2 剂，水煎服。大便遂通，腹胀、腹痛、呕吐、发热全止。

按：患者大便不通、腹满而痛，痞、满、实证俱备，然舌苔黄腻，脉滑数，故燥象不显，宜小承气汤治之。然大便不通已 7 天，呕吐甚，病属“肠梗阻”，药轻恐不能取效，故大黄、枳、朴用量均大，加法半夏、竹茹可降逆止呕。二诊大便虽通，但通而不畅，仍呕苦、腹胀痛，此乃少阳阳明合病，故予大柴胡汤治疗。

董汉良

老年性糖尿病便秘的治疗体会

董汉良（1943~　），上海市闵行区中医医院主任中医师

某　男，76岁。2009年10月3日初诊。

患2型糖尿病已有25年，血糖高，血脂高，血压正常。一直用西医、西药治疗，病情基本稳定，血糖一直在9~10mmol/L。近几年来大便不畅，干湿不定，在当地卫生院医生告知用黄连素或黄连能治糖尿病，于是口服黄连素，3次/日，4片/次（100mg/片），约服3个多月，因苦于大便秘结而求助于中医治疗。患者干瘦，面色黑滞，腰酸背痛，大便4~5天1次，虚坐努责，下如羊屎，有时需用手挖，十分痛苦，用西药泻剂，开始有效，近日用之，只有腹痛，大便仍不能下，中医调理，当地中医皆用大黄、番泻叶之属，也用过峻泻药，如甘遂之类。后来我处，按其腹平软，无明显块状物和压痛，查餐后血糖23mmol/L，并觉口干舌燥，烦渴引饮，自带茶水，舌红少津、少苔，脉沉细。从症状分析，为津枯液亏之证，江中无水，何以行舟？即以养阴生津、滋水增液之法，用增液汤合五仁丸加减。

大生地30g　玄参15g　麦冬12g　鲜石斛30g　西洋参另炖，5g　桃仁10g　杏仁10g　火麻仁10g　郁李仁10g　肉苁蓉10g　天花粉15g　陈皮5g　大黄粉冲，3g

7剂。并嘱请西医调整西药的降糖药剂量，中西医配合治疗，并

告知停服黄连素。

复诊：7 天后。自觉全身比以前舒服，大便顺畅，但无力排便，有时气喘吁吁，便后全身乏力，即以原方去大黄，加黄芪 30g、山药 30g、黄精 30g，继服 14 剂。

三诊：血糖控制较好，大便 1 次 / 日，量少便软，即改用自制胶囊剂调治：三七粉 50g、苦瓜粉 100g、西洋参 100g、大黄 30g、黄连 50g、水蛭 30g，共研细粉后，用 0 号胶囊套服，3 次 / 日，5 粒 / 次。并根据大便次数增减胶囊数量，若大便次数多，可停服，大便不畅，宜加大剂量，或增加服药次数。如此调治半年，停服中药，仍服西药（糖尿病药），大便正常。

糖尿病患者的大便通畅与否对诊断和治疗都有重要意义。由于阴虚燥热，肠道失润，而致排便困难，阴虚燥热与血糖的高低密切相关，所以提示血糖偏高，或血糖不稳定，胰岛功能衰退，在中西医治疗中必须注意血糖的控制，同时注重中医的辨证论治。糖尿病的致命伤害是并发症的出现，其中之一是糖尿病性神经病变，自主神经病变可见胃肠道的张力低下，出现便秘，尤其是老年性、久病不愈的患者一定要注意这个问题。所以，对糖尿病患者长期不愈的便秘，或顽固性便秘，及便秘带来严重痛苦的患者，一定要中西医结合进行治疗，千万不能忽视。

就一般糖尿病患者的基本病机，即阴虚燥热来说，本案的处方可作为专方使用。其中生地、玄参、麦冬、鲜石斛、西洋参、天花粉为滋阴增液、养阴生津之品，以增水行舟；桃仁、杏仁、火麻仁、郁李仁、苁蓉、大黄为通腑润肠、排泄秽浊之品，以推波助澜，推陈出新。其中几味药需进一步说一下，以供临床应用时参考。方中鲜石斛养阴、生津、清热，为扶正益阴之佳品，鲜品不仅价廉物美，而且效果比干的石斛制品要好，如枫斗之类，所以有鲜品尽量用鲜品；西洋参益气、养阴、生津，为气阴同补之佳品，糖尿病患者可长期服用，可代茶、可入药；桃仁为活血化瘀、润肠通便之品，久病不愈，必须祛瘀活血，以提高疗效；杏仁开肺利气、润肠通腑，肺与大肠相表里，宣肺能通腑，与桃仁合为痰瘀同治之剂，以通腑散积；苁蓉补肾、通腑、扶正，对年高便秘用之颇宜；郁李仁、大黄清热、活血、泻下，为治标之佳品，能增强肠道的蠕动，促使排便，但往往会出现短时间的腹痛。这是本方关键的几味药，也是我长期应用的体会。

黄连在古代用于治疗消渴，也有很好的效果。然而，不能千篇一律，不加辨证，黄连毕竟不是一味明确的降糖药。黄连，在中药中是属于清热解毒、泻火燥湿药，性味苦寒，在《本草新编》中记载："黄连，入心与胞络，最泻火，也入肝，宜少用不宜多用，可治实热不可治虚热。"说明了黄连是祛邪清热毒之品，用于实证尚可，虚证不用或少用为宜。所以，历代医家常用于湿热泻痢及一切热毒之证，如《伤寒论》中的葛根黄芩黄连汤、大黄黄连泻心汤等，后世有香连丸、脏连丸等皆取其黄连清热燥湿之功。在古代也有治疗消渴的记载，而且很具体，现告诉你一则记录，不妨一试,《近效方》记载："治消渴能饮水，小便甜，有如脂麸片，日夜六七十次：冬瓜一枚，黄连十两，上截冬瓜头去穰，入黄连末，火中煨之，候黄连熟，布绞取汁。一服一大盏，日再服，但服二三枚瓜，以瘥为度。"这里的症状描述和治疗方法，都明确地说明是当今所谓的糖尿病，所以可以验证试用。但这里有冬瓜汁养阴生津的作用，配合黄连泻火清血中伏火的作用，若单纯用黄连治消渴除非实火旺、内热盛者。用黄连也必须辨证论治，所以本案再用黄连使燥热更盛，大便更干，故不宜用，需停服。

黄芪健脾补气作用很好，补气升阳；山药补益脾肾之品，为六味地黄丸三补之一；黄精补养脾阴兼能补气之佳品，古时谓"神仙所服食之品"说明补虚扶正作用很好。本案为老人，年高久病，一派虚羸之象，在大便顺后要及时进补，以标本同治，不至于泻伤正气，这亦是我们临床所要时刻注意的问题。

其胶囊中药物三七、苦瓜、大黄、黄连、水蛭、西洋参共 6 味药各司其职，标本兼治，为笔者几十年临床经验总结的验方，长期服用对 2 型糖尿病患者有较好的治疗作用。三七、水蛭活血化瘀，改善血液循环，促使新陈代谢，对久病不愈的糖尿病患者，有防治并发症的作用；苦瓜、西洋参益气养阴，提高免疫力，达到扶正祛邪的作用；大黄、黄连苦寒泻火，清热解毒，清除体内邪毒，其中大黄不仅是通腑泄浊，也有活血化瘀的作用，黄连不仅能再生胰岛细胞，而且能解一切火毒热毒，许多糖尿病患者常抗病力差，邪毒常易侵犯人体各个部位，黄连有清热解毒的作用，而其燥湿之弊，在其他诸药的佐使下已不再会使大便干结，故可大胆用之。所以，本方很适合糖尿病患者服用。

苦瓜又名天荔枝、锦荔枝、癞瓜，因其表面有高低不平的疙瘩，状若荔枝。目前蔬菜市场上可买到鲜品，超市里可买到干品，药房里尚不多见。它是药食兼优之品，可炒制各种苦瓜菜。它又称“君子菜”即“以苦自任，不沾染别人”。其有清暑涤热、明目解毒、养阴生津之功。

现代研究发现，其有明显的降低血糖的作用。所以，是糖尿病患者理想的佳蔬，值得信赖。作为药用，宜以粉吞服，或入煎，也可常吃苦瓜菜，如凉拌苦瓜，在制作时，不要将苦瓜水焯后的汁水弃掉，要作药饮用。

王　琦

枳术丸治疗功能型便秘

王琦（1943~　），北京中医药大学教授，国医大师

枳术丸源于张仲景《金匮要略》枳术汤，原治“心下坚，大如盘，边如旋盘”，因“水饮所作”的证候，枳实、白术用量比为2∶1，行气健脾，消痰逐水，用作汤剂，以取其见效迅速。张元素将此方枳实、白术用量比例变为1∶2，并改汤剂为丸剂，用于饮食所伤而致之痞证，称为枳术丸。其学生李东垣将此方收于《脾胃论》，注明该方可“治痞，消食，强胃”，并且还创立了一系列枳术丸的变化方，对于饮食所伤而致的它证，亦可灵活使用枳术丸。

该方与张仲景枳术汤相比，有三方面不同，一是枳术汤中重用枳实，病机偏于气滞；枳术丸中重用白术，病机偏于脾虚；二是枳术汤仅两味，无荷叶，枳术丸用荷叶又升胃气；三是枳术汤用的是汤剂，取“急则荡之”之意，枳术丸用的是丸剂，取“缓则丸治”之义。故李东垣在方解中指出：“枳实一两，麸炒黄色为度，白术二两，只此两味，荷叶裹烧饭为丸。以白术苦甘温，其甘温补脾胃之元气，其苦味除胃中之湿热，故先补脾胃之弱，过于枳实克化之药一倍。枳实味苦寒，心下痞闷，消化胃中所伤。荷叶之体，生于水土之下，出于秽污之中，而不为秽污所染，挺然独立。”白术，味苦甘，性温，无毒，入脾、胃经，亦云入心、脾、胃、三焦四经。功能补脾益胃，燥湿和

中。关于白术的功效，历代本草远自《神农本草经》近至《医学衷中参西录》均以“健脾燥湿”理论。其中《本草求真》曰：“白术味苦而甘，既能燥湿实脾，复能缓脾生津，且其性最温，服则能以健脾消谷，为脾脏补气第一要药也。书言无汗能发，有汗能收，通溺止泻，消痰治肿，止热化癖，安胎止呕，功效甚多，总因脾湿则汗不止，脾健则汗易发，凡水湿诸邪，靡不因其脾健而自除，吐泻而胎不安，亦靡不因其脾健而悉平矣。”仅有《伤寒论》第174条：“伤寒八九日，风湿相抟，身体疼烦，不能自转侧，不呕不渴，脉虚而涩者，桂枝附子汤主之，若其人大便硬，小便自利者，去桂加白术汤主之。”其中首次提出用白术治疗便秘的学说。因此，白术的健脾止泻之功熟为人知，而通便之效却少有人晓。临床便秘患者，多数因便秘时日已久，乱投各种泻药而致大便无规律，脾胃功能紊乱，以脾虚气滞，阴液不足，不能正常排便者多见。

王琦教授认为，脾居中州，亦属中气范畴。用白术健脾益气通便，既是“治病求本”，亦是“塞因塞用”之法。《灵枢·口问》曰：“中气不足，溲便为之变”。便秘虽有冷秘、热秘、阳虚便秘、阴虚便秘、气虚便秘、血虚便秘之不同，临床凡见便秘者，均可用生白术治疗。此时白术用量宜大，常为30g以上，甚至达到120g方能奏效。临床若无兼证，单用一味生白术即可奏效。若为虚秘，临床症见便秘数年月，并无腹满、腹胀，形如常人。王教授常取生白术与枳壳2∶1或3∶1之比例，以白术补脾胃之弱，而后化其所伤，使攻伐不峻利矣。若为实秘，临床常见患者体型丰腴，腹部肥满胀闷，口气重，纳少纳不香。王教授将枳实或枳壳用量倍增于白术2~3倍，取其破气除痞，二药参合，一泻一补，一走一守，补而不滞、消不伤正，共奏健脾除满、通利大便之功。若便秘气虚明显者，还可酌加黄芪、太子参、党参；若腹胀气滞明显，可酌加木香、莱菔子。

关某 女，30岁。

大便不畅成球状2年。于2011年5月18日前来求治。患者大便不通畅，成球状两年余，大便1~2日一行，平素食油腻食物稍有缓解，晨起胃中泛酸。近两年来无明显原因出现下颌皮肤颜色暗沉，似片状暗斑。夜间睡眠质量不佳，多梦易醒。舌体胖大、色暗红、苔薄白，脉细弦。中医诊断：便秘，血瘀质。以理气健脾、活血化瘀为法。

枳实20g　生白术30g　桑椹子30g　藏红花1g

泡水另服，经期停药。21剂，水煎服，日1剂。

服上方21剂后，大便每日可解，便时通畅无球样便。

二诊：2011年7月6日。王教授以理气活血化瘀法主治其面部暗斑。

桑椹子20g　杏仁10g　桃仁10g　玫瑰花10g　藏红花1g　生白术10g　枳壳10g　泽兰叶10g

30剂，水煎服，日1剂。

后随访半年，患者又自配该方20剂，大便再无不畅之象，面部暗斑渐消。

王某 女，45岁。

便秘近3年，加重1年，于2012年4月18日求治。患者诉近年来大便不畅，若不服用通便药则数日无大便，腹中满闷，嗳气、呃逆频。体胖，体重90kg。平素易患感冒，长期服用中药调理，肩膀胳膊疼痛、无力，晨起喉中有痰，痰黏色黄，口苦，口中异味，肠鸣音亢进，食凉后胃中不适。月经6~7/40~45，量可，色偏黑，有血块，经期腰酸，周身疼痛，夜间入睡难，小便急，不能自控，色黄，灼热感，阴道干燥，舌干苔黄腻，脉细。中医诊断：便秘，痰湿兼血瘀质。以健脾化痰、润肠通便为法。

莱菔子 30g　昆布 30g　枳壳 30g　白术 15g　杏仁 10g　郁李仁 15g　槟榔 10g

服上方 21 剂后随访，大便可 1~2 日一行，较为通畅，夜间睡眠质量提高，近期欲再来复诊，以固前效。

（郑璐玉　杨玲玲　整理）

跋

余有幸受教于经方家洪哲明先生，耳提面命，启迪良多。并常向陈玉峰、马志诸先生请益，始悟及古今临床家经验乃中医学术之精粹，舍此实难登堂入室。

自1979年滥竽编辑之职，一直致力于老中医经验之研究整理。以编纂出版《吉林省名老中医经验选编》为开端，继之编纂出版《当代名医临证精华》丛书，并对整理方法进行总结，撰写出版了《老中医经验整理方法的探讨》一书。1999年编纂出版《古今名医临证金鉴》，寝馈于斯，孜孜以求，已30余年矣……登门请益，开我茅塞；鱼素往复，亦如亲炙，展阅名师佳构：一花一世界，千叶千如来；真知灼见，振聋发聩；灵机妙绪，启人心扉……确不乏枕中之秘，囊底之珍，快何如之！

《古今名医临证金鉴》出版后为诸多中医前辈所嘉许垂青，得到了临床界朋友们的肯定和关爱，一些朋友说：真的是与丛书相伴，步入临床的，对于提高临床功力，功莫大焉！其中的不少人已成为医坛翘楚，中流砥柱，得到他们的高度评价，于心甚慰！

《古今名医临证金鉴》出版已16年了，一直无暇修订。且古代医家经验之选辑，乃仓促之举，疏欠砥砺，故作重订以臻于完善，方不负同道之厚望。这次修订，由原来22卷重订至36卷，妇、儿、外、五官科等卷，重订均以病名为卷，新增之内容，以古代、近代医家经验为主。囿于篇幅之限，现代医家经验增补尚少。

蒙国内名宿鼎力支持，惠赐大作，直令丛书琳琅满目，美不胜收。重订之际，一些老先生已仙逝，音容宛在，手泽犹存，不尽萦思，心香一瓣，遥祭诸老。

感谢老先生的高足们，探蠡得珠，筚路蓝缕，传承衣钵，弘扬法乳，诸君奠基，于丛书篇成厥功伟矣！

著名中医学家国医大师朱良春先生为丛书作序，奖掖有加，惓惓于中医事业之振兴，意切情殷，余五内俱感！

《古今名医临证金鉴》丛书是1998年应余之挚友吴少祯先生之嘱编纂完成的，八年前少祯社长即要求我尽快修订，出版家之高屋建瓴，选题谋划，构架设计，功不可没。中国医药科技出版社范志霞主任，主持丛书之编辑加工，核正疏漏，指摘瑕疵，并鼓励我把自己对中医学术发展的一些思考，写成长序，于兹谨致谢忱！

我的夫人徐杰编审，抄校核勘，工作繁巨，感谢她帮助我完成重订工作！

尝见一联“徐灵胎目尽五千年，叶天士学经十七师”，与杜甫诗句“别裁伪体亲风雅，转益多师是汝师”异曲同工，指导中医治学切中肯綮。

文章千古事，得失寸心知。相信《重订古今名医临证金鉴》不会辜负朋友们的厚望。

单书健

二〇一六年孟夏于不悔书屋